Neue Chancen
Zellschutz mit Antioxidantien

Herausgeber: Jeroen van Lunteren

 LebensBaum Verlag GmbH
Postfach 101849
D – 33518 Bielefeld
Tel. 0521/172875, Fax 0521/68771

2. Auflage, 1996, 4.-6. Tsd.

Die Deutsche Bibliothek – CIP-Einheitsaufnahme
Kuklinski, Bodo:
Zellschutz mit Anti-Oxidantien : neue Chancen zur natürlichen Vorbeugung und Behandlung von umweltbedingten Krankheiten / Bodo Kulinski.
[Bearb. Hans-Jürgen Zander, Wolfgang Starke]. –
2. Aufl.– Bielefeld:Lebensbaum-Verl.-GmbH, 1996
(Umwelt – Nahrung – Gesundheit)
ISBN 3-928430-04-1
NE: Zander, Hans-Jürgen [Bearb.]

Fachbearbeitung:
Wolfgang Starke, Düsseldorf
Lektorat: Hans-Jürgen Zander, Bielefeld
Umschlag: Wilfried Klei, Bielefeld
Satz: Maren Kleb, Bielefeld
Herstellung: Clausen & Bosse, Leck

ISBN 3-928430-04-1

Reihe: Umwelt – Nahrung – Gesundheit

Dr. med. Bodo Kuklinski
Dr. med. Ina van Lunteren
(Hrsg.: Jereon van Lunteren)

Neue Chancen

zur natürlichen
Vorbeugung und Behandlung von
umweltbedingten Krankheiten

Zellschutz mit Anti-Oxidantien

Inhalt

Seite 9 EINLEITUNG

Seite 12 I WAS IST KRANKHEIT?

Organisch (12)
Psychisch (13)
Seelisch (13)
Stand der Dinge (16)

Seite 18 II CHEMISCHE FABRIK MENSCH

Freie Radikale (19)
Die Zelle (23)
Enzyme und Coenzyme (25)
Radikalfänger (27)
Radikale als Heiler (28)

Seite 33 III DER SAUERSTOFF

Sauerstoff und direkte Oxidationen (37)

Seite 41 IV TATORTE DER FREIEN RADIKALEN

Seite 53 V URSACHEN DES OXIDATIVEN STRESSES

Nahrungsschere (54)
Extreme Lebensweisen (59)
Wasser (61)
Genußgifte (63)
Umweltgifte (75)
Krankheiten (95)
Darm (100)
Der ganz alltägliche oxidative Streß (104)

Seite 113 VI KRANKHEITEN
Arteriosklerose (114)
Arthrose (121)
Krebs (122)
AIDS (134)
Umwelterkrankungen (135)
Extrembelastungen (139)
Altern (141)

Seite 147 VII MAKRO-NÄHRSTOFFE

Seite 158 VIII SCHADSTOFFE

Seite 164 IX MIKRO-NÄHRSTOFFE

Seite 177 X VITAMINE
Vitamin A (179)
Karotinoide (183)
Vitamin E (188)
Vitamin C (192)

VITAMINE DER B-GRUPPE (198)
Vitamin B_1 (Thiamin) (199)
VitaminB_2 (Riboflavin) (201)
Niacin (Vitamin B_3, Nikotinsäure) (201)
Vitamin B_6 (Pyridoxin) (204)
Vitamin B_{12} (Cobalamin) (205)
Folsäure (207)
Pantothensäure (Vitamin B_5) (208)
Biotin (Vitamin H) (209)

COENZYME (210)
Coenzym Q10 (Ubichinon) (210)
Alpha-Liponsäure (Thioctsäure) (213)

Seite 214 XI MINERALSTOFFE UND SPURENELEMENTE
Magnesium (215)
Zink (216)
Selen (218)

Seite 221 XII PROTEINE UND AMINOSÄUREN
Glutathion (223)
Cystein (223)
Methionin (225)
Taurin (226)
Carnitin (226)

Seite 228 XIII DIVERSE SUBSTANZEN
Interferon (228)
Fette und Fettsäuren (229)
Phospholipide (230)
Cholin (231)
Heilpflanzen und Sekundäre Pflanzeninhaltsstoffe (232)
Ginkgo Biloba (235)
Algen (236)

Seite 238 XIV VITAMINE & CO. IM KREUZFEUER
Zugelassene Medikamente (239)
Anerkannte Therapien (240)
Mikro-Nährstoffe (241)
Ein Blick über die Grenzen (242)
Das Gesundheitswesen als Krankmacher (245)

Seite 249 XV HINWEISE ZUR BESCHAFFUNG

Seite 255 XVI KOSTEN-NUTZEN-VERGLEICHE

Seite 256 XVII NACHWEISMETHODEN

Seite 259 XVIII SCHLUSSBEMERKUNG

Seite 262 XIX DOSIERUNGEN/REZEPTUREN

Experimentelle Dosierung von PEARSON/SHAW (264)
Experimentelle Dosierung bei Kindern von D. BENTON (265)
Inhalt eines handelsüblichen US-Produkts (266)

Seite 272 ERKLÄRUNG DER FACHAUSDRÜCKE

Seite 346 REGISTER

Seite 350 ANHANG

Für Interessierte:

Beim LebensBaum Verlag können zu diesem Buch Ergänzungsmaterialien mit Bibliographie, Forschungsberichten und Kommentaren zum Preis von DM 50,– bestellt werden.

Einleitung

Jährlich verabschieden sich schweigend und kaum beachtet zahlreiche Pflanzen- und Tierspezies unwiderruflich aus unserer Umwelt, und auch der kranke Wald hält uns einen Spiegel vor. Lebensfeindliche Faktoren, die der Mensch selbst geschaffen hat, wirken immer bedrohlicher. In einem weitaus tiefer greifenden Maß, als ihm dies gegenwärtig ist, lebt der Mensch nicht nur als Teil des globalen Biotops, sondern ist selbst ein solches. Er wäre töricht anzunehmen, daß die Zerstörungen der Umwelt ihn nur mittelbar treffen.

In der gleichen Art und Weise, wie Schadstoffe die Basis des Lebens für andere Lebewesen irreversibel zugrunde richten, attackieren sie auch elementare Vorgänge im menschlichen Organismus. Im Gegensatz zu den Zeiten unserer Väter und Vorväter sind Ungleichgewichte sichtbar geworden, die die Existenz der Spezies Mensch bedrohen. Jedes dritte Neugeborene leidet heute an Allergien. Fast 20% der Ehepaare sind ungewollt kinderlos. Die Spermienzahl des Mannes verringerte sich in den letzten 50 Jahren um mehr als die Hälfte. Krebserkrankungen der Schleimhautwege und Lymphdrüsen nehmen zu und treffen immer mehr Jüngere. Allein 25 Millionen Deutsche leiden unter Allergien. Alterungserscheinungen haben sich innerhalb der letzten 20 Jahre in Richtung Jugend verschoben. Der Mensch stirbt wegen der modernen Apparatemedizin zwar später, aber er altert früher. Und mit dieser Alterung verbundene Krankheiten setzen immer eher ein. Ein Drittel unserer Bevölkerung erreicht das Pensionsalter überhaupt nicht, ein Drittel leidet unter vielfältigen Krankheiten und nur ein Drittel erlebt das Alter in Gesundheit.

Ob wir es nun mit Erkrankungen der Haut, der Schleimwege, mit Allergien, chronischen Entzündungen oder Krebs zu tun haben – immer handelt es sich um Krankheiten, die darauf zurückzuführen sind, daß die erste Barriere unseres Immunsystems überrannt worden ist und die weiteren Abwehrsysteme des Organismus den gestiegenen Anforderungen nicht mehr gerecht werden. Die Ärzte werden in zunehmendem Maß mit Krankheitsbildern konfrontiert, die sie nicht mehr einordnen und kaum noch exakt beschreiben können. Immer häufiger ist von sogenannten Syndromen die Rede, einem Konglomerat aus neben- und nacheinander auftretenden Symptomen. Patienten mit „Umwelterkrankungen" passen in kein heutiges Diagnosemuster und werden von Spezialist zu Spezialist weitergereicht. Am Ende riskiert der Betroffene, als Hypochonder oder psychisch krank eingestuft zu werden, denn nach herkömmlicher Anschauung gilt er als gesund. Für den Patienten ist all dies kaum zufriedenstellend, denn er sieht durchaus, daß die Grippe, die er früher in ein paar Tagen hinter sich brachte, heute drei Monate dauert. Je nach Charakter resignieren die Leidenden, oder sie wehren sich und werden als „Chefkiller" zum Schrecken der Ärzte.

Ursache der umweltbedingten Krankheiten sind Schadstoffüberflutungen, deren Tragweite man lange Zeit nicht wahrhaben wollte und auch heute noch zu bagatellisieren versucht. Ihr Schädigungsmuster läßt sich indes auf ein einheitliches Prinzip zurückführen, bei dem sogenannte „Freie Radikale" die Hauptrolle spielen. Deren Zerstörungsmechanismus setzt schon am frühesten Punkt des Stoffwechsels an, und dies in einem Umfang, der jahrzehntelang für undenkbar gehalten wurde. Vielfältig und weitreichend sind jedoch die sich in der Folge entwickelnden Krankheiten. Der Ursprung aller ist eine recht stereotyp ablaufende biochemische Entgleisung, die durch ein Übermaß von Schadstoffen eingeleitet wird. Am Ende stehen „Syndrome", vor deren Vielfalt und Hartnäckigkeit die Schulmedizin bisher kapitulieren mußte. An der therapeutischen Hilflosigkeit ist allerdings auch der medizinische Apparat selbst schuld. Überholte universitäre Ausbildungsinhalte und -strukturen, monokausales Denken, ein Kassensystem, das effektive Vorsorge und alternative Therapien nicht honoriert, und vor allem die wirtschaftlichen Verflechtungen zwischen Pharmaindustrie und dem „Gesundheitswesen" halten ein unseliges System am Leben, bei dem an Krankheiten mehr verdient wird als an der Vorsorge.

Der einzelne kann an der Schadstoffüberflutung wenig ändern. Dennoch ist er ihr nicht völlig wehrlos ausgeliefert. In den letzten Jahrzehnten haben die Wissenschaftler klarer erkannt, wie sich der Organismus zur Wehr setzt und vor allem, wie man diese Abwehr effektiv unterstützen kann. Vereinfacht ausgedrückt steht dem „Zuviel" an Schadstoffen ein „Zuwenig" an bestimmten Mikro-Nährstoffen, also hochwertiger Nahrung, gegenüber. Damit eröffnen sich neue therapeutische Wege, und hier liegt auch die Möglichkeit für das Individuum, aktiv zu werden und sich zu wappnen.

Etliche der hier erwähnten Untersuchungen stammen aus dem Erfahrungsschatz des Südstadt-Klinikums, Rostock. Hier werden bereits seit Jahren gezielt Antioxidantien, Spurenelemente u. a. Mikro-Nährstoffe eingesetzt. Die Kontroverse über den Nutzen dieser Stoffe ist vor allem dadurch bedingt, daß in Deutschland zu wenig Interventionsstudien vorlagen. Diese Studien liefen und laufen an der Klinik Südstadt als Promotionsarbeiten, deren Zwischen- oder Endergebnisse ständig publiziert werden und im vorliegenden Buch teilweise mitverarbeitet wurden.

I
Was ist Krankheit?

Lange galt, daß der Mensch, wenn er nicht krank ist, gesund sei. Neuere Ansätze drehen den Spieß um und beziehen das allgemeine Wohlbefinden des Menschen mit ein. Danach ist der Mensch krank, wenn er sich subjektiv krank fühlt; gleichgültig, ob dies objektiv bestätigt werden kann oder nicht. Läßt man alle Heilmethoden dieser Welt vor seinem geistigen Auge Revue passieren, scheint es egal zu sein, ob man Kopfschmerzen mit Aspirin, Handauflegen, Hypnose, Akupunktur, Beschwörungen, Rasseln oder Geistertänzen behandelt. Irgendwie hilft zur gegebenen Zeit alles. Manchmal hilft auch alles nichts.

Dennoch lassen sich zwei, möglicherweise sogar drei Ebenen von Gesundheit und Krankheit unterscheiden.

Organisch

Die westliche Medizin sieht den Menschen als eine Ansammlung einzelner Organe, die asiatische geht vom Menschen als Ganzes aus. Beide Ansichten haben Vor- und Nachteile. Insofern ist es erfreulich, daß die westliche Medizin zunehmend Anleihen beim Osten macht und umgekehrt. Leider sind wir noch weit davon entfernt, den fundamentalen Grundpfeiler des östlichen Gesundheitswesens zu übernehmen: die konsequente Vorsorge bzw. Gesunderhaltung. Für das westliche Gesundheitssystem steht die Beseitigung der akuten Symptome im Vordergrund. Gezahlt wird nur bei Krankheit, also akuten Störungen. Eine dauerhafte Behebung der krankmachenden Ursachen ist wirtschaftlich nur selten profitabel.

Vereint man beide Grundideen, dann ist Gesundheit einerseits das Funktionieren aller Organe und andererseits die Harmonie des Ganzen. Erst wenn alle Komponenten im Gleichgewicht sind, stellt sich Wohlbefinden ein. Gemäß dieser Definition hat es demnach wenig Sinn, nur die Symptome einer Krankheit oder eines „Unwohlseins" zu kurieren - es gilt gleichzeitig, die Ursachen anzugehen.

PSYCHISCH

Obwohl Psyche vom Ursprung des Wortes her Seele heißt, erhielt der Begriff im Lauf der Zeit eine andere Bedeutung; andernfalls müßten Psychologen und Theologen im gleichen Boot sitzen. Heute umschreibt man damit emotional gefärbte Zustände aller Art. Genaugenommen weiß man nicht einmal, was Psyche ist und wo sie ihren Sitz hat. Sie wird im Gehirn vermutet, aber da man über dieses Organ auch nicht sehr viel weiß, tauscht man lediglich unklare Begriffe gegeneinander aus. Immerhin hat man elektro-chemische und andere Entsprechungen für bestimmte Emotionen und Hirnleistungen gefunden. Klar ist auch, daß die Psyche einen weitaus größeren Einfluß auf das Wohlbefinden hat, als man lange Zeit wahrhaben wollte. Sie kann ernsthafte, sogar tödliche Krankheiten auslösen.

SEELISCH

Einige Krankheitslehren, u. a. die anthroposophische, sehen noch eine dritte, allem übergeordnete Ebene. Je nach Lehre gibt es viele Namen für diese höchste Instanz, die vermutlich alle dasselbe meinen: die „Seele". Wenn die Psyche dem Organischen übergeordnet ist und einen Menschen töten kann, was kann dann erst die „Seele“? Man weiß praktisch nichts über sie, und wir sind dennoch (fast) alle von ihrer Existenz überzeugt. Sie gilt als unsterblich und ist doch mit uns zu Lebzeiten unausweichlich verbunden. Sie scheint höheren Zwecken zu dienen und eigene Ziele zu verfolgen. Beeinflußt sie die Psyche, wenn der Träger der Seele von ihren Zielen abweicht? Warnt die Psyche den Menschen mittels Vorboten vor einer Krankheit?

Unabhängig von diesem kaum durchschaubaren Ursache-Wirkungs-Geflecht manifestieren sich wenig faßbare Erscheinungen schließlich als Krankheit im körperlichen Bereich. Und nach neueren Erkenntnissen scheinen viele, vielleicht sogar alle Erkrankungen aus einer gemeinsamen Quelle gespeist zu werden.

Ähnlich wie ein geschwächter Baum kaum noch in der Lage ist, weiteren Belastungen standzuhalten, kann auch ein angeschlagener Organismus kaum noch organische, psychische oder seelische Krisen bewältigen. Das primäre Ziel sollte daher die optimale Erhaltung der organischen Grundlage sein. Die drei wesentlichen Säulen, auf denen unsere organische Gesundheit ruht, sind Ernährung, Bewegung und Gewicht. Das scheint zwar selbstverständlich, doch es überrascht, in welchem Umfang der Mensch dies ignoriert.

1. Ernährung

Jeder weiß, daß unser Körper Kohlenhydrate, Proteine, Fette, Ballaststoffe usw. in einem ausgewogenen Verhältnis benötigt. Gemessen am alltäglichen Umgang damit scheint vielen der Stellenwert gesunder Ernährung dennoch nicht in voller Tragweite gegenwärtig. Die menschliche Nahrung entspricht, vereinfacht gesehen, dem Kraftstoff für unsere Autos. Hier leuchtet sofort ein, daß minderwertige Qualität zu entsprechenden Leistungseinbußen und schlimmstenfalls zum Totalausfall führt. Auch wenn dies vielen Zeitgenossen nicht „schmeckt“: Die Qualität der Nahrung definiert sich weder über ihren guten Geschmack noch über die Kalorien, sondern einzig und allein über ihren Nährstoffgehalt, also Vitamine, Spurenelemente u. a. Um beim Auto-Vergleich zu bleiben: Was beim Kraftstoff die Oktanzahlen, sind in den Lebensmitteln die Nährstoffe.

Was der Mensch mit seinem Nahrungskraftstoff treibt, ist vor diesem Hintergrund geradezu makaber. Auf der einen Seite hat er sein Treibstoffangebot über den Bedarf hinaus erhöht, auf der anderen Seite die Qualität verringert. Beim Wagen würde man von einem zu fetten Gemisch bei gleichzeitiger Verwendung von minderwertigem Sprit sprechen. Ein Autobesitzer wäre nicht im geringsten erstaunt, wenn sein Fahrzeug unter diesen Umständen nicht mehr fährt. Reagiert der Körper analog, versteht er hingegen die Welt nicht mehr.

2. *Bewegung*

Körperliche Leistungsfähigkeit hängt eng mit dem Zusammenspiel von Muskeln, Gefäßen und Atmungsorganen zusammen und trägt über das Biofeedback viel zur geistigen Fitneß bei. Hier gilt der Vergleich zum Auto nur begrenzt, weil die menschliche „Maschine“ eine regelmäßige Beanspruchung dringend braucht. Dabei geht es um Trainingseffekte, die umfassender sind als die Entwicklung von Bizeps oder Trizeps. Generell profitieren alle Organe von einem kräftigen Bluttransport durch das Herz. Entscheidend für diesen Kreislauf sind intakte Blutgefäße. Hier fangen die Probleme meist an. Es ist die berüchtigte Arteriosklerose, die mit zunehmendem Alter oft den Anfang des Niedergangs bildet.

3. *Gewicht*

Wahrscheinlich käme keiner auf die Idee, seinen Wagen einfach so mit Steinen zu beladen, um auf diese Art und Weise die Leistungsfähigkeit zu verringern und gleichzeitig den Kraftstoffverbrauch zu erhöhen. Damit endet der Vergleich mit dem Auto, denn die Konsequenzen für den menschlichen Körper sind sehr viel weitreichender.

Stand der Dinge

Betrachtet man die Lebensgewohnheiten des modernen Menschen, so scheint er nichts unversucht zu lassen, sich selbst zu zerstören. Er stopft zu viel Nahrung in sich hinein, die kaum noch Nährstoffe enthält. Durch die Quantität ist er über- und dennoch mangels Qualität mangelernährt. Gleichzeitig sind berufliche und allgemeine Belastungen gestiegen. Dafür genießt er seine Bequemlichkeiten im privaten Bereich und nimmt ungern zur Kenntnis, daß nur Bewegung den Organismus in Gang hält.

In gewisser Weise ist es verständlich, daß der Mensch nur mühsam die Konsequenzen zieht, denn der Zusammenhang von Ursache und Wirkung ist selten offenkundig und geht manchmal recht verschlungene Wege. Erschwerend kommt noch hinzu, daß der Mensch einem „Puffer" gleicht, der mal mehr, mal weniger Belastungen verarbeiten kann. So ist ein jahrzehntelanges Versteckspiel zwischen unerkannter Ursache und sichtbaren Effekten möglich. Krebs bekommt man meistens erst spät, die Auslöser liegen vielfach bereits in den Jugendjahren. In der Zwischenzeit gewährleistete der Puffermechanismus den Aufschub der Exekution. Kausalitäten sind kaum zu erkennen.

Obwohl viele Krankheiten in keinem offensichtlichen Zusammenhang zu stehen scheinen, enden sie alle früher oder später in einem gemeinsamen „Strickmuster", wobei Nährstoffe und Schadstoffe an zentraler Stelle stehen. Sie sind die wichtigsten Gegenspieler in den komplexen Prozessen des Stoffwechsels. Jede Krankheit hat demnach ihre Analogie im Stoffwechsel des Organismus. Gleichgültig, ob der Mensch erkrankt, weil Ärger und Streß ihm übermäßig zusetzten, eine Infektion ihn überrollte, Schadstoffe das Abwehrsystem schwächten, Allergien ihn heimsuchten oder elektromagnetische Felder das Gleichgewicht störten – immer reagiert der Körper mit Veränderungen auf chemischer Ebene. Die Tatsache, daß man dies nicht immer nachweisen kann, beruht vermutlich eher auf unseren unzulänglichen Meßmethoden als auf einer Abweichung vom Prinzip. Viele Krankheiten äußern sich, vor allem im Anfangsstadium, so subtil oder diffus, daß sie mit heutigen Methoden (noch) nicht nachweisbar sind.

Die Heilkunde, egal welcher Fakultät, kann an den auslösenden Faktoren selten etwas ändern. Sie kann weder den psychischen Streß noch die Schadstoffe völlig eliminieren. Das ist sozusagen Privatsache. Aber sie versucht, das damit verbundene Ungleichgewicht im System Mensch wieder ins Lot zu bringen. Hierfür gibt es sicherlich viele sehr unterschiedliche therapeutische Ansätze, die mal mehr, mal weniger Erfolg haben. Letztendlich aber können auch die phantasievollsten Heilmethoden kaum die Ursachen kurieren, weil wir darüber zu wenig wissen. Bisher.

Im Krankheitsfall benennt man im allgemeinen die Symptome oder genauer das Organ. Man hat Schmerzen, hat es an der Leber, an den Nieren. Im Grunde genommen sind es jedoch die Zellen der einzelnen Organe, die krank sind, denn Organe sind nichts anderes als Anhäufungen spezialisierter Zellen. Diese sind der kleinste ursächliche Faktor, die chemische Werkstatt des Körpers. Und von hier aus nehmen krankhafte Prozesse ihren Lauf.

II
Chemische Fabrik Mensch

Man kann unseren Organismus in seiner Komplexität noch am ehesten mit einem Chemiekonzern vergleichen, der eine Unzahl von kleineren und größeren Organ-Betrieben dirigiert. Sie alle arbeiten prinzipiell autonom, sind aber untereinander eng verzahnt. Diese Betriebe gliedern sich wieder in immer kleinere, aber weiterhin autonome regionale Werke. Am Ende der Kette stehen schließlich die Zellen mit ihren Zellorganen (Organellen), wie Mitochondrien, Ribosomen usw. Zellorganellen setzen sich aus Molekülen und Atomen zusammen, womit wir bei den eigentlichen chemischen Abläufen in unseren Körper angekommen wären.

Auf der Suche nach dem kleinsten gemeinsamen Nenner von Krankheiten und den mit ihnen Hand in Hand gehenden Stoffwechselveränderungen landen wir früher oder später bei der Biochemie der Zelle. Näher an den Ursprung der Ereignisse geht es nicht mehr. Weil die moderne Medizin in diesem Bereich zwar jede Menge Detailwissen anhäufen konnte, aber ein „Prinzip Krankheit" nicht zu definieren vermochte, sind Zweifel am Sinn dieser Wissenschaft immer lauter geäußert worden. Inzwischen hat sich die Lage geändert, und man ist Prozessen auf der Spur, in die eine ungeahnte Vielzahl von Krankheiten einmündet bzw. aus denen sie entsteht. Möglicherweise hat man dabei sogar das gemeinsame Entstehungsmuster aller Krankheiten entdeckt.

Stoffwechselprozesse sind nichts anderes als komplexe biochemische Reaktionsabläufe. Und wie in jedem anderen chemischen Betrieb kann es zu Unregelmäßigkeiten bzw. Betriebsunfällen kommen. Erst in den letzten Jahrzehnten erkannte man, daß das grundsätzliche Muster dieser chemischen Unfälle immer gleich ist. Die Ursachen und Krankheitsbilder mochten dabei noch so unterschiedlich sein, sie alle entstanden nach einem einheitlichen Prinzip aus biochemischen Entgleisungen. In sehr vielen Fällen sind die Verursacher dieser Betriebsunfälle sehr aggressive Substanzen, die sogenannten Freien Radikalen.

FREIE RADIKALE

Um die Wirkungsweise dieser Substanzen nachvollziehen zu können, muß man seine chemischen Grundkenntnisse etwas strapazieren. Tröstlich ist, daß dies auch für Ärzte ein trockenes Thema ist, dem sie gern aus dem Wege gehen. Wer sich nicht mit den Details auseinandersetzen möchte, kann sich auf die Resümees (bis zum Kapitel Sauerstoff) beschränken.

Atome bestehen aus einem Kern mit positiv geladenen Teilchen (Protonen) und einer Hülle aus ebenso vielen negativ geladenen Teilchen (Elektronen). Die gleichfalls im Kern vorhandenen neutralen Teilchen (Neutronen) können hier unberücksichtigt bleiben. Die Elektronen befinden sich auf unterschiedlichen Energiestufen im Kraftfeld des Atomkerns. Modellhaft stellt man sich eine Anordnung der Elektronen auf unterschiedlichen Schalen (K-, L-, M-Schale usw.) vor. Entscheidend für die Bindungseigenschaften eines Atoms ist, ob die äußerste Schale vollständig mit Elektronen aufgefüllt ist oder nicht. Dabei kann die äußerste Schale nie mehr als acht Elektronen fassen, die jeweils paarweise geordnet sind. Bei den Atomen der Edelgase sind die äußersten Elektronenschalen stets mit vier Elektronenpaaren besetzt, also komplett. Man spricht von einer Edelgaskonfiguration. Die Atome der Edelgase nehmen deshalb weder

Elektronen auf, noch geben sie welche ab. Derartige Stoffe sind chemisch stabil und indifferent.

Bei den Atomen aller anderen Elemente ist die äußerste Schale mit weniger als acht Elektronen besetzt und daher nicht stabil. Durch Elektronenaustausch mit anderen Elementen suchen diese nun ebenfalls die Edelgaskonfiguration mit vier Elektronenpaaren auf der äußersten Schale zu erreichen. Das ist nämlich, energetisch gesehen, die ökonomischste Form. Auf dem Bestreben, diese zu erreichen, und auf dem dadurch bewirkten Elektronenaustausch beruhen *alle* chemischen Reaktionen. Hierbei kann ein Atom (bzw. Molekül) zwei Wege gehen:

1. Ein Atom gibt ein (oder mehrere) Elektronen an einen Partner ab – dies nennt man eine Ionenbindung.

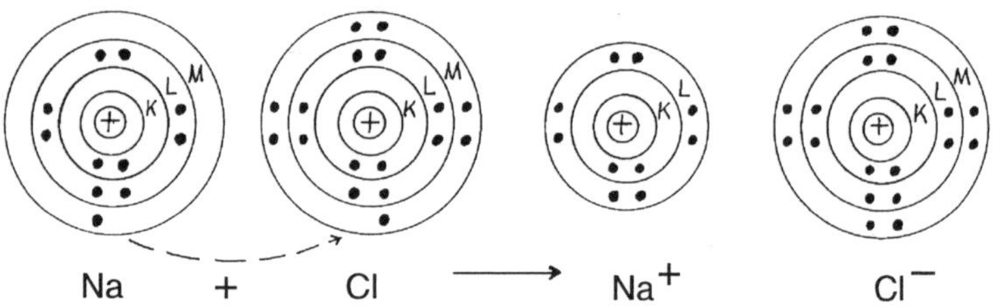

Abb. 1a: Ionenbindung bei NaCl (Speisesalz)

Das überschüssige Elektron auf der Außenschale des Natriums wird von einem Chloratom aufgenommen, dem ein Elektron fehlt. Weil sich der Natriumkern in der Ladung nicht ändert, aus der Hülle jedoch ein elektrisch negatives Elektron abgegeben wurde, ändert sich die Gesamtladung des Atoms ins Positive. Man spricht jetzt von einem positiv geladenen Natrium-Ion. Das Chloratom nimmt hingegen ein zusätzliches Elektron auf, ändert seine Gesamtladung damit ins Negative und wird zum negativ geladenen Chlor-Ion. Da sich entgegengesetzte Ladungen bekanntlich anziehen, entsteht zwischen den beiden Ionen eine elektrostatische Verbindung, die wiederum als Ganzes elektrisch neutral ist.

2. Die zweite Bindungsmöglichkeit ergibt sich durch gemeinsame Nutzung eines Elektronenpaars. Diese Bindungsform nennt man Atombindung.

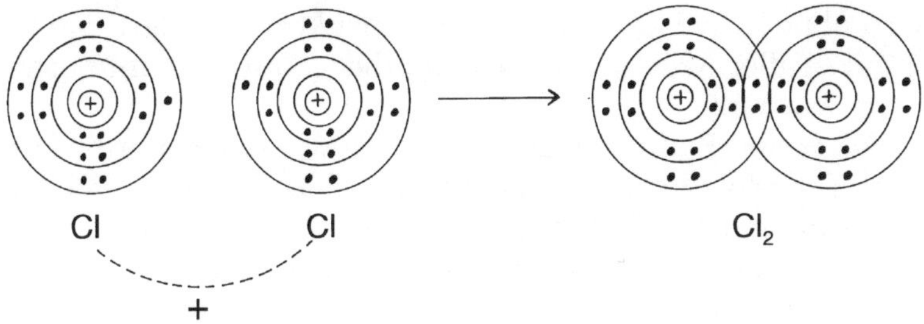

Abb. 1b: Atombindung bei Cl_2 (Chlor)

Im Gegensatz zur Ionenbindung werden bei dieser Verbindung Elektronen nicht ausgetauscht, sondern von beiden Atomen gemeinsam benutzt. Das Elektronenpaar kreist z. B. beim Chlormolekül nicht um *einen* Kern, sondern beschreibt eine Acht um *beide* Atomkerne.

Nun können Ereignisse eintreten, bei denen die vorliegenden Verbindungen wieder gespalten werden. Bei Trennung einer Ionenbindung erhält man ein positiv und ein negativ geladenes Ion. Ionen haben – vergleichsweise – kein allzu großes Bestreben, eine neue Bindung einzugehen. Wird hingegen das Chlor*molekül* gespalten, dann nehmen dessen Atome ihr einzelnes Elektron wieder an sich. Das jetzt vorliegende Atom ist wegen der Elektronenlücke in seiner äußeren Elektronenschale äußerst reaktionsfreudig: es wird zum **Freien Radikal**. Während das vereinsamte Chlor-*Ion* quasi geduldig und gesittet auf einen geeigneten neuen Bindungspartner wartet, benimmt sich das Chlor-*Atom* wie ein Räuber und holt sich von dem nächstbesten Atom oder Molekül ein Elektron. Es ist diesem Radikal völlig egal, ob es sich dabei um ein Protein oder eine Fettsäure handelt und ob die Reaktion irgendeinen biologischen Sinn hat. Das „bestohlene" Atom bzw. Molekül wird dadurch selbst zu einem Freien Radikal und geht seinerseits auf Jagd nach einem Elektron, wobei es sich oft nicht minder beutegierig benimmt. So entsteht eine Kettenreaktion, und jedes betroffene Teilchen wird dadurch zum chemischen „Krüppel". Es wird ohne jedweden Sinn in seiner Struktur geändert und ist damit in aller Regel für seine eigentliche Aufgabe unbrauchbar geworden.

Die Freien Radikalen sind so etwas wie die Raubritter im Staat der Moleküle, und sie verursachen bei ihrer Elektronensuche viel Unruhe. Man kann sie – im weitesten Sinn – als Schadstoffe ansehen, die mit ihren blinden Attacken geordnete großmolekulare Strukturen wie Eiweiße, Fette und Nukleinsäuren zerstören. Raffinierterweise nutzt unser Abwehrsystem die gleichen Radikalen, um die ebenso empfindlichen Strukturen der Bakterien und Viren zu zerstören. Demzufolge können Freie Radikale Krankheiten bekämpfen, aber ebenso auslösen. Ob ihr Nutzen oder ihr Schaden überwiegt, ist von Fall zu Fall unterschiedlich.

Resümee

Was unserem Körper schadet, sind aggressive, hochreaktive Stoffe, die biologisch nicht vorgesehene chemische Verbindungen eingehen. Solche Substanzen nennt man Freie Radikale. Sie schwimmen wie weiße Haie im biochemischen Meer unserer organischen Kleinbetriebe, gehen dabei blitzschnell irreversible Verbindungen ein, attackieren empfindliche Aminosäuren, Fette, Zellmembranen und machen auch vor der Erbsubstanz nicht Halt. Sie provozieren Kettenreaktionen und bilden Zwischen- und Abbauprodukte sowie „Molekülkonglomerate", die ohne biologischen Nutzen sind. Am Ende derartiger Reaktionen verbleiben Substanzen, mit denen der Körper nichts anfangen kann, oder gar völlig zerstörte Zellen. Sukzessive füllen sie die Deponien in unserem Organismus und behindern dessen Funktionen, bis eines Tages nichts mehr geht.

DIE ZELLE

Alle chemischen Prozesse finden innerhalb der Zellen statt. Es lohnt sich also, diese kleinen Gebilde etwas näher anzuschauen. In ihnen werden alle notwendigen biochemischen Leistungen in hochspezialisierten Zellorganellen („Zellorgane") erbracht. Diese kleinen Chemiebetriebe grenzen sich durch Membranen voneinander ab, andernfalls gäbe es ein chemisches Tohuwabohu. Da *alle* Arbeit im Körper von den Zellen geleistet wird, fällt ihnen bzw. ihrer inneren Chemie eine lebenswichtige Rolle zu.

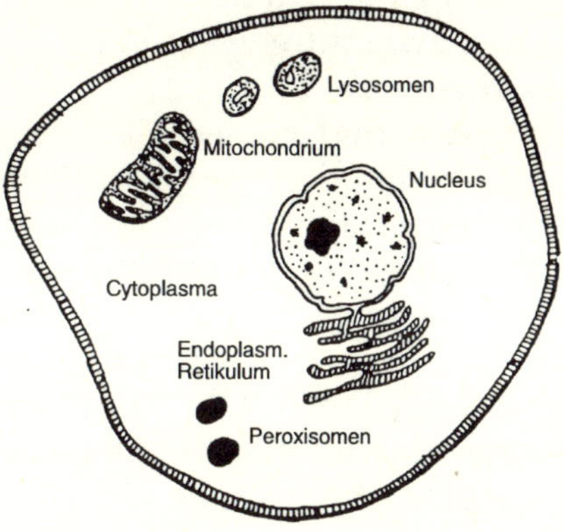

Abb. 2: Der Aufbau der Zelle

In der Mitte unseres chemischen Kleinstbetriebs residiert die Firmenleitung, der Zellkern (Nucleus). Hier werden alle Baupläne in Form des Erbmoleküls DNA verwahrt und zu gegebener Zeit kopiert. Das kleine Mitochondrium ist mit einem Miniaturkraftwerk zu vergleichen, es liefert alle Energie. Eine einzige Zelle kann bis zu 2.000 Mitochondrien enthalten. Die Lysosomen dienen der intrazellulären Verdauung. Das endoplasmatische Retikulum ist zuständig für die Eiweißsynthese. Die kleine Fabrik Zelle ist von der Zellmembran umschlossen und gefüllt mit einer speziellen Flüssigkeit, dem Cytoplasma.

Die Zellmembran ist keine funktionslose Hülle, um die Zelle zusammenzuhalten, sondern Teil der Zellorgane. Wäre sie ein statisches System wie z. B. eine Plastiktüte, so würde die Zelle sterben, weil dann jeder Stoffaustausch unterbunden wäre. Wie im wirklichen Leben muß das kleine Staatsgebilde Zelle ständig irgendwelche Substanzen importieren, dafür werden andere Stoffe exportiert. Dieser Austausch kann nur über die Zellmembran erfolgen. Sie besteht aus einer Doppelmembran, einem zähflüssigen, dynamischen Gebilde. Dem „Grenzübergang“ kommen mehrere Funktionen gleichzeitig zu. Die Membran muß zum einen erkennen, welche Produkte herein und welche hinaus sollen, zum anderen ist sie für die Erhaltung des inneren Zellmilieus zuständig. Letzteres ist Grundlage der mannigfaltigen Zellfunktionen. ((Bildlich gesprochen können sich Karlchen (Substanz A) und Gretchen (Substanz B) nur bei einer angenehmen Zimmertemperatur (inneres Milieu) vereinen. Entscheidend für die einwandfreie Funktion der Zelle ist die Konstanz dieses Milieus.))

Zu den wichtigsten und zugleich gefährlichsten Aufgaben der Zelle gehört die Lieferung von Energie aus Sauerstoff. Dieser Vorgang ist recht komplex und bei genauerer Betrachtung ein wahres Wunder der Biologie. Alle Energieerzeugung ist mit einem „Feuerchen“ verbunden. Wenn man außerhalb des Körpers Energie aus Fetten, Kohlenhydraten oder Eiweiß gewinnen will, so entstehen dabei sehr hohe Temperaturen. In unserem Körper laufen prinzipiell die gleichen Verbrennungsvorgänge ab, allerdings bei einer konstanten Temperatur von ca. 37 °C. Diese erstaunliche Leistung wird von den Enzymen bewerkstelligt.

Es leuchtet ein, daß solche chemischen Vorgänge außerordentlich diffizil sind und als Voraussetzung ganz spezielle Arbeitsbedingungen brauchen: ein konstantes inneres Milieu. Kommt dieses innere Gleichgewicht – aus welchem Grund auch immer – aus der Balance, wird die Zelle krank, im schlimmsten Fall stirbt sie ab.

Resümee

Die biologische Membran (der Zelle, der Mitochondrien) ist eine lebenswichtige Struktur, die für den aktiven Stofftransport sorgt und ein ganz bestimmtes inneres Milieu innerhalb ihres Bereichs aufbaut. Das Gleichgewicht dieses Milieus ist unabdingbare Voraussetzung für chemische Abläufe. Gefahr droht ihnen durch die unseligen Machenschaften der Freien Radikalen, welche die Membranen der Mitochondrien und Zellen zum Angriffsziel haben.

ENZYME UND COENZYME

Bei den bisherigen Erklärungen wurden der Einfachheit halber die Enzyme zunächst außer acht gelassen. Ohne sie würde jedoch gar nichts ablaufen. Daß eine Verbrennung organischer Substanzen bei unserer relativ niedrigen Körpertemperatur überhaupt möglich ist, verdanken wir nämlich diesen Biokatalysatoren, von denen es rund 700 Typen gibt.

Es handelt sich dabei um Eiweißverbindungen (Proteine), die sich aus 25 verschiedenen Biobausteinen – den Aminosäuren – zusammensetzen. Die Zelle baut aus Aminosäuren alle notwendigen Proteine auf, die zum Teil exportiert werden, zum größten Teil aber in der Zelle verbleiben. Die von der Zelle selbst verwerteten unterteilt man in funktionelle und strukturelle Proteine, wobei zu den funktionellen Eiweißen die Enzyme zählen. Bei der strukturellen Gruppe handelt es sich um Baumaterialien, z. B. für die Zellmembran. Die Zellproduktion konzentriert sich dabei eindeutig auf die Enzyme: Auf ein strukturelles Protein kommen zweihundert funktionelle. Etwa 20.000 Enzymproteine befinden sich in einer Zelle!

Enzyme sind Katalysatoren, d. h. sie bewirken chemische Vorgänge, die sonst gar nicht oder nur unter anderen Umständen, wie z. B. unter höheren Temperaturen, ablaufen würden. Ein Katalysator aktiviert zwar eine chemische Reaktion, wird aber selbst dadurch nicht verändert. Die Wirkungsweise läßt sich treffend anhand einer bekannten Denksportaufgabe erklären: Ein Scheich hinterließ seinen drei Söhnen 17 Kamele. Laut Testament sollte der älteste Sohn die Hälfte, der zweite ein Drittel und der dritte ein Neuntel der Tiere erben. Guter Rat war teuer. Die Erbaufteilung wäre kaum zu lösen gewesen, hätte sich da nicht ein guter Nachbar eingemischt. Er fügte der Hinterlassenschaft ein eigenes Kamel hinzu, und die nun 18 Kamele ließen sich plötzlich problemlos aufteilen. Der erste Sohn bekam neun, der zweite sechs und der dritte zwei Kamele. Eins, das des freundlichen Nachbarn, blieb unbehelligt übrig.

Bei ihrer Arbeit sind die Enzyme häufig von einem kleinen Partner abhängig, dem sogenannten Coenzym. Und dieses benötigt für seine Tätigkeit Vitamine, fast ausschließlich B-Vitamine und bestimmte Spurenelemente. Für eine reibungslose Funktion ist das Enzym bzw. Coenzym demnach auf einen essentiellen Bestandteil angewiesen: das Vitamin. Als „essentiell" bezeichnet man Substanzen, die lebenswichtig sind und mit der Nahrung aufgenommen werden. Wir müssen diese Substanzen also in ausreichender Menge zu uns nehmen, um den chemischen Betrieb nicht in Bedrängnis zu bringen. Wie wir noch sehen werden, ist dies nicht immer leicht: Unsere Ernährung ist oft zu einseitig, so daß der tatsächliche Nährstoffbedarf nicht gedeckt wird.

Resümee

Stoffwechselprozesse laufen nicht von allein in geordneten Bahnen. Es sind die Enzyme, die die einzelnen Reaktionsschritte nach Plan und moderat ablaufen lassen. Eine ihrer Aufgaben besteht darin, Freie Radikale unschädlich zu machen. Dazu verwenden sie u. a. Vitamine, die Freie Radikale an sich binden und damit entschärfen können.

RADIKALFÄNGER

Wie im Zusammenhang mit den Enzymen bereits erwähnt, verfügt der Mensch über körpereigene, natürliche Abwehrmechanismen. Substanzen, die ihre Elektronen opfern, werden genutzt, um Freie Radikale unschädlich zu machen. Man nennt sie ganz allgemein Radikalfänger. So unterschiedlich die vielen Schadstoffe sind, so mannigfach differenzierte Radikalfänger werden benötigt. Zu ihnen gehören Vitamine, Spurenelemente, Aminosäuren und bestimmte Enzyme.

Unsere Abwehrstrategie ist im Prinzip immer gleich: Ein Freies Radikal entreißt einem anderen Atom oder Molekül ein Elektron. Das so verminderte Teilchen wird oxidiert – so der elektrochemische Fachausdruck – und selbst zum Freien Radikal. Das „hungrige" Radikal hingegen wird reduziert und benimmt sich jetzt wieder „gesittet". Reduktion und Oxidation halten sich demnach im Prinzip die Waage. Allerdings würde diese Kettenreaktion immer weiterlaufen und in kürzester Zeit den gesamten Organismus durch Oxidation zerstören, wenn sie nicht gestoppt würde. Hier schlägt die Stunde der Radikalfänger. Sie geben ein eigenes Elektron ab und unterbrechen damit die verhängnisvolle Kette. Da sie dabei selbst oxidiert werden, müßten sie eigentlich ebenfalls zu Freien Radikalen werden.

Aber Radikalfänger verhalten sich anders: Sie bleiben entweder stabil oder können vom Organismus in einem gesonderten Vorgang neutralisiert, regeneriert oder ausgeschieden werden. Vitamin C bleibt z. B., wenn es ein Radikal abgefangen hat, stabil und kann auf normalem Weg den Körper verlassen.

In der Konsequenz bedeutet dies, daß radikalfangende Vitamine, Spurenelemente und Aminosäuren einerseits „Ex-und-hopp-Produkte" sind und ständig verbraucht werden. Darum ist ein ausreichender Nachschub für uns so wichtig. Würden wir andererseits für jedes Freie Radikal einen Radikalfänger zu uns nehmen müssen, kämen wir aus dem Essen nicht mehr heraus, zumal wir uns mit der Nahrung erneut Freie Radikale einverleiben. Hier setzt die Ökonomie des Organismus ein.

Fängt beispielsweise Vitamin E ein Radikal ab, kann es durch Coenzym Q10 regeneriert werden und erneut auf Radikalfang gehen. Das Coenzym Q10 wiederum wird vom Vitamin C, dieses von Selen-Enzymen usw. regeneriert. So sorgt eine raffinierte Recyclingkette für eine äußerst wirtschaftliche Wiederverwertung. Dieses Recyclingprinzip gilt jedoch nicht für alle Radikalfänger, und auch das Recycling ist irgendwann am Ende angelangt. Die verbrauchten Radikalfänger müssen ersetzt werden. Vitamine und andere Substanzen – kurz Nährstoffe – in unserer Nahrung sind ursächlich dafür entscheidend, ob der Organismus genügend Radikalfänger erhält oder nicht.

Es liegt auf der Hand, daß nur eine ausreichende Menge von Radikalfängern die destruktiven Prozesse von Freien Radikalen bereits im Keim ersticken kann. Ein Mangel an Nährstoffen hat zur Folge, daß schädliche Kettenreaktionen zu lange andauern können, ehe sie auf Radikalfänger stoßen. Je später die Kette aber unterbrochen wird, desto größer sind die bis dahin angerichteten Schäden. Und diese sind Ursache für Alterungsprozesse und Krankheiten aller Art.

RADIKALE ALS HEILER

Bisher haben wir die Freien Radikalen ausschließlich als „böse Buben" dargestellt. In Wahrheit sind sie wie ein Messer mit doppelter Klinge. Ihre zerstörerische Potenz wird nämlich vom Abwehrsystem auch eingesetzt, um gegen Bakterien, Viren und defekte Zellen vorzugehen. Das Prinzip ist das gleiche.

Die Zellen unseres Immunsystems spüren bei einer Infektion Bakterien oder Viren auf und beschießen sie gewissermaßen mit Freien Radikalen. Die Folgen gleichen denen einer Attacke auf unsere eigenen lebenswichtigen Bausteine: Die Angreifer werden (durch Oxidationen) zerstört. Denn im Gegensatz zu uns verfügen die kleinen Eindringlinge über keine Abwehrmöglichkeiten wie z. B. Antioxidantien. Sie sind diesen Oxidationsangriffen hilflos ausgeliefert und gehen zugrunde.

Was der Organismus im Fall einer Infektion vollbringen muß, gleicht einem wahren Drahtseilakt. Er muß eine Unmenge von freien Sauerstoffradikalen mobilisieren, um die Invasoren zu zerstören und gleichzeitig vermeiden, daß eigene Strukturen in Mitleidenschaft gezogen werden. Deshalb werden zum Selbstschutz von der Zelle vermehrt Radikalfänger benötigt bzw. verbraucht.

Eine weitere Leistung der Freien Radikalen, auf die wir nicht verzichten können, ist die Eliminierung defekter Zellen. Solche Zelldefekte können der Anfang krankhafter (mutagener) oder gar krebsfördernder (kanzerogener) Veränderungen sein. Vor allem, wenn es sich um Krebszellen handelt, ist dieser Zerstörungsmechanismus von unschätzbarem Wert. So oder so muß eine kranke Zelle beseitigt werden, um einer neuen, gesunden Platz zu machen. Insofern tragen Freie Radikale zur ständigen Regeneration des Organismus bei.

Ob der Körper nun eine Infektion, defekte Zellen oder gar Krebszellen bekämpft, die Vorgehensweise ähnelt immer einem heftigen Artilleriebeschuß, bei dem auch die eigenen Truppen etwas abbekommen können. Chemisch gesehen ist es eine Gratwanderung zwischen Oxidation feindlicher und Reduktion eigener Linien, ein heikles Bemühen um Gleichgewicht zwischen Radikalbildung und Radikalfang.

Nun läuft dieses Geschehen auf einer Ebene ab, die wir nicht direkt beobachten können. Zur besseren Beurteilung von krankhaften Prozessen wäre es jedoch sehr nützlich, wenn wir im Einzelfall wüßten, ob Reduktionen durch Radikalfänger oder Oxidationen durch Freie Radikale überwiegen. Man behilft sich hier mit einem kleinen Umweg:

Systeme, in denen sowohl Reduktionen als auch Oxidationen stattfinden, nennt man Redoxsysteme. Deren Aktivität kann auf der einen oder anderen Seite überwiegen. Entweder finden vermehrt Reduktionen (Radikalfang) oder Oxidationen (Radikalbildung) statt. Da es sich letztendlich um sehr kleine Elektronenladungen handelt, entstehen winzige Spannungsfelder, sog. Potentiale. Diese (Redox-) Potentiale kann man messen und damit zu einer Aussage gelangen, ob der Radikalfang oder die Radikalbildung stärker ist. In einem ausgeglichenen Körper halten sich Oxidationen und Reduktionen im Gleichgewicht, d. h., das Redoxpotential liegt bei Null.

Diese Messungen dienen keineswegs nur akademischer Wissensanhäufung, sondern haben einen sehr praktischen Wert. So wurde inzwischen festgestellt, daß bestimmte Faktoren zur Verschiebung des Redoxpotentials führen können, Faktoren, von denen wir lange nicht wußten, daß und wie sie das Gleichgewicht so nachhaltig zu unseren Ungunsten, also in Richtung Radikalbildung, verschieben können. Zu diesen Faktoren gehören

- falsche Ernährung
- Genußmittel
- extreme Lebensbelastungen (Streß, Sonnenbäder)
- chronischer Schadstoffanfall
- Erkrankungen
- Medikamente u.v.a.m.

Bedauerlichweise wird bis heute der therapeutische Nutzen dieser Erkenntnisse geradezu sträflich vernachlässigt. Mit allen Folgen. So setzt man bei der Therapie Medikamente ein, deren Hauptwirkung mit einer unangenehmen Nebenwirkung erkauft werden muß, einer gesteigerten Radikalbildung. Nun gehen Erkrankungen ohnehin schon mit einem enormen Anstieg der Radikalbildung bzw. Oxidationen einher, und der Organismus bräuchte dringend Radikalfänger, um das Gleichgewicht wieder herstellen zu können.

Statt dessen heizt der Arzt durch ein Medikament die Radikalbildung oftmals noch weiter an.

Freie Radikale haben eine Doppelwirkung. Zum einen sind sie heilend, zum anderen destruktiv. Ohne Freie Radikale ist Leben nicht möglich, durch sie wird es aber auch zerstört. Ein scheinbar unauflöslicher Widerspruch!?

Nicht ganz. Die Lösung des Problems liegt in einem Sowohl-Als-Auch. Freie Radikale stehen im Zusammenhang mit Oxidationen, und diese wiederum bewirken Energiegewinnung. Auf der anderen Seite sorgen Radikalfang und damit Reduktion für Energiespeicherung. Die Natur reagiert wie immer sinnvoll, indem sie sicherstellt, daß – vereinfacht ausgedrückt – ein oxidativer Vorgang immer von vielen reduzierenden Faktoren umgeben ist. Der Mensch braucht Freie Radikale, aber vor allem ausreichend Radikalfänger, um die heiklen Nebeneffekte dieser Prozesse im Zaum zu halten. Es ist schon fast makaber, daß wir uns dabei in einer immer weiter auseinanderklaffenden Schere befinden. Während sich die Freien Radikalen durch eine Vielzahl von Ursachen (von Streß bis Smog) allgemein drastisch vermehrt haben, ist zugleich das Angebot an Radikalfängern (Nährstoffen) gesunken. Die Auswirkungen sind verheerend und führen auf lange Sicht zu Verfall und vorzeitigem Siechtum. Würde man rechtzeitig seine Nährstoffaufnahme erhöhen und die Anhäufung von Freien Radikalen reduzieren, bliebe einem vieles erspart, was heute fatalistisch als unumgänglich hingenommen wird. Nach aktuellem Kenntnisstand müßten Alterungsprozesse und Krankheiten keineswegs so gravierend unser Leben behindern, wie es augenblicklich noch der Fall ist. Beides ließe sich bis auf ein (wahrscheinlich) unvermeidbares Maß reduzieren.

Resümee

Die Freien Radikalen spielen in unserem Organismus eine zentrale Rolle. Sie zerstören lebenswichtige Strukturen. Gleichzeitig nutzt der Organismus diese aggressiven Substanzen jedoch, um Bakterien, Viren und krankhafte Zellen (Krebs) zu eliminieren. Die Erhaltung des diffizilen Gleichgewichts zwischen beabsichtigter und unbeabsichtigter Zerstörung durch Freie Radikale entscheidet darüber, ob Krankheits- bzw. Alterungsprozesse unter Kontrolle gehalten werden können oder nicht.

Literaturvorschläge

1. Böhles, H.: Radikalerkrankungen. Die Bedeutung von Sauerstoffradikalen für die klinische Medizin. Z. Geriatrie 4 (1991) 358 - 372.
2. Kuklinski, B., A. Pietschmann: Oxidativer Streß und Altern. Z. Geriatrie 4 (1991) 515 - 521.
3. Prävention mit Vitaminen. Münch. Med. Wschr. 134 (1992) 8 - 10.
4. Müller, K.: Freie Radikale. Bedeutung in Pathophysiologie und Therapie. Deutsche Apotheker Z. 28 (1992) 1473 - 1482.

III
Der Sauerstoff

Aus den bisherigen Überlegungen ergibt sich, daß der Mensch es mit einer unendlichen Vielfalt von Radikaltypen zu tun haben kann, denn sehr vielen Substanzen fehlt das fragliche Elektron. Viele Arten von Radikalen kommen jedoch relativ selten, andere häufig vor. Der Sauerstoff nimmt in diesem Zusammenhang eine besondere Stellung ein. Er ist unser Energielieferant und überall anwesend. Gleichzeitig ist er ein potentiell Freies Radikal und Ausgangsbasis für das Entstehen weiterer Freier Radikale.

Sauerstoff kommt in der Natur als Molekül aus zwei Atomen vor: O_2. Wie beim Chlor handelt es sich um eine Atombindung. Wird O_2 getrennt, entstehen zwei Radikale, die sofort neue Bindungen eingehen. Nicht nur anorganische Stoffe wie Metalle werden dabei zu Angriffszielen, sondern auch alle organischen wie Fette, Kohlenhydrate und Proteine. Die unerwünschten Effekte von Radikal- bzw. Sauerstoffeinwirkungen können wir täglich beobachten. Jene bekannten schmierig-verharzten Stellen in der Küche sind nichts anderes als oxidierte Fette. Auch morsche Gummidichtungen und sprödes Plastik sind traurige Hinterlassenschaften dieses aggressiven chemischen Vagabunden. Vor allem durch Sonnenstrahlen unterstützt, leben die Freien Radikalen geradezu auf. Sie sind verantwortlich, daß die Haut zuerst an unbedeckten Stellen ihre Elastizität verliert, runzelig wird und schneller altert. Das kann bis zum Hautkrebs führen. Auch am grauen Star sind diese Aggressoren beteiligt. Die schädliche Wirkung von Röntgenstrahlen beruht auf vermehrter Freisetzung von teilweise sehr gefährlichen Freien Radikalen. Es liegt auf der Hand, daß sie auch anderswo in unserem Organismus ihr Unwesen treiben und dort für Krebs, Arteriosklerose, Schwächung des Immunsystems und vieles andere mehr verantwortlich sein können.

Bereits in den fünfziger Jahren postulierte Prof. Denham HARMAN „the free radical theory of aging" (die Theorie des Alterns durch Freie Radikale) und bewies, daß Alterungsprozesse auf Auswirkungen von Freien Radikalen beruhen. Zu dieser Zeit war bereits bekannt, daß ionisierende Strahlen (z. B. Röntgenstrahlung) die Entstehung von Hydroxylradikalen verursachen. HARMAN wies nach, daß die gleichen Vorgänge in unserem Stoffwechsel stattfinden. Er charakterisierte dies Geschehen als „innere ionisierende Strahlung".

Viele Wissenschaftler sind davon überzeugt, daß die Entdeckung von HARMAN den gleichen bahnbrechenden Stellenwert bekommen wird wie die von PASTEUR und KOCH über die Entstehung von Infektionskrankheiten.

Roy WALFORD, ein amerikanischer Immunbiologe, bemerkte hierzu:

> „Es ist nicht jedem gegenwärtig, daß der Sauerstoff in unserer Atmosphäre ein sehr giftiges Gas ist. Außerirdische Wesen von einem Methan-Planeten würden an dem Stoff, den wir so beiläufig einatmen, ersticken und sterben. Er läßt Eisen rosten, ist an der Zerstörung von Granitblöcken beteiligt und nimmt an jedem Feuer in der Stadt teil, trotzdem leben wir darin und lieben ihn! Wahrscheinlich haben galaktische Wesen sich deswegen noch nicht gezeigt. Sie kommen zur Erde, um diese zu untersuchen, und nehmen dabei eine Prise Luft. Verflixt nochmal! Überall Sauerstoff! Besser, man überläßt diese zähen Erdteufel sich selbst!"

Ein Leben ohne Sauerstoff ist heute undenkbar. Interessanterweise war das jedoch nicht immer so. Die frühesten Lebewesen auf unserem blauen Planeten waren Anaerobier (die „ohne Luft Auskommenden"), also Bakterien, die ohne Sauerstoff leben können. Erst mit dem Entstehen der Pflanzen änderte sich das. Die Energiequelle der Pflanzen ist bekanntermaßen die Sonne. Mittels der bis heute nicht restlos geklärten Photosynthese bezieht die Pflanze ihre Energie aus

Kohlendioxid und Wasser, wobei Glukose und Sauerstoff anfallen. Glukose benötigt die Pflanze selbst. Von dem bei der Synthese entstandenen Nebenprodukt Sauerstoff gibt sie den größten Teil an ihre Umgebung ab. Es klingt sicherlich eigenartig, aber genaugenommen haben erst die Pflanzen unsere Erde mit Sauerstoff „vergiftet". Mit fortschreitender Evolution entstanden Lebensformen, die ihren Energiebedarf aus der Photosynthese allein nicht mehr decken konnten und sich daher auf das reichlich vorhandene Gas Sauerstoff einrichteten. Erst durch diese Umstellung sind komplexe Lebensformen möglich geworden.

Mit dem Sauerstoff haben sich die Lebewesen auf einen heiklen Stoff eingelassen, denn alle Nahrungssubstanzen wie Kohlenhydrate, Eiweiße und Fette sind ihm gegenüber instabil. Die stark verdünnte Sauerstoffkonzentration in unserer Luft läßt uns vergessen, daß reiner Sauerstoff hochexplosiv ist. Dies sind auch die Gründe dafür, warum unsere innere Chemie scheinbar umständlich mit ihm umgeht. Würden wir reinen Sauerstoff in unsere Blutbahn bringen, wäre dies für uns das sichere Ende.

Für uns sind nicht die Sauerstoffmoleküle als solche von Bedeutung, sondern ihre „Energie". Unter normalen Umständen würde der Sauerstoff seine Energie ohne Plan und Ziel abgeben und uns auf diese Weise schädigen. Deswegen wird der Sauerstoff so sicher wie ein Gefahrengut „verpackt" und „schwerbewacht" zu den Kraftwerken (Mitochondrien) der Zellen transportiert. Auch hier wird er wieder „eingesperrt". Die Sicherheitsvorkehrungen der Zelle könnte man mit denen eines Kernkraftwerks vergleichen. Im Mitochondrium wird auf komplizierte Weise dem Sauerstoff seine Energie entzogen. Die Ausbeute wird einer Art Akku, genannt Adenosintriphosphat (ATP), übertragen. Das ist der eigentliche Energiespender unseres Stoffwechsels. ATP gibt die benötigte Energie gezielt, nach Plan und vor allem unschädlich ab. Und wenn wir uns den Sauerstoff am Ende seines Transports ansehen, finden wir nur ein klein wenig Wasser.

Die Laufbahn des Sauerstoffs beginnt in der Lunge. Unsere Atemluft enthält gut 20% Sauerstoff, der über die Alveolen (Lungenbläschen) in die Lungenkapillaren (Blutgefäße) diffundiert bzw. aufgenommen wird. Dort wird er vom Hämoglobin in den roten Blutkörperchen übernommen und chemisch „eingesperrt", damit er auf dem Transport zu den Mitochondrien kein Unheil anrichten kann. Für den Fall der Fälle nimmt das rote Blutkörperchen die Enzyme **Glutathionperoxidase** und **Katalase** mit auf die Reise. Sollte der Sauerstoff unterwegs „ausbrechen", greifen sie sofort ein, um ihn zu neutralisieren. Darüber später mehr.

Im Mitochondrium befindet sich der Sitz unserer Zellatmung: 90% der Energie werden hier gewonnen. Die Gewinnung einer biologisch verwertbaren Energieform aus Sauerstoff läuft in vielen Zwischenschritten (Zitratzyklus und Atmungskette) ab. Dabei wird der Sauerstoff erneut „eingesperrt", seiner Energie beraubt und so unschädlich gemacht. Viele Enzyme der Atmungskette leiten diesen Vorgang ein und überwachen ihn.

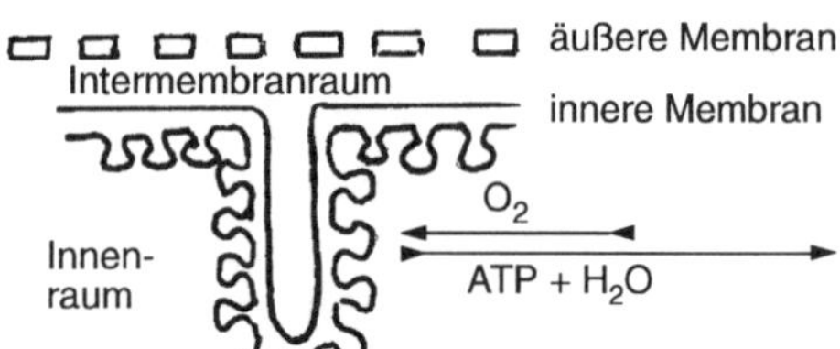

Abb. 3: Der Aufbau der Mitochondrienmembran

An der Innenseite der Mitochondrienmembran befinden sich Ausstülpungen (Säckchen). Hier wird der Sauerstoff erneut isoliert und endgültig umgewandelt (= zu Wasser reduziert). Die dabei frei werdende Energie nimmt ein Molekül ATP (Adenosintriphoshat) auf. ATP ist für den Organismus unschädlich und wird zu den Orten des Energieverbrauchs transportiert.

Trotz aller Vorkehrungen bei Transport und Umwandlung kann unser Organismus nicht völlig verhindern, daß Sauerstoff hin und wieder „ausbricht" und dabei viel Unheil anrichtet. Die daraus resultierenden Schäden berühren eines der wichtigsten Themen dieses Buches, nämlich das Entstehen der Sauerstoffradikalen.

Resümee

Sauerstoff ist ein lebensnotwendiges, aber sehr aggressives Gas. Während der Energiegewinnung aus Sauerstoff entstehen Freie Radikale. Wenn diese sich der Enzym-Kontrolle entziehen, können sie enorme Schäden anrichten.

SAUERSTOFF UND DIREKTE OXIDATIONEN

Alle Energiegewinnung, auch die in unserem Körper, verläuft nach dem Prinzip der Verbrennung (Oxidation). Bei diesem Vorgang kann der Organismus verschiedene Wege beschreiten, die alle zum Ziel führen. Entweder direkt, wobei Sauerstoff sich mit einem anderen Stoff verbindet, oder indirekt, wobei Sauerstoff überhaupt nicht in Erscheinung tritt. Letzteres erfolgt durch Wasserstoff- oder Elektronenentzug bzw. -abgabe. Der Körper bedient sich fast ausschließlich der indirekten Oxidation, und man könnte die direkte wegen Geringfügigkeit ad acta legen, hätte sie nicht verheerende Auswirkungen zur Folge. Dabei läßt sich sehr eindrucksvoll der Umfang jener Schädigungen nachvollziehen, mit denen der Körper konfrontiert wird, wenn Oxidationen nicht nach Plan ablaufen. Als Beispiel sei die direkte Verbrennung von Zucker (Glukose) gewählt. Diese verläuft im Prinzip nach der Gleichung:

$$\text{Glukose} + \text{Sauerstoff} \rightarrow \text{Kohlensäure} + \text{Wasser}$$

Glukose verbrennt (oxidiert) mit Hilfe von Sauerstoff zu Kohlensäure und Wasser. Dabei wird Energie in Form von Wärme frei. Bis aber Glukose und Sauerstoff zu Kohlensäure und Wasser umgewandelt sind, bedarf es einiger Zwischenschritte, die von Enzymen überwacht werden. Sauerstoff oxidiert die Glukose und wird dabei selbst zu Wasser reduziert. Uns interessiert hier die Reduktion des Sauerstoffs. Die dabei auftauchenden Elektronen (e) und das Wasserstoffmolekül (H_2) stammen aus der Oxidation der Glukose.

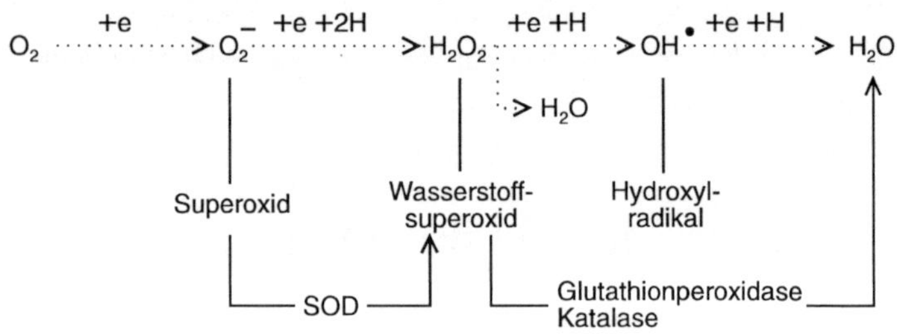

Abb. 4: Reduktion von Sauerstoff zu Wasser

Für unsere Betrachtung sind vor allem die Zwischenprodukte interessant, die bei diesem Vorgang entstehen, nämlich das Superoxidradikal, Wasserstoffsuperoxid und das Hydroxylradikal ($OH^\bullet$). Diese Stoffe sind aggressiv und schädlich. Die Enzyme haben nun die Aufgabe, diese chemische Reaktion so zu steuern, daß kein Schaden entstehen kann. Das Enzym Superoxiddismutase (SOD) wandelt das Superoxidradikal zu Wasserstoffsuperoxid, übergibt es unterschiedlichen Enzymen wie Glutathionperoxidase, Peroxidase oder Katalase, welche die Substanz sofort zu Wasser weiterverarbeiten, wodurch die Bildung des sehr aggressiven Hydroxylradikals ($OH^\bullet$) von vornherein unterbunden wird.

Die Aggressivität der Zwischenprodukte beruht darauf, daß sie ein sehr stark ausgeprägtes Bestreben haben, sich mit jedwedem Stoff in ihrer Umgebung zu verbinden. Man nennt diese Stoffe **Sauerstoffradikale** oder **Oxidantien**. Theoretisch funktioniert unser Schutzsystem einwandfrei. Praktisch kommt es jedoch immer wieder zu „Betriebsunfällen" mit der Folge, daß solche Zwischenprodukte aus der Umklammerung der Enzyme ausbrechen und eigene

Wege gehen. Sie reagieren mit dem ersten Molekül, das ihnen über den Weg läuft – egal ob dies eine empfindliche Aminosäure oder ein Fettsäuremolekül ist. Ihre Bindungsaggressivität führt zu rasend schnellen Kettenreaktionen. Das Ergebnis sind chemische „Krüppel" aller Art, u. a. biologisch wertlose Polymerisationen. Man spricht daher nicht von Riesenmolekülen, sondern von Konglomeraten oder „Nonsense"-Molekülen, womit man die Nutzlosigkeit dieser Gebilde zum Ausdruck bringt. Und weil diese Molekülknäuel sozusagen „un-biologisch" sind, kann die Zelle sie nicht verwerten und nur mangelhaft abräumen: Sie sind größtenteils nicht zersetzbarer Müll, der in der Zelle liegenbleibt.

Diese Erkenntnis ist an sich nicht neu, aber man glaubte, daß die schützenden Enzyme mit solchen Entgleisungen fertig würden. Erst in jüngerer Zeit erwies sich, daß die Enzyme keine geschlossene Front gegen aggressive Substanzen bilden können. Sie sind kaum in der Lage, außerhalb ihres begrenzten Reviers Sauerstoff und Sauerstoffradikale einzufangen. Hier sind kleinmolekulare Substanzen, wie z. B. antioxidierend wirkende Vitamine, zuständig. Diese Stoffe faßt man unter dem Oberbegriff Radikalfänger oder Antioxidantien zusammen. Im englischen Sprachgebrauch begegnet einem das Wort „scavenger", wodurch ihre Funktion treffend beschrieben ist: Aasgeier.

Diese sinnlosen Konglomerate können nun mit den Jahren zu einem ernsthaften Problem werden. Ständig werden veraltete Zellen durch neue ersetzt, wobei im Lauf der Zeit die Qualität der neuen Zellen sinkt. Bei jungen Menschen lassen sich noch 2.000 Mitochondrien in einer Leberzelle nachweisen; bei älteren sind es nur noch ca. 500. Als Folge nimmt die Energieausbeute pro Zelle erheblich ab. Man nimmt an, daß dies auf die fortschreitende Zerstörung von Zellen bzw. Mitochondrienbauplänen (DNA) und nicht zuletzt auf die zunehmende Anhäufung von „Müll" zurückzuführen ist.

Ein wichtiges Enzym ist die bereits erwähnte Superoxiddismutase (SOD), die ihre Arbeit im Mitochondrium verrichtet. Die mengenmäßige Erfassung dieses Enzyms gibt uns eine Vorstellung vom Umfang seiner chemischen Aktivitäten: Auf Gewichtsbasis steht SOD an fünfter Stelle der Enzyme. Wenn man sich vor Augen führt, daß eine Zelle nur unter dem Mikroskop sichtbar und der gesamte Körper randvoll von diesen kleinsten Strukturen ist, jede von diesen bis zu 2.000 Mitochondrien (Leberzelle) enthalten kann, dann kann man die wahre Größenordnung des chemischen Umsatzes und die damit verbundenen potentiellen „Betriebsunfälle" erahnen.

Solche Chemieunfälle können überall und zu jeder Zeit im Organismus passieren. Und an gefährlichen Situationen mangelt es nicht, denn was hier vereinfacht dargestellt wurde, verläuft in Wirklichkeit über eine Unzahl von Zwischenschritten, von denen viele ebenfalls eine ähnliche Unfallgefahr in sich bergen.

Resümee

Sauerstoff an sich ist bereits in der Lage, viele Strukturen zu zerstören. Noch aggressiver gebärden sich allerdings seine verwandten Stoffe, die bei der lebenswichtigen Energiegewinnung aus Sauerstoff entstehen und diese wiederum lahmlegen können. Im Lauf eines Menschenlebens kumulieren die Schäden und senken die Energieausbeute.

Literaturvorschläge

1. Elstner, E. F.: Der Sauerstoff. Wissenschaftsverlag Mannheim, 1990
2. Reinicke, C.: Radikalfänger als Zellschutzsysteme. Therapiewoche 1 (1992) 116 - 119
3. Sies, H.: Biochemie des oxidativen Stresses. Angew. Chem. 98 (1985) 1061 - 1075.

IV
Tatorte der Freien Radikalen

Da erhöhte Radikalbildungen die Oxidationen im Organismus steigern, bezeichnet man sie auch als **oxidativen Streß**. Dieser kann durch äußere Faktoren, wie z. B. durch vermehrten Schadstoffanfall in der Luft, oder innere Faktoren wie Krankheiten begründet sein. Kurzzeitige Radikalspitzen treten im normalen Leben ständig auf. Jede Energieeinwirkung wie Hitze und Sonne sowie körperliche Belastungen, Medikamente, Chemikalien u. a. sind hierfür die Ursachen und lösen Gegenregulationen des Körpers aus. Er verstärkt sein antioxidatives Schutzsystem durch gesteigerte Bildung entsprechender Enzyme. Mäßige und sich wiederholende Radikalsteigerungen tragen somit zur Stabilisierung der Abwehr und damit der Gesundheit bei. Der Körper wird gegen Umweltbelastungen resistenter, sein Immunsystem festigt sich. Hierin liegt auch der Nutzeffekt von sportlichen Aktivitäten, Saunabädern und Bewegung in frischer Luft.

Bei chronisch oxidativem Streß verschiebt sich jedoch das Bild. Der Bedarf an Antioxidantien und anderen Nährstoffen steigt, und kann er nicht mehr gedeckt werden, sind Krankheiten vorprogrammiert. Ein Ungleichgewicht zugunsten der Radikalbildner läßt sich mit herkömmlichen Untersuchungsmethoden nicht erfassen. Weder die üblichen Blutuntersuchungen noch Konzentrationsbestimmungen von Nährstoffen können eine zuverlässige Auskunft geben. Es ist durchaus möglich, daß der einzelne Mensch eine Nährstoffkonzentration aufweist, die im Bereich des „Normalen“

liegt. Solch eine Diagnose sagt jedoch nichts über den tatsächlichen Bedarf aus; dieser kann erheblich höher liegen, als mit einer „normalen" Nährstoffaufnahme gedeckt ist. Nur der Vergleich zwischen Bedarf und Angebot gibt Auskunft über das wirkliche Maß an oxidativem Streß. Daher können lediglich Messungen von bestimmten Stoffen (z. B. Malondialdehyd), die bei radikalbildenden Reaktionen vermehrt auftreten, oder die Bestimmung des Redoxpotentials verläßliche Aussagen geben.

Wenn die Deutsche Gesellschaft für Ernährung (DGE) Empfehlungen über die tägliche Zufuhr von Nährstoffen, also auch Antioxidantien, macht, geht sie einzig und allein von der Vermeidung kurz- bis mittelfristiger Mangelkrankheiten aus. Von langfristigen Schäden durch chronische Unterversorgung über Jahre und Jahrzehnte hinweg ist ebensowenig die Rede wie von oxidativen Streßsituationen. Unsere Lebensweise bringt jedoch zu viele oxidierende Belastungen mit sich, denen eine zu geringe Aufnahme an Nährstoffen gegenübersteht. Der Bedarf ist auch durch fünfmaligen täglichen Verzehr von frischem Obst und Gemüse nicht mehr zu decken. Zu viele Belastungsfaktoren sind in den letzten Jahrzehnten hinzugekommen, als daß der heutige Mensch „Gesundheit noch essen kann" (LANGE-ERNST). Diese Zeit ist vorbei – der „point of no return" überschritten.

Radikalbildende Prozesse gehören ebenso zum normalen Stoffwechselgeschehen wie Reparaturen der dadurch beschädigten Strukturen. Solange alles im normalen Rahmen verläuft, wird der Organismus damit fertig. Die Bereiche, in denen das alles vor sich geht, geben Hinweise darauf, was bei überschießendem Radikalanfall geschieht bzw. welche Krankheiten daraus entstehen können.

Eiweiß. Proteine (Eiweiße) sind aus Aminosäuren aufgebaut und gehören zu den wichtigsten Bausteinen des Körpers. Sie dienen u. a. zur Herstellung von Enzymen. Oxidierte Eiweiße werden oftmals als „Müll" in der Zelle deponiert und nur teilweise können diese Müllansammlungen von eiweißspaltenden Enzymen (Proteasen) abgeräumt werden. Der Rest bleibt ein Leben lang liegen. Bekanntestes Beispiel ist das sogenannte Alterspigment (Lipofuszin), welches sich nicht nur in der Haut, sondern überall - auch im Gehirn - ansammelt.

Erbsubstanz. Leider ist auch die Erbsubstanz vor den Attacken der Radikalen nicht sicher. Reparaturenzyme schneiden geschädigte Bruchstücke aus dem Erbmaterial heraus und ersetzen sie durch intakte. Hierfür sind indes erneut Nährstoffe erforderlich, vor allem Selen und Vitamin E. Kommen die Enzyme mit den Reparaturen nicht mehr nach, steigt das Risiko, daß aus fehlerhaften Genen krankhafte oder gar krebsfördende Veränderungen hervorgehen.

Während die Erbsubstanz sich im Zellkern noch reparieren läßt, ist die DNA der kleinen Energiekraftwerke (Mitochondrien) irreparabel: Sie werden zu „Radikalkanonen". Damit sinkt die Energiebereitstellung. Vorzeitiges Altern und zahlreiche Krankheiten werden damit in Zusammenhang gebracht.

Fette. Am häufigsten sind die Fette (Lipide, lipoide Substanzen) von den Angriffen der Freien Radikalen betroffen. Ähnlich wie bei den Proteinen, die aus den Bausteinen der Aminosäuren bestehen, sind die Fettsäuren die Bausteine der Fette. Sie sind ein sehr gängiger Baustoff des Körpers. Jedes Organ, jede einzelne Zelle, jedes Zellorganell wird von einer „fetten" Membran umhüllt. Vor allem das zentrale Nervensystem schützt seine empfindlichen Strukturen mit einer Art Fettpanzer. Schädigungen von Fetten durch Radikale werden u. a. von dem Enzym Glutathionperoxidase abgefangen. Da dieses Enzym hierfür Selen benötigt, muß eine ausreichende Versorgung mit diesem Element ebenfalls gewährleistet sein. Eine andere Möglichkeit besteht darin, die beschädigte Fettsäure aus der betroffenen Struktur, wie z. B. der Zellmembran, herauszulösen und der Verbrennung zuzuführen. Intakte Fettsäuren füllen sodann die freie Stelle wieder auf.

Vermögen die Reparatur- bzw. Aufräumarbeiten nicht mit den Schädigungen Schritt zu halten, kann die Zelle, sogar ein ganzes Organ zerstört werden, z. B. im Fall der Bauchspeicheldrüsenentzündung (Pankreatitis). Vor allem den so reichlich im Körper vorhandenen fettigen Membranen soll nachfolgend das Augenmerk gelten.

Aufgabe aller Membranen ist die selektive Trennung. Ihre Funktion ist jener einer Zollgrenze nicht unähnlich. Membranen umschließen u. a. die Zelle und die Mitochondrien. Die wichtigste biologische „Zollgrenze" ist die Membran der Zelle. Hier werden Stoffe importiert, unbrauchbare Substanzen gestoppt und Stoffwechselprodukte exportiert. Dafür bedient sich die Membran eines eindrucksvollen Transportsystems.

Die Grundsubstanz einer Zellmembran besteht aus einer fettigen Doppelschicht, die zähflüssig ständig in sich in Bewegung ist. Wegen ihres hohen Fettanteils sind alle Membranen bevorzugte Angriffsziele der Freien Radikalen.

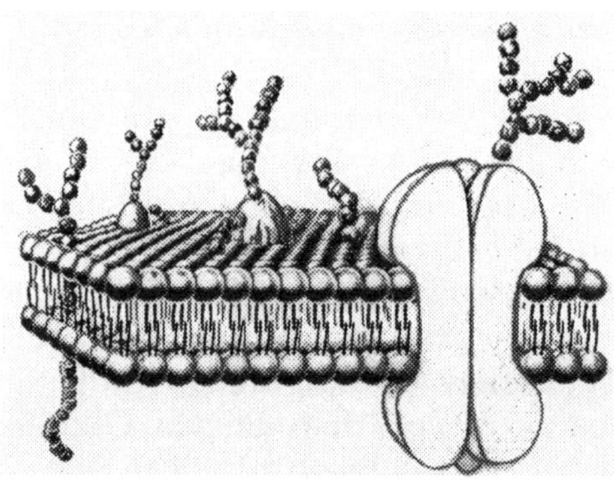

Abb. 5: Der Aufbau der Zellmembran

Die Fette (Phospholipide) sind hier als Kügelchen mit einem nach innen liegenden Schwänzchen dargestellt. Die Kügelchen sind wasserlöslich und liegen außen; die wasserabstoßenden Schwänzchen liegen innen. Dazwischen „schwimmen" Membranproteine, die zum einen als Poren, zum anderen als Rezeptoren fungieren oder Transportaufgaben übernehmen.

Die Membranfette (-lipide) haben in ihrem molekularen Aufbau einen Fettsäurerest. Leider reagiert diradikaler Sauerstoff äußerst gern mit diesem ungesättigten Rest. Zu allem Überfluß ist Sauerstoff in dieser wasserabstoßenden Umgebung auch noch achtmal löslicher als sonst im wäßrigen Medium des Körpers. Folglich müßten hier heftige Oxidationen stattfinden – wenn da nicht die Schutztruppen der Enzyme und Antioxidantien wären. Ihre Aufgabe ist es, diese unerwünschten chemischen Reaktionen zu verhindern bzw. so zu steuern, daß kein Schaden angerichtet wird. Theoretisch funktioniert dies auch bestens. In der alltäglichen Praxis unseres Kleinbetriebs Zelle kommt es jedoch ständig zu „Betriebsunfällen", bei denen die Membran durch Oxidation geschädigt und quasi „leck" wird. Mediziner umschreiben dieses Phänomen als Desintegration der Lipide durch Oxidation. Es entstehen kleinste Schlupflöcher, durch die z. B. Enzyme der Zelle in die Blutbahn entweichen können, wo sie nichts zu suchen haben. Als weitere Folge bricht das innere Milieu und damit auch das „Membranpotential" zusammen. Dann liegt die Zelle im Sterben, denn für den aktiven Stofftransport durch die Zellwand werden winzigste Stromspannungen benötigt, und diese Potentiale können nur von den unterschiedlichen Elektrolytkonzentrationen innerhalb und außerhalb der Zelle aufgebaut und aufrechterhalten werden.

Eine seit langem bekannte Reaktion der ungesättigten Fette ist die sogenannte Peroxidbildung. Es ist eine gefürchtete Kettenreaktion, die einsetzen kann, wenn z. B. zu viele Oxidationen stattfinden oder/und zu wenig Radikalfänger vorhanden sind. Dann wäre ein sehr aggressives Sauerstoffradikal imstande, an die Fettsäure heranzukommen und diese selbst zum Freien Radikal zu machen. Dieses Fettsäureradikal greift nun seinerseits sofort einen Fettsäure-Nachbarn an, worauf auch er zum Radikal wird und seinen Nachbarn attackiert usw. Es kommt zu einer Kaskade von unseligen Vernetzungen der Fettsäuren untereinander. Wenn sie nicht gestoppt werden, können diese Kettenreaktionen endlos weitergehen und Riesenmoleküle bilden. Dieser Effekt wird Polymerisation genannt. Ähnlich wie die Plastiktüten ein Problem für die Umwelt sind, sind die Peroxide für unseren Organismus ein Müllproblem, das kaum bewältigt werden kann und langfristig die Körperfunktionen immer mehr behindert.

Dieses chemische Domino-Prinzip kann unterbrochen werden, wenn zwei Freie Radikale sich gegenseitig neutralisieren oder wenn Antioxidantien das Radikal abfangen (Quench-Effekt). Leider erhält man damit noch lange keine harmlosen Substanzen, sondern es entstehen zahlreiche sekundäre Produkte, die teilweise sogar noch giftiger sind. Es ist die Summe dieser irreversiblen Beschädigungen, die sich über ein Menschenleben hinweg unangenehm bemerkbar macht und zu einer Anhäufung von Abfallprodukten führt, die der Körper nicht abräumen kann und die so zunehmend die Arbeit der Zellen stören. Bis zum Zelltod wegen oxidativen Stresses.

Eine Substanz, die bei einem derartigen Prozeß entsteht, ist das **Malondialdehyd**. Während die Freien Radikalen für den Mediziner kaum nachweisbar sind, kann man dieses Zwischenprodukt im Blut belegen, also messen. Seine Menge gibt Hinweise auf den Umfang des ebenso lautlosen wie fatalen Oxidationskampfs, der möglicherweise im Organismus tobt.

Aus all dem kann man nun ableiten, wo und in welcher Größenordnung diese Prozesse verstärkt zu erwarten sind, nämlich überall dort, wo gehäuft Lipide vorkommen. Der Lipidanteil der Zellmembran ist nicht überall gleich. So besteht die Membran der Mitochondrien zu je etwa 50% aus Lipiden und Proteinen. In der weißen Substanz der Nerven, den Myelinscheiden, findet man sogar 75% Lipide. Die Sinnesorgane wie Auge und Ohr weisen ebenfalls mehr Lipide als Proteine auf. Folglich ist das gesamte Nervensystem einschließlich der Sinnesorgane wegen der hohen Anteile an

Lipiden sehr anfällig für die verheerende Wirkung der Freien Radikalen, und dies deckt sich mit dem Nachlassen der Leistung von Augen, Ohren und Gedächtnis im Alter.

Wie der Sauerstoff sind Fette problematische, aber unentbehrliche Stoffe. Der Organismus nutzt sie für seinen Energiehaushalt, zum anderen baut er damit Körpersubstanz auf und um. Fette kommen demnach überall und in großen Mengen vor. Unter ihnen befinden sich wichtige Substanzen wie Phospholipide, Glykolipide, Lecithin und Cholesterin sowie die essentiellen Linol-, Linolen- und Eikosapentaensäuren, auf die wir bei der Ernährung nicht verzichten können. Der richtige Umgang mit Speisefetten und -ölen ist für eine gesunde Ernährung von großer Bedeutung, setzt allerdings fundierte Kenntnisse voraus.

Fettsäuren bestehen grundsätzlich aus einer mehr oder weniger langen Kette von Kohlenstoffatomen, die an ihren Seiten Wasserstoffatome und am Ende eine sogenannte Carboxylgruppe (COOH) aufweisen. Man unterscheidet dabei zwischen gesättigten und ungesättigten Fettsäuren.

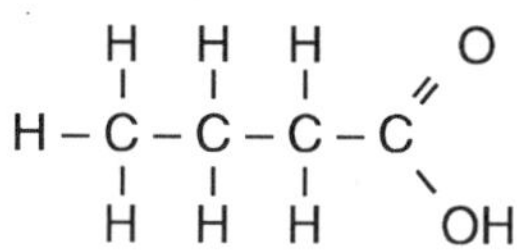

Abb. 6a: Buttersäure, eine kurzkettige, gesättigte Fettsäure

Bei der Buttersäure in der Zeichnung 6a sind alle vier Bindungsstellen des linken Kohlenstoffatoms (C) besetzt: dreimal mit einem Wasserstoffatom (H) und einmal mit einem weiteren Kohlenstoffatom. Auch dieses nächste C-Atom ist vollständig belegt: zweimal mit einem H-Atom und zweimal mit C-Atomen usw. Wenn in dieser Weise alle C-Atome gleichmäßig mit H-Atomen belegt sind, spricht man von *gesättigten* Fettsäuren.

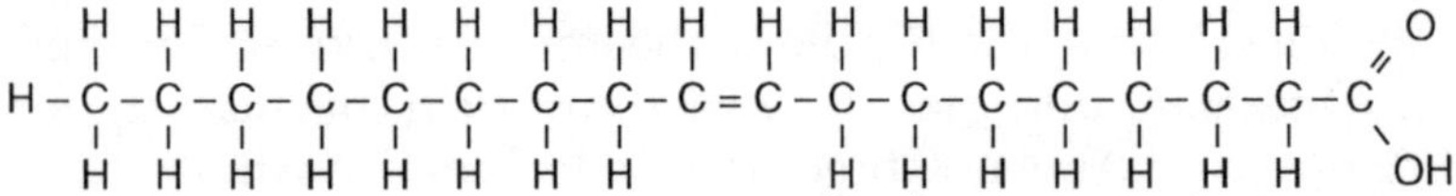

Abb. 6b: Ölsäure, eine einfach ungesättigte Fettsäure (eine Doppelbindung)

Bei ungesättigten Fettsäuren hingegen sind an die C-Atome der Kohlenstoffkette nicht gleichmäßig H-Atome gebunden; statt dessen sind an bestimmten Stellen C-Atome mit Doppelbindung festzustellen. Bei der Ölsäure (z.B. in Olivenöl), einer einfach ungesättigten Fettsäure, kommt eine solche Doppelbindung vor (Abb. 6b). Als man entdeckte, daß sich Eskimos fast ausschließlich von Fleisch und rohem Fett ernährten und dennoch keine Arteriosklerose kannten, vermutete man, daß dies an mehrfach ungesättigten Fettsäuren in ihren Speisen liegen könnte, wie z. B. den sog. Omega-3-Fettsäuren. Bei der Linolensäure etwa treffen wir drei Doppelbindungen zwischen C-Atomen an (Abb. 6c).

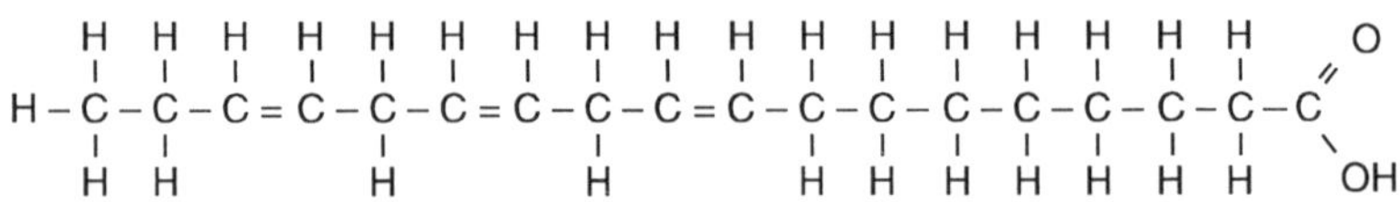

Abb. 6c: Linolensäure, eine mehrfach ungesättigte Fettsäure (drei Doppelbindungen)

Im Gegensatz zu dem, was das Wort „Doppelbindung" vermuten läßt, ist diese Bindung leichter zu lösen als eine einfache und damit Hauptthema in der Diskussion über gesättigte/ungesättigte Fettsäuren.

Man ging lange Zeit davon aus, daß mehrfach ungesättigte Fettsäuren die Arteriosklerose zu verhindern vermöchten. Ein Trugschluß, denn infolge ihrer Doppelbindungen sind ungesättigte Fettsäuren grundsätzlich instabil und damit anfällig für Oxidation, und mehrfach ungesättigte Fettsäuren sind es in besonderem Maß; sie neigen dazu, selbst zum

Freien Radikal zu werden, und provozieren Polymerisationen. Mit oxidierten Fetten ist jeder schon in Berührung gekommen: ranzige Speiseöle und Butter, hartnäckig klebrige Stellen in der Küche, schmieriges, zähes Öl auf Automotoren, verharzte Fette in Backöfen und Dunstabzugshauben. Leider findet diese gleiche chemische Umwandlung auch in unserem Körper statt, d. h., wir werden im Lauf der Jahre immer „ranziger". Der Organismus kann die Fettmengen und gleichzeitigen Oxidationsvorgänge nicht bewältigen: zu viel Fett, zu wenig Antioxidantien. Die Folge ist eine Anhäufung von Abfallprodukten, die den gesamten physiologischen Ablauf zunehmend behindern. Inzwischen weiß man, daß die Eskimos nicht wegen, sondern trotz ihrer „riskanten" Diät von der Arteriosklerose verschont blieben, weil sie ihr Fleisch roh aßen. Rohes Fleisch ist außerordentlich reich an B-Vitaminen, Antioxidantien, die bei Hitze (Kochen, Braten, Backen) leicht zerstört werden. Nicht die mehrfach ungesättigten Fettsäuren hatten sie geschützt, sondern die hohe Zufuhr an Antioxidantien.

Weil der Mensch nicht auf essentielle, mehrfach ungesättigte Fettsäuren verzichten kann, bevorzugte man lange Zeit Margarine, welche im Gegensatz zur Butter reich an diesen essentiellen Bestandteilen ist. Der Empfehlung, weniger, dafür aber hochwertiges Fett zu konsumieren, schien damit Genüge getan. Inzwischen ist man skeptischer geworden, weil die Fettsäuren in der Margarine durch den Härtungsprozeß in ihrer Struktur verändert werden. Die in der Margarine verwendeten ungesättigten Fettsäuren sind im natürlichen Zustand flüssig, und um die Margarine streichfähig zu machen, müssen sie gehärtet (hydriert) werden. Dabei entstehen auch sogenannte Transfette.

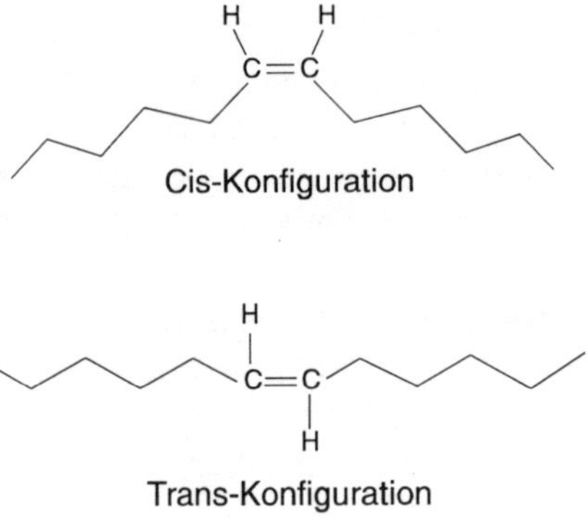

Abb. 7: Konfigurationen der Fettsäuremoleküle

Ungesättigte Fettsäuren kommen immer in der natürlichen Cis-Form vor. Erst durch den Härtungsprozeß ändert sich bei einem Teil von ihnen die molekulare Konfiguration zur Trans-Form, bei der die H-Atome im Umfeld der Doppelbindung anders angeordnet sind. Man vermutet heute, daß diese Transfette zwar in die Zellwand eingebaut werden, dort aber für ihre eigentliche Funktion nicht mehr geeignet sind und spricht in diesem Zusammenhang von „Fettsäurekrüppeln".

Es gibt Diätmargarinesorten, die besser geeignet sind, unseren Bedarf an essentiellen Fetten zu decken als die gängigen Erzeugnisse. Sie dürfen ausschließlich natürliche Pflanzenfette und weder tierische noch hydrierte bzw. gehärtete Fette enthalten und deswegen als Diätmargarine deklariert werden. Sie bestehen aus einer Mischung von Kokos-, Palmfett und pflanzlichen Ölen, wobei linolensäurereiche und Vitamin-E-haltige Öle bevorzugt werden.

Da sich Salatsaucen kaum mit Margarine zubereiten lassen, empfiehlt man für diese Fälle einfach ungesättigte Ölsäure, die in hochwertigem, kaltgepreßtem Olivenöl enthalten ist.

Beim Erhitzen (Backen, Braten, Fritieren) von mehrfach ungesättigten Fettsäuren (Öle) entstehen aromatische Kohlenwasserstoffe, die nicht nur giftig sind, sondern sogar als potentiell krebserzeugende Substanzen gelten. Sie sind identisch mit jenen Stoffen, die beim Rauchen inhaliert werden. Pflanzenöle wie Sonnenblumen-, Soja- und Leinöl enthalten an und für sich reichlich Vitamin E, welches Fettsäuren vor Oxidation schützt. Weil sie preiswert sind, setzt man sie gern und großzügig im Haushalt ein und vor allem in Großküchen, Restaurants und Imbißstuben für Friteusen. Vitamin E ist jedoch hitzeempfindlich und bereits eine 30 Minuten über 200 °C liegende Temperatur zerstört das Vitamin. So werden diese Öle zu toxischen „Radikalbrühen", und in derartig langzeiterhitzten Ölen (zum Teil noch vom Vortag) fritierte Speisen sind sehr gesundheitsschädlich, geradezu giftig. Aus Tierversuchen früherer Jahre ist bekannt, daß mit solchen Fetten Gefäßschäden, Organ-Nekrosen (Absterben von Gewebe) und Immunschwächen erzeugt werden können.

Doch damit nicht genug: Prof. Dr. Dietrich HENSCHLER, Toxikologe aus Würzburg, erläuterte, daß sich beim Braten von Fleisch das Fleischeiweiß verändert, wobei stark zellschädigende Giftstoffe entstehen, von denen fünf beim Verzehr Darmkrebs erzeugen können. Berufsköche, die diese Stoffe bei der Fleischzubereitung vermehrt inhalieren, erkranken verstärkt an Mund- und Kehlkopfkarzinomen.

Vor allem das beliebte Grillen gilt unter Fachleuten als ein Großangriff auf die Gesundheit. Ein Tropfen Fett, der aus dem Grillfleisch in die Glut fällt, verdampft und sich auf Bratengut niederschlägt, enthält so viel Kanzerogene wie 600 (!) gerauchte Zigaretten. Wie intensiv derartige Röstsubstanzen das Erbmaterial schädigen, wies Prof. J. CLAUSEN, Institute of Life Science, Roskilde University, Dänemark, nach. Noch sieben Tage nach dem Verzehr gegrillter Speisen waren bei Gesunden Anlagerungen von Kanzerogenen im Erbmaterial von Blutzellen nachweisbar. Nahmen die Versuchspersonen vorher Antioxidantien wie Selen, Vitamin E und Beta-Karotin ein, waren die Anlagerungen nur zwei Tage lang festzustellen. Die erhöhte Zufuhr von Antioxidantien hatte die DNA-Reparatur um fünf Tage verkürzt.

Wer das Backen, Braten und Grillen nicht gänzlich verbannen will, sollte es zumindest einschränken und gesättigte Fette wie Butter oder Kokosfett benutzen, da diese nicht ganz so schnell oxidieren wie die ungesättigten. Fritierfett sollte man aus diesen Grund nie aufheben.

Zusammenfassend empfiehlt man heute, den Fettkonsum generell zu reduzieren. Die Mengen, die der Durchschnittsbürger zu sich nimmt, stehen in keinem Verhältnis zu seinem Bedarf, aber sie überrollen sein Antioxidantienschutzsystem.

- Das Angebot an Nahrungsfett sollte zu einem Drittel aus einfach ungesättigtem Fett (z. B. Olivenöl), einem Drittel mehrfach ungesättigtem Fett und einem Drittel gesättigtem Fett bestehen.
- Den Bedarf an essentiellen (mehrfach ungesättigten) Fettsäuren wie Linol- und Linolensäure kann man am besten decken, indem man sie kalt verwendet, entweder in Form von Salatsaucen oder von Diätmargarine auf dem Brot. Man sollte öfter fetthaltigen Meeresfisch (z. B. Lachs, Hering, Makrele) auf den Speiseplan setzen.
- Fette, vor allem Öle, werden schnell ranzig und sollten daher nie lange gelagert werden. Ranziges Fett darf grundsätzlich nicht mehr verwendet werden, denn es enthält zu viel Peroxide. Es hat demnach einen sehr triftigen Grund, wenn immer wieder empfohlen wird, Öle (Salatsaucen usw.) luftdicht, dunkel und kühl aufzubewahren. Auf dem Markt (Naturkostläden) sind spezielle Antioxidantien für Fette und Öle erhältlich. Vorsorglich einige Tropfen in einer Flasche Öl schützen bis zu sechs Monaten vor der Oxidation. Ähnlich wirkt Vitamin E, das bereits bei der Herstellung der Margarine zugesetzt wird.
- Es spricht alles dafür, daß ein erhöhter Verzehr von Antioxidantien die Oxidation von Fetten im Organismus weitgehend verhindern kann.

V
Ursachen des oxidativen Stresses

Seitdem der Mensch sein mühsames Dasein als Jäger und Sammler aufgab, fing er an, seine Umwelt zu verändern. Der vermutlich folgenreichste Effekt war die Zunahme der Spezies, verbunden mit stetig wachsenden Ansprüchen an sich selbst und den Lebensraum. Die Menschheit wuchs in bedenkliche Dimensionen und war als Masse in der Lage, die ökologischen Verhältnisse nachhaltig zu beeinflussen. Lange Zeit nahm der Mensch nicht wahr, daß sein eigenes Leben eng mit dem Ökosystem dieser Erde verbunden ist. Erst spät, möglicherweise zu spät, wurde er sich der Kausalitäten zwischen der Zerstörung seiner Umwelt und damit seiner selbst bewußt.

Fast überall dort, wo man eine Zunahme von Schadstoffen bzw. oxidativem Streß konstatiert, kommen als Ursache für diese Belastung Manipulationen der Natur durch den Menschen in Frage. Weitaus direkter und nachhaltiger, als er dies ahnte, hatte jeder Eingriff in das Jahrmillionen gewachsene ökologische Gleichgewicht auch einen unmittelbaren Einfluß auf ihn selbst. Verschmutzte er Luft, Wasser oder Erde, dann verschmutzte er sich selbst. Und so wenig wie die Natur heute mit der Überbelastung fertig wird, so wenig kann sein eigener Körper sie verkraften.

Über die Jahrhunderte hinweg hat der Mensch eine erstaunliche Phantasie und Technik entwickelt, um seiner Nahrung wichtige Nährstoffe zu entziehen und seinen Lebensraum mit Schadstoffen zu befrachten. Hierzu einige Beispiele.

NAHRUNGSSCHERE

Allein schon in der Art und Weise, wie der Mensch mit seiner Nahrung umgeht, hat er sich weit von seinen Wurzeln entfernt. Da wird gedüngt, besprüht, bestrahlt, konserviert, gekocht, pasteurisiert, gebraten usw. Die unbearbeitete Rohkost der Vorväter steht nur selten auf dem Speiseplan der industrialisierten Bevölkerung. Im Endeffekt liegt auf unseren Tellern Nahrung, die möglicherweise mehr Schadstoffe als Nährstoffe enthält. Das sensible Gleichgewicht zwischen Nährstoffen/Radikalfängern und Schadstoffen/Freien Radikalen verschob sich immer mehr zugunsten der Freien Radikalen.

- Bereits bei den Rationalisierungsmaßnahmen der Landwirtschaft nimmt diese unselige Entwicklung ihren Anfang. Viele Lebensmittel, vor allem die bei uns so beliebten Südfrüchte, haben einen Nachteil: Je länger die Transporte dauern, desto höher ist die Gefahr, daß sie durch Fäulnis und Pilzbefall verderben. Produzenten versuchen dem durch Verwendung von Herbiziden und Pestiziden vorzubeugen. In einem bundesweiten Lebensmittelmonitoring fanden sich in 75% von 948 untersuchten Erdbeerproben ein bis sieben Pestizide, deren Grenzwerte das erlaubte Maß überschritten und die zum Teil in Deutschland längst verboten sind. Pestizide sind ausgesprochen starke Oxidantien. Erdbeeren außerhalb der Saison können also Giftbomben sein.
- Ähnlich verhält es sich mit Nitraten aus der Düngung in der technisierten Landwirtschaft. Sie werden im sauren Magensaft zu Nitriten umgewandelt, aus denen krebserzeugende Nitrosamine entstehen können. Besonders nitratreich ist Blatt- und Wurzelgemüse, vor allem dann, wenn viel Wert auf das Aussehen gelegt wurde (übergroß und wie aus

einem Malbuch). Im obengenannten Monitoring ließen sich bei 28% von 580 untersuchten Salatsorten überhöhte Nitratwerte feststellen.

- Die neueste Errungenschaft der Lebensmittelkonservierung ist bei uns (noch) verboten: die Bestrahlung. Das ändert wenig daran, daß derartig behandelte Lebensmittel oft importiert werden. Die Behandlung mit Strahlen (Radiolyse) tötet zwar die Mikroorganismen in Obst und Gemüse, aber auch die antioxidativen Vitamine. Drei Jahre lang lassen sich in diesen Nahrungsmitteln erhöhte Radikalspiegel nachweisen.
- Unter den gegebenen Umständen sind die heutigen Nährwerttabellen nur mit Vorbehalt zu benutzen. Das Ergebnis aufwendiger Analysen von 1.000 Nahrungs- und Genußmitteln sowie eines 14tägigen Lebensmittelmonitoring über konsumierte Speisen und Getränke war ernüchternd. Es wurden teilweise erhebliche Differenzen zwischen der *errechneten* und der *tatsächlichen* Nährstoffaufnahme festgestellt. So lag beispielsweise die errechnete Selenaufnahme bei durchschnittlich 40-70 Mikrogramm, die tatsächliche betrug nur 13,5-15 Mikrogramm. Der optimale Bedarf wird heute auf 200-300 Mikrogramm angesetzt. Die großen Differenzen waren auf die Zubereitungsarten der Speisen zurückzuführen. Eierteigwaren etwa sind an sich sehr selenreich, aber durch das Kochen war das Selen ins Kochwasser übergegangen, und dieses wird bekanntlich abgegossen. Analog gilt das für fast alle Spurenelemente wie Mangan, Zink, Kupfer und Magnesium. (Siehe Anhang, Abbildung I.)

Die unter verschiedenen Umständen auftretenden Vitamin-C-Verluste gibt die folgende Aufstellung wieder:

Vitamin-C-Verlust durch Kochen	
Blumenkohl	50%
Wirsing	69%
Spinat	50%

Vitamin-C- und Betakarotin-Verlust durch dreistündige Lagerung		
	im Schatten	*im Sonnenlicht*
Kopfsalat:		
Vitamin C	11%	39%
Beta-Karotin	9%	20%
Endivie:		
Vitamin C	30%	51%
Beta-Karotin	7%	17%
Feldsalat:		
Vitamin C	26%	63%
Betakarotin	8%	36%

Vitamin-C-Verlust insgesamt durch normale Lagerung				
	1. Tag	*2. Tag*	*3. Tag*	*4. Tag*
Spinat	12%	45%	50%	56%
Mangold	16%	55%	82%	87%
Grünkohl	11%	13%	25%	45%

Einfluß der Temperatur auf Vitamin-C-Verluste			
	4 °C	*13 °C*	*20 °C*
Spinat	8%	38%	70%
Kopfsalat	29%	38%	50%

• In dieser Bilanzierung kommen negative Wechselwirkungen noch hinzu. Große Mengen an Nährstoffen werden zerstört, noch bevor sie ihre eigentliche Aufgabe im Organismus erledigen können. So sinkt z. B. die Zinkkonzentration bei der Einnahme von Antibabypille und Magensäurehemmern (Antazida), bei Sportlern, stillenden Müttern, Senioren, durch Cola-Getränke, chronischen Alkoholgenuß, bei Zuckerkrankheit u. a.

• Noch defizitärer gestaltet sich unsere Selenversorgung. Analysen in der Nahrungskette durch Prof. HARTFIEL, Bonn, ergaben niedrige Selengehalte in allen pflanzlichen Nahrungsmitteln. Die Ursachen liegen in der Umweltveränderung. Das wichtige Element Selen kommt in verschiedenen Wertigkeitsstufen vor (von Se^{6+} bis Se^{2-}; dies gibt an, wie sich die Außenelektronen des Selens in chemischen Verbindungen verhalten). Pflanzen können nur Se^{6+} aufnehmen. Durch Nutzung fossiler Brennstoffe gelangen Rückstände in den Boden, die ihn übersäuern und das Selen in niedrigere Wertigkeitsstufen umwandeln, welche die Pflanzen nicht mehr aufnehmen können. Mit einer Selendüngung kann diesem Mangel übrigens nicht abgeholfen werden.

• Während für den Menschen nützliche Metalle wie Selen „verarmen", reichert sich die Nahrungskette mit schädlichen Elementen an. Aus dem eben erwähnten Grund, wegen der Übersäuerung des Bodens, nimmt die Pflanze verstärkt giftige Schwermetalle auf. Hier sei besonders das hochgiftige und krebserzeugende Cadmium genannt.

• Die Abnahme des Selenangebots und die gleichzeitige Zunahme von Schwermetallen sind deswegen so fatal, weil sie Kontrahenten sind. Selen ist *das* Gegenmittel zu Schwermetallen wie Quecksilber, Blei, Cadmium, Silber u. a. Die Giftigkeit von Schwermetallen liegt in ihrer starken und dauerhaften Oxidationskraft und der damit verbundenen Radikalbildung. Selen kann diese neutralisieren – allerdings nur dann, wenn es ausreichend vorhanden ist, und da sieht es schlecht aus. Man errechnete eine tägliche Metallaufnahme von 45 bis 65 Mikrogramm, der nur etwa 15 Mikrogramm Selen gegenüberstehen. Obwohl man nicht Mikrogramm gegen Mikrogramm aufrechnen kann (eine korrekte und minutiöse Umrechnung würde hier zu weit führen), herrscht in Deutschland ein allgemeiner, latenter Selenmangel, der jedoch durch bestimmte Faktoren sehr schnell in einen extremen Mangel übergehen kann. Bedenklich niedrige Selenkonzentrationen fanden sich bei Jugendlichen, jungen ehrgeizigen Angestellten (den „Yuppies") und Senioren.

- Durch Nahrungszubereitung gehen ca. 30 bis 60% der Nährstoffe verloren. Oftmals wird die Nahrung durch Unkenntnis geradezu wertlos. So wird Vitamin C im Bereich von 65 bis 85 °C zerstört. Unterhalb von 65 °C bleibt es stabil, bei über 85 °C werden die zerstörenden Faktoren (Oxidasen) gehemmt. Aber wer weiß schon, daß es wichtig ist, diesen Temperaturbereich schnell zu durchlaufen, indem man z. B. Gemüse erst dann ins Wasser legt, wenn dieses kocht?
- Schließlich und endlich trägt auch das Konsumentenverhalten zur Zerstörung von Lebensmitteln bei. Käufer bevorzugen z. B. Milch und Obstsäfte in durchsichtigen Flaschen, und die Produzenten müssen dies berücksichtigen. Lebensmittel sind jedoch luft- und lichtempfindlich. Das gilt vor allem für Vitamine. Orangensaft in Klarglas ist praktisch frei von Vitamin C – gleichgültig, was auf dem Etikett steht.

Umweltfaktoren wie die Übersäuerung der Böden u. a. sind eine Seite der Medaille. Darauf hat der einzelne relativ wenig Einfluß. Die andere Seite aber sind Zubereitung und Kaufgewohnheiten. Solange der Käufer die Qualität der Nahrung allein nach Aussehen, Exotik und Preis bemißt, wird sich wenig ändern. Grundsätzlich sollte man einheimische Lebensmittel bevorzugen und die saisonalen Angebote berücksichtigen. Die Natur bietet auch für Mitteleuropäer alles, was lebensnotwendig ist. Und hinsichtlich der äußeren Erscheinung gilt, daß ein Blattsalat, an dem eine Schnecke geknabbert hat, oder ein wurmstichiger Apfel nicht chemiebelastet sein kann. Darüber hinaus ist eine zusätzliche Ergänzung mit Nährstoffpräparaten zu empfehlen.

EXTREME LEBENSWEISEN

Es liegt auf der Hand, daß erhöhte Leistung zu einem größeren Bedarf an hochwertiger Nahrung führt. Personen in ausgesprochenen Leistungsfunktionen wie z. B. Manager stehen unter Dauerbelastung. Dies geht mit muskulärer Anspannung und einem beschleunigten Stoffwechsel einher. Streßhormone wie Katecholamine sind hierbei die Einpeitscher. Sie erhöhen den Sauerstoffumsatz, und das bedeutet stets erhöhte Radikalbildung. Darüber hinaus können Streßhormone im Stoffwechsel selbst zu Radikalen werden.

- Die heutigen Kenntnisse über den Vitamin-C-Bedarf sind in diesem Zusammenhang beachtlich und verblüffend. Die potentiell radikalbildenden Streßhormone werden in der Nebennierenrinde gebildet. Zum eigenen Schutz enthält diese Drüse die höchste Vitamin-C-Konzentration des Körpers. Vitamin C wirkt hier als Radikalfänger, und bei sinkender Vitamin-C-Konzentration ist das Anwachsen von oxidativem Streß bereits meßbar, noch bevor organische Schäden auftreten.
- Erhöht sich bei Streß also der Vitamin-C-Bedarf? Versuchsratten stellen als Schutzfaktor unter psychischem Dauerstreß täglich 10-25 Gramm Vitamin C her. Analog zu einem 70 kg schweren Menschen entspräche dies 700 bis 1.000 Gramm Vitamin C! Selbstverständlich kann man die Befunde bei Ratten nicht ohne weiteres auf den Menschen übertragen, und Messungen bei Menschen liegen noch nicht vor. Doch dürften ähnliche Beziehungen gelten, und die gängige Empfehlung (DGE) von 0,075 Gramm (75 Milligramm) Vitamin C pro Tag wirkt vor diesem Hintergrund geradezu hilflos.
- Besonders radikalgefährdet sind das „fetthaltige" Gehirn und die innere Auskleidung der Herzkranzgefäße. Klinisch drückt sich dies in Hirnleistungsschwäche, Angina pectoris und letztlich Herzinfarkt aus.

• Bereits vermehrte Leistung verschiebt die biologische Waage in Richtung Radikalbildung – von Zigaretten und anderen üblichen „Sünden" ist dabei noch nicht einmal die Rede.

• Zu diesen schleichenden Übergängen von normaler Lebensweise ins Extreme gehört auch der Sport. Sport ist gesund – Sport ist Mord. Beides ist richtig. Körperliche Belastungen sind lebenswichtig. Höchstleistungen jedoch haben ihre Besonderheiten. Während zahlreiche Radikalfänger wie Zink, Magnesium, Kalium, Natrium u. a. über den Schweiß verlorengehen, steigert sich die Radikalbelastung durch den erhöhten Sauerstoffumsatz bis auf 600%. Das sind die Ursachen für Zellzerstörungen in Muskulatur, Magenschleimhaut, Niere und anderen Organen. Im Blut lassen sich vermehrt Muskelzellen-Enzyme nachweisen; ein Hinweis auf defekte Zellen oder Zellmembranen. Während man bei Spitzensportlern eine sinnvolle Anpassung an die Oxidationsbelastungen nachweisen kann, sieht dies bei Hobby- und Freizeitsportlern ganz anders aus.

• Nur gelegentlicher Sport oder gar übertriebener und extremer Wochenendsport kann gefährlich sein. Die Radikalspitzen an den Wochenenden sind extrem hoch, während ein Reiz zur verstärkten Bildung von Radikalfänger-Enzymen während der übrigen Wochentage ausbleibt. Unter Gelegenheitssportlern wurden Defizite an Spurenelementen und mehrfach ungesättigten Fettsäuren sowie höhere Oxidationswerte nachgewiesen. Das Immunsystem wurde also nicht etwa gestärkt, sondern geschwächt. Folglich klagten betroffene Personen häufig über wiederkehrende Entzündungen der Nasennebenhöhlen, Infektanfälligkeit, Magenbeschwerden und Kniegelenkschmerzen. Demnach gilt auch hier: Übermaß tut uns nicht gut. Zu empfehlen sind eine moderate Körperbelastung, reichlich Rohkost – und auch hier ist eine zusätzliche Ergänzung mit Nährstoffen angebracht.

WASSER

Unser Trinkwasser ist vielerorts durch Nitrate, Pestizide, Halogenverbindungen usw. in akuter Gefahr. Dies ist der Tenor einer Untersuchung, die vom Büro für Technikfolgen-Abschätzung (TAB) des Bundestags durchgeführt worden ist. Von der zunehmenden Schadstoffbelastung ist also auch das Wasser nicht verschont geblieben. Es enthält immer mehr Substanzen, die man auch in Wasserwerken kaum noch entfernen kann. Um nicht den vorzeitigen Bankrott erklären zu müssen, werden mancherorts die sogenannten Grenzwerte nach oben „korrigiert". Dabei sind Grenzwerte – egal welche – ohnehin sehr fragwürdige Festlegungen, weil Schadstoffe in unserem Trinkwasser prinzipiell nichts zu suchen haben.

Die vom Verbraucher oftmals vorgenommene Unterscheidung von Leitungswasser (weniger gut) und Flaschenwasser (besser) ist keineswegs durchweg gerechtfertigt. Grundsätzlich gilt, daß das Wasser des öffentlichen Netzes erheblich öfter und strenger kontrolliert wird als Flaschenwasser und deswegen besser ist als sein Ruf. Viele angeblich gute Flaschenwässer sind hingegen alles andere als gesundheitlich unbedenklich. Letztendlich wird auch Flaschenwasser aus Quellen gewonnen, die von dieser Erde sind.

In einer Trinkwasseruntersuchung, die 1993 von einem namhaften Magazin in 150 deutschen Städten vorgenommen wurde, war keine der untersuchten Proben völlig ohne Schadstoffe. Legt man hinsichtlich der Nitratbelastung die Reinheit für Babykost zugrunde (weniger als 10 Milligramm pro Liter), dann lieferten zufolge dieser Untersuchung nur 80 Städte akzeptables Trinkwasser. Aschaffenburg, Hoyerswerda und Rostock hielten hier einen traurigen Rekord. Deren Wasserqualität war so schlecht, daß die Werke nur noch mit Ausnahmegenehmigungen arbeiten können.

Das Bundesgesundheitsamt stellte bei einer Untersuchung von Flaschenwässern fest, daß 24 Sorten überhöhte Manganwerte enthielten. In anderen Proben wurden Radium 226, Arsen, Kolibakterien, Benzol u. a. gefunden.

Relativ wenig Beachtung hat man bisher der Huminsäure im Trinkwasser geschenkt. Diese Säure kann bei der Verrottung von Pflanzenteilen entstehen. Sie ist ein sehr stabiles Radikal, das z. B. beim Ansetzen von Gemüsen – noch vor dem Erhitzen – bis zu 60% der vorhandenen B- und C-Vitamine im Lebensmittel zerstört. In Regionen, die Trinkwasser aus Oberflächenwasser (Flüsse, Seen) beziehen, ist mit höheren Huminsäurebelastungen und folglich mit einem höheren Bedarf an diesen Vitaminen zu rechnen. Wird solches Wasser gleichzeitig noch chloriert, verschärfen sich die schädigenden Effekte. Es entstehen chlorierte Huminsäuresubstanzen, von denen viele krebsbegünstigend und -auslösend wirken.

Aus diesem Grund sollte der Huminsäuregehalt so niedrig wie möglich sein. In der Rostocker Region, die ihr Trinkwasser aus der Warnow mit Einzugsgebieten aus Mooren und Sümpfen bezieht, lagen die Werte jahrelang zu hoch. Der Selenmangel in der Ostseeregion könnte ebenfalls auf huminsäurereiches Trinkwasser zurückzuführen sein.

Eine wirklich konsequente Beseitigung eines Risikos durch Trinkwasser ist nur im privaten Bereich möglich. Es wäre unbezahlbar, wenn man von den Wasserwerken absolut reines Wasser fordern würde, zumal etwa 95% als Nutzwasser und nur 5% zum Trinken bzw. Kochen verbraucht werden. Zu beachten ist in diesem Zusammenhang, daß die marktüblichen Wasserfilter auf Aktivkohlebasis nicht in der Lage sind, Schwermetalle zu beseitigen. Optimale Qualität liefern Filter nach dem Osmoseprinzip oder Destillationsgeräte. Übrigens ist das Vorurteil gegen destilliertes Wasser zwar sehr hartnäckig, aber unsinnig. Absolut reines Wasser, sofern es das noch gäbe, wäre Regenwasser, und das ist – physikalisch gesehen – in einem riesigen, globalen Destillationsvorgang entstanden.

GENUSSGIFTE

Zu den großen Radikalquellen gehören auch die gängigen Genußmittel Tabak und Alkohol. Weil diese Gifte relativ gut untersucht wurden, sollen an ihnen etwas ausführlicher die Wirkungsmechanismen aufgezeigt werden – sozusagen stellvertretend für viele andere Schadstoffgruppen.

Tabak

Zunächst ein paar Zahlen: Weltweit rauchen zur Zeit etwa 70% der männlichen und 35% der weiblichen Bevölkerung. In den alten Bundesländern hängen gegenwärtig etwa 42% der Bevölkerung an der Zigarette, das sind allein in diesem Bereich 35 Millionen Raucher, und jährlich werden dort 120.000.000.000 Zigaretten verkauft. Gleichzeitig schätzt man die Folgeschäden durch Rauchen auf mindestens 30 Milliarden DM.

Bis heute sind 300 Schadstoffe und etwa 4.000 chemische Verbindungen im Tabakrauch bekannt. Die wichtigsten Schadstoffe werden wie folgt klassifiziert:

1. Nikotin
2. Kohlenmonoxid
3. Schwermetalle (siehe Umweltgifte)
4. Reizgase und Aldehyde
5. Stickstoffverbindungen (siehe Umweltgifte)
6. aromatische und aliphatische Kohlenwasserstoffe

Fast all diese Stoffe stehen stellvertretend für die Umweltgifte verseuchter Luft. Der einzige Unterschied: Raucher sind hierfür selbst verantwortlich.

Nikotin. Es besteht kein Zweifel darüber, daß Nikotin diejenige Substanz ist, die süchtig macht. Man vermutet jedoch noch weitere Faktoren, denn es hat sich gezeigt, daß die Abgabe von reinem Nikotin an den Raucher, wie z. B. beim Nikotinpflaster oder -kaugummi, wenig am Rauchbedürfnis ändert. Beim Inhalieren werden davon etwa 90% aufgenommen. Es ist ein starkes, auf unser Nervensystem wirkendes Gift. Nikotinvergiftungen gehen mit Brechreiz, Zittern und Krämpfen einher. Die Giftwirkung einer einzigen Zigarette kann ein kleines Kind töten und würde auch bei einem Erwachsenen zu schweren Vergiftungserscheinungen führen, sofern er den Glimmstengel essen statt rauchen würde. Nikotin wird in der Glut jedoch zu einem Großteil vernichtet, und nur ein kleiner Teil gelangt sukzessive über die Lungen in die Blutbahn. Allein dadurch wird dieses Gift genießbar.

Der Effekt auf das Herz-Kreislauf-System läuft in erster Linie über das Adrenalin ab. Dieses Hormon verursacht die höhere Pulsfrequenz und den höheren Blutdruck, indem es die Hautgefäße verengt und die Muskelgefäße erweitert.

Kohlenmonoxid gehört zu den Atemgiften. Wichtigste Quellen sind Autoabgase in schlecht belüfteten, engen Straßen und Tunneln, geschlossenen Garagen (Suizid) und Autowerkstätten sowie schlecht ziehende Öfen und Tabakrauch.

Das Blut eines Rauchers enthält 10 bis 15% Kohlenmonoxid (CO). Dieser Stoff verbindet sich mit unserem Blutfarbstoff 200-300mal (!) leichter als Sauerstoff, weshalb Raucher ständig unter einem relativen Sauerstoffmangel leiden. Hinzu kommt noch der zusätzliche Sauerstoffbedarf durch die adrenalinerzeugende Wirkung (erhöhter Herzschlag) des Nikotins. Der Sauerstoffbedarf eines Rauchers ist demnach auf der einen Seite erhöht und wird auf der anderen Seite nicht befriedigt. Der Organismus wehrt sich dagegen mit einer Vermehrung seiner Blutkörperchen. Dies jedoch verursacht eine höhere Viskosität des Blutes: Es wird dickflüssiger und damit erhöht sich die Thrombosegefahr. Nach neueren Erkenntnissen ist das erhöhte Risiko des Rauchers, an Herz-Kreislauf-Schäden zu erkranken, hauptsächlich auf den relativen Sauerstoffmangel im Blut zurückzuführen. Durch diese Unterversorgung werden auch die Hirnfunktionen auf längere Sicht in Mitleidenschaft gezogen.

Gegen das Sauerstoffdefizit kann man allerdings etwas tun. Tierexperimente belegen, daß die Sauerstoffversorgung der Zellen mit Vitamin-E-Gaben erheblich gesteigert werden kann. Ferner hat sich gezeigt, daß moderate sportliche Tätigkeit das Raucherrisiko bezüglich Herz-Kreislauf-Erkrankungen stark reduziert. Hochleistungssport und Rauchen dagegen vertragen sich absolut nicht, denn der beim Hochleistungssport auftretende Sauerstoffmangel wird durch das Rauchen noch verstärkt.

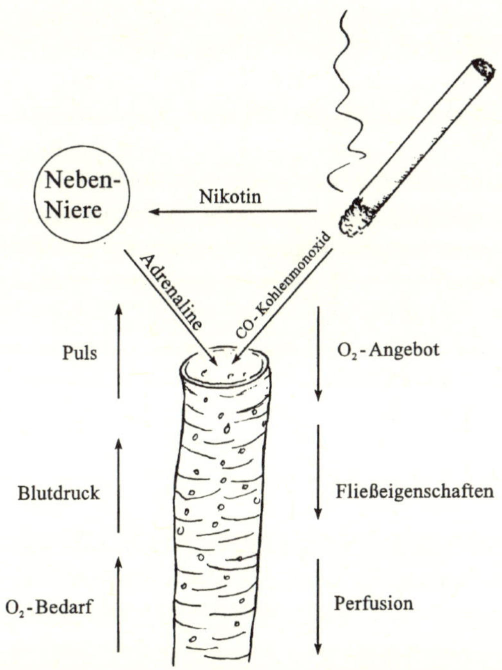

Abb. 8: Akute Folgen der Rauchinhalation

Reizgase. Der Tabakrauch belästigt unsere Atemwege vor allem durch seinen Teergehalt. Die „reizenden" Bestandteile sind u. a. Phenole, Säuren, Aldehyde und ihre chemischen Verwandten. Sie alle verändern die Schleimhäute und fördern das Nachlassen des Geschmacks- und Geruchssinns sowie Hals- und Kehlkopfentzündungen. Durch Reizstoffe gehen die Flimmerhärchen der Atemwege zugrunde. Diese Härchen haben die Aufgabe, die Lunge von Fremdstoffen wie z. B. Staub zu reinigen. Gleichzeitig werden die Flimmerhärchen-Zellen durch schleimproduzierende Zellen ersetzt, wodurch die Selbstreinigungskraft der Atemwege endgültig verlorengeht. Auch der bekannte „Raucherhusten" wird durch diese ständige Reizung verursacht. Chronische Bronchitis und Lungenemphysem (Luftansammlung im Lungengewebe) können die Spätfolgen sein.

Aromatische und aliphatische Kohlenwasserstoffe. Bei diesen Substanzen handelt es sich um Radikalbildner. Die krebserzeugende und mutagene Wirkung beruht sehr wahrscheinlich auf Schädigungen der Erbsubstanz (DNA) und der Membranen um die bzw. in den Zellen. Das im Tabakrauch enthaltene Benzpyren ist ein bekannter Vertreter dieser Gruppe. Es wird für wissenschaftliche Zwecke benutzt, um Karzinome bei Versuchstieren zu provozieren. Am meisten werden jene Gewebe von Krebs befallen, die in direktem Kontakt mit dem Rauch stehen, also Mundschleimhaut, Kehlkopf, Bronchien und Lungen. Einen direkten Zellschutz bieten auch hier die Antioxidantien Vitamin A, Beta-Karotin und Selen.

Bei Rauchern ist die oxidative Abbaurate der körpereigenen Stoffe (wie z. B. Fett) bis zu 100% erhöht. Gleichzeitig liegt der oxidative Umsatz körperfremder Substanzen ebenfalls höher, dazu zählt z. B. die Aktivierung der im Rauch enthaltenen aromatischen Kohlenwasserstoffe. So enthält ein Zug aus der Zigarette 10^{14} Freie Radikale, das ist eine Eins mit vierzehn Nullen; die Weltbevölkerungszahl zum Vergleich hat nur neun Nullen.

Viele Einzelwirkungen der Schadstoffe sind bisher untersucht worden, über die Gesamtwirkung hingegen können wir nur spekulieren. Fest steht, daß der Organismus des

Rauchers unter schwerem „oxidativen Streß" steht und im Vergleich zum Nichtraucher erheblich früher altert. Nährstoffe können diesen Effekt teilweise aufheben. Über ihre Dosierung wird man sicherlich noch ausführlicher argumentieren müssen.

Zwei in den USA bekannte Nährstoff-Protagonisten, die Forscher Durk PEARSON und Sandy SHAW vom Massachusetts Institute of Technology (MIT), setzen bei der Prophylaxe auf hohe Dosen. Ihre Empfehlung pro Tag (in Klammern zum Vergleich die Empfehlungen der Deutschen Gesellschaft für Ernährung (DGE)):

Selen	250 µg	(20 - 100 µg)
Vitamin A	10.000 - 20.000 I.E.	(1 mg)
Vitamin E	1.000 - 2.000 I.E.	(12 mg)
Zink	50 mg	(1,5 mg)
Vitamin B_1	0,5 - 1 g	(1,4 mg)
Vitamin B_2	100 - 200 mg	(1,5 mg)
Vitamin C	3 - 10 g	(75 mg)
Cystein	1 - 3 g	—
Vitamin B_3	300 mg - 3 g	(18 mg)
Vitamin B_5	250 - 1.000 mg	—
Vitamin B_6	250 - 500 mg	(1,8 mg)
Choline	1 - 3 g	—
PABA	500 mg - 1g	—
Beta-Karotin	20.000 - 60.000 I.E.	—

Die hier erwähnten Dosierungen sollten mit dem Hausarzt abgesprochen werden, da beispielsweise für Diabetiker sehr hohe Vitamin-C-Zufuhren bedenklich sind. Ohnehin wird empfohlen, mit einem Achtel der oben beschriebenen Mengen anzufangen, sie auf mindestens dreimal tägliche Einnahme zu verteilen und allmählich zu steigern. Da Vitamin C zu einer Übersäuerung des Magens führen kann, sollte es nicht nüchtern, sondern nach den Mahlzeiten genommen werden. Vitamin B_3 (Niacin) wird in dieser Menge nicht von jedem vertragen. Es führt zu einem sog. Flush (Rötung der Haut, Kribbeln etc.) – einer harmlosen Nebenwirkung, die jedoch als unangenehm empfunden werden kann. Inwiefern man sich diesen hohen Dosierungen anschließen möchte, ist nach dem heutigen Wissensstand Ansichtssache. Es soll Ihnen damit lediglich aufgezeigt werden, in welcher Größenordnung und Bandbreite die Vitaminforscher agieren.

Alkohol

In den meisten Kulturen ist Alkohol ein fester Bestandteil des öffentlichen und privaten Lebens geworden. 95% der Bevölkerung genießen ihn nach eigenen Angaben „gelegentlich bis täglich". 10% der Befragten geben an, viel zu trinken. Untersuchungen zeigten, daß die Konsumenten die Wirkung positiv einschätzen und Alkohol deswegen auch gezielt einsetzen, z.B. zu einem Essen.

Leider ist Weingeist in größeren Mengen immer ein gefährlicher Schadstoff. Bei Alkoholgenuß entstehen in unserem Organismus giftige Produkte, und unsere Leber muß Schwerstarbeit verrichten. In kleineren Mengen hingegen gehört dieser Stoff zu unserem Leben. Die Mikroorganismen unseres Darms vergären Tag für Tag einen Teil des zugeführten Zuckers zu Alkohol, und als Folge haben wir stets eine, wenn auch sehr kleine Menge Alkohol im Blut. Wie bei fast allen „natürlichen" Schadstoffen finden wir in unserem Körper dazu die biochemischen Widersacher, die in diesem Falle Alkoholdehydrogenase (ADH) und mikrosomales Äthanol oxidierendes System (MEOS) genannt werden. Das Enzym ADH leistet vor allem in der Leber etwa 90% der Arbeit; MEOS trägt lediglich 5% zum Abbau bei, und etwa 5% werden über Urin, Schweiß und Lungen (Alkoholfahne!) direkt ausgeschieden. Während die Abbaurate von ADH konstant bleibt, gehört MEOS zu den sogenannten induzierbaren Systemen, d. h. durch häufigen Alkoholgenuß kann die Abbaurate auf bis zu 30% erhöht werden. Die ADH finden wir außer in der Leber auch in der Mucosa der Darmwand. Die Verfügbarkeit von ADH gehört zu den Ursachen für die unterschiedliche Alkoholverträglichkeit bei Männern und Frauen, denn dieses Enzym wird im männlichen Körper in größeren Mengen produziert.

Alkohol wird zu 20% bereits direkt vom Magen ins Blut geschleust. Bei Getränken, die Kohlensäure und Zucker enthalten, werden viel größere Mengen direkt aufgenommen. Hierauf beruht die belebende Wirkung von Sekt und Champagner. Der größte Teil des Alkohols muß den längeren Weg über den Dünndarm nehmen und braucht zwischen 30 und 60 Minuten, um den Alkoholspiegel („Promille") im Blut anzuheben. Insgesamt vergehen etwa anderthalb Stunden, bis der Alkohol gleichmäßig im ganzen Körper verteilt ist, wobei die stark durchbluteten Organe wie Gehirn, Nieren, Herz, Leber usw. konsequenterweise Vorrang haben. Das Fettgewebe nimmt nur wenig auf, und dies impliziert einen weiteren Nachteil für Frauen, die wegen ihres relativ höheren Fettanteils am Körpergewicht weniger Möglichkeiten der Verteilung haben als Männer.

Unter dem Begriff Alkohol wird in der organischen Chemie eine ganze Gruppe von Kohlenwasserstoffen mit angehängten Hydroxylgruppen verstanden. Diese Verbindungen sind jedoch in ihrer Giftigkeit sehr unterschiedlich. Der in vergorenen Getränken reichlich vorhandene Äthylalkohol (Äthanol) ist für uns weniger schädlich als z. B. der bei unsachgemäßer Gärung oder Destillation verstärkt auftretende Methylalkohol (Methanol). Letzteren benutzt man auch, um steuerfreie, also nicht zum Verzehr bestimmte Alkohole zu vergällen. Bei der Gärung oder Destillation läßt sich die Entstehung von Methanol allerdings nicht völlig vermeiden, und seine Konzentration kann in handelsüblichen Getränken bis zu 0,4% betragen.

So enthalten nachstehende Getränke etwa folgende Mengen Methanol in mg/Liter:

Bier	4-50
Weißwein	15-45
Rotwein	70-130
Weinbrand	200-350
Cognac	180-370
Calvados	310-640
Kirsch	1.900-2.500
Slibowitz	1.500-4.000

Rum	6-70
Scotch	100-130
Bourbon	200-330
Korn	5-100
Aquavit	5-650
Gin	10-1.350
Wodka	5-170
Likör	10-560

Bei der chemischen Umwandlung von Alkohol in unserem Organismus muß man die unterschiedlichen Nebenprodukte von Äthanol und Methanol berücksichtigen. Die ursprüngliche Aufgabe unseres „Alkoholkillers" ADH ist lediglich die Eliminierung kleinster Alkoholmengen vom Äthanoltyp. Schon mit zwei, drei Bieren sind diese Enzyme erst einmal überfordert, und der Abbau braucht demnach seine Zeit. Hierbei wird Alkohol in Wasserstoff (H_2) und Acetaldehyd zerlegt. Dieses Acetaldehyd bildet Quervernetzungen, wenn es nicht durch das Enzym **Aldehyd**dehydrogenase (nicht zu verwechseln mit **Alkohol**dehydrogenase) unschädlich gemacht wird. Nicht reiner Alkohol ist demnach der alleinige Übeltäter, sondern jenes unumgängliche Zwischenprodukt des enzymatischen Abbaus. Aldehyd fordert also unser Augenmerk. Nehmen wir Alkohol in größeren Mengen zu uns, überladen wir das betroffene Enzymsystem mit der Folge, daß ADH den Alkohol schneller in Acetaldehyd umwandelt als das folgende Enzym dieses unschädlich machen kann. Es ist das Acetaldehyd, dem wir alle organischen Alkoholschäden zuschreiben – Leberfunktionsstörungen, Herz-Kreislauf-Erkrankungen, herabgesetzte Hirnfunktionen, verminderte Immunität usw. Vor allem unsere Leber leidet bei längerer und erhöhter Zufuhr des Schadstoffs Alkohol. Hier können die Radikalwirkungen zu dauerhaften Schäden führen, wodurch die Effektivität des gesamten Alkohol abbauenden Enzymsystems in Mitleidenschaft gezogen wird.

Im Gehirn reagiert Acetaldehyd mit bestimmten Neurotransmittern, Substanzen, die die Nachrichten bzw. Impulse an den Schaltstellen der Hirnzellen übermitteln. Dabei werden stark suchterzeugende morphiumartige Stoffe gebildet, die als die eigentliche Ursache für die Alkoholkrankheit gelten.

Die Zwischenprodukte beim Methanolabbau sind sogar noch heikler und damit noch giftiger. Aus Methanol entsteht im Körper Formaldehyd. Jene Substanz, die in den letzten Jahren zunehmend aus z. B. Spanplatten verbannt wurde, feiert in unserem Organismus bei jedem Gläschen Schnaps fröhliche Urständ. Formaldehyd zählt zu den äußerst aggressiven Erzeugern von Querverbindungen, und ein forscher Alkoholgenuß geht immer mit einer Erhöhung des toxischen Formaldehyds im Körper einher. Formaldehyd oder Formalin wird in der Lederindustrie zum Gerben verwendet; in der Anatomie werden darin Leichen konserviert. Früher konzentrierte man sich auf Äthanol und seine Abbauprodukte, erst in den letzten Jahren geriet die Rolle des Methanols ins Visier. Nahm man zunächst an, daß Äthanol für alle Folgen des Alkoholkonsums verantwortlich sei, so neigt man heute dazu, dies dem wesentlich aggressiveren und reaktionsfreudigeren Methanol zuzuschreiben.

Dem Konsument kann es letztendlich egal sein, ob nun Äthanol, Methanol oder sonst etwas im Körper rumort. Der Kater nach einer durchzechten Nacht ist jedenfalls sicher. Solange man innerhalb des Abbau-Limits seinen Wein trinkt, verspürt man kaum Folgen. Dieses Limit ist jedoch dehnbar und abhängig von Geschlecht, Körpergewicht und Gewöhnung.

Normalerweise wird der Kater meist als gottgegeben hingenommen und der Alkohol allgemein dafür verantwortlich gemacht. Es lohnt, sich hierzu ein paar Gedanken zu machen. Allergien im Zusammenhang mit Schadstoffen sollten immer in solche Überlegungen mit einbezogen werden. Allergische Reaktionen auf Alkohol reichen von Kopfschmerzen, Magen-Darm-Verstimmungen über Hautausschläge,

Bronchospasmen und Ödeme bis hin zu (seltenen) Schockreaktionen.

Neben den bereits besprochenen alkoholischen Substanzen stehen weitere Inhaltsstoffe von Spirituosen wie Natriumbisulfit, Benzoesäure, Farbstoffe etc. in Verdacht, Schäden zu verursachen. Das in Wein enthaltene Aldehyd kann z. B. eine unspezifische Histaminfreisetzung auslösen, was mit einer Gefäßerweiterung und einem sog. Flush (Hitzewallung) einhergeht. Denkbar ist auch die gegenteilige Wirkung einer Gefäßverengung durch Tyramin, das reichlich im Chianti vorhanden ist.

Wie man am Beispiel Alkohol sehen kann, sind einzelne Schadstoffwirkungen kaum isoliert zu bewerten. Fast immer haben sie eine ganze Meute weiterer Substanzen in ihrem Gefolge, deren Wirkungen sich ergänzen, überlagern oder sogar aufheben können. Das macht diese Wissenschaft teilweise etwas nebulös und auf jeden Fall verwirrend.

Den Folgen des Alkohols sind wir jedoch nicht völlig hilflos ausgeliefert. Wie immer wäre die beste Therapie, die Schadstoffzufuhr völlig zu unterbinden, d. h. im Klartext, nie wieder Alkohol zu trinken. Da sich auf anderen Ebenen – wie z. B. der Belastung der Luft – diese Empfehlung kaum durchhalten läßt, gilt es auch hier, den Organismus in seinem Kampf gegen die schädlichen Substanzen aufzurüsten.

Dr. Herbert SPRINCE, ein amerikanischer Wissenschaftler, nahm sich dieses Problems an und entwickelte eine Nutrientenkombination, die gegen Acetaldehyd und seine Freien Radikale wirkt. Er gab einer Gruppe von Ratten eine Dosis Acetaldehyd, die bis zu 90% der Tiere tötete. Einer Vergleichsgruppe von Ratten gab er die gleiche Dosis, jedoch verabreichte er ihnen zusätzlich eine Kombination aus den Vitaminen B_1, C und Cystein. Aus der Vergleichsgruppe starb keine einzige Ratte! Überzeugender geht es kaum noch.

Cystein ist eine Aminosäure mit stark antioxidativen Eigenschaften und z. B. in Eiern vorhanden, vor allem im Eiweiß. Es spricht also nichts dagegen, wenn man nach – besser noch vor – einer feucht-fröhlichen Nacht einige gekochte Eier zu sich nimmt. Cystein sollte nur zusammen mit Vitamin C genommen werden, da es sich sonst in wasserunlösliches Cystin verwandeln kann, das wiederum in den Nieren gegebenenfalls zu Steinbildungen führt. Einem Teil Cystein sollten zwei bis drei Teile Vitamin C gegenüberstehen.

Die Wirkung von Vitamin B_1 beim Alkoholstoffwechsel ist inzwischen auch von namhaften deutschen Wissenschaftlern anerkannt. Man plädiert dafür, das Vitamin dem Alkohol bei der Produktion zuzusetzen, wie dies z.B. in Australien geschieht. Der Biochemiker Professor Hellmut C. HEINRICH schätzt, daß die volkswirtschaftliche Kosten-Nutzen-Rechnung in einer Relation von 1:7 steht, d. h., daß eine Investition von 1,- DM in die Vitaminisierung von Alkoholika einen Nutzen von 7,- DM ergibt. Die durch Alkohol bedingten Kosten für die Krankenkassen liegen bei etwa 6,7 Milliarden DM jährlich. Die Kosten für eine Vorsorge würden sich auf etwa 2 Pfennig pro Weinflasche belaufen. Bis diese Einsicht auch in den Köpfen der Politiker heranreift, bleibt dem einzelnen nur die Eigeninitiative durch zusätzliche Einnahme von Vitamin B_1.

Nun glauben sogar die meisten Ärzte noch immer, daß eine ausgewogene Ernährung die durch Schadstoffe entstandenen Defizite ausgleichen kann. Es soll hier einmal außer acht gelassen werden, wie mühsam sich die Realisierung einer „ausgewogenen Ernährung" letztendlich darstellt. Aufschlußreicher sind da schon die tatsächlichen Schäden, die es zu reparieren gilt und die sich am ehesten an einer gut untersuchten erhöhten Schadstoffzufuhr verdeutlichen, wie sie für Alkoholiker typisch ist.

Der Teufelskreis fängt beim Alkohol schon früh an. Personen, die viel Alkohol trinken, decken damit auch einen großen Teil ihres Kalorienbedarfs, und egal, wie sie darauf reagieren: Es hat weitreichende Folgen. Wenn sie ihre übrige Nahrungsaufnahme nicht reduzieren, so setzen sie Fett an und erhöhen damit den Anteil von Triglyzeriden und Cholesterinen im Blut. Wie bereits erwähnt, sind diese beiden

Substanzen sehr anfällig für Oxidation durch Freie Radikale. Reduzieren sie indes die Nahrungsaufnahme, verschlimmern sie den ohnehin bereits vorhandenen Vitaminmangel. So gesehen ist der Spielraum für eine noch so ausgewogene Ernährung alles andere als üppig. In der medizinischen Praxis standen und stehen dabei die Leberschäden im Vordergrund, wobei zu oft übersehen wird, daß in derartigen Fällen immer auch eine Mangelernährung vorliegt. Diese hat nichts mit Kalorien zun tun, sondern bezieht sich auf ein Defizit an Nährstoffen, d. h., der Mensch kann noch so dick und dennoch mangelernährt sein.

Diese Form der Mangelernährung durch eine erhöhte Schadstoffzufuhr ist ein zur Zeit noch sehr stiefmütterlich behandeltes Phänomen unserer scheinbar so gesättigten Wohlstandsgesellschaft.

Aus alledem ist auf eindrucksvolle Weise zu ersehen, in welchem Umfang Schadstoffe oder einzelne Schadstoffgruppen wie die von Tabak oder Alkohol Unheil anrichten können. Nun haben wir es im täglichen Leben in Wahrheit nicht nur mit einzelnen Schadstoffen zu tun, sondern mit einer noch weitestgehend unbekannten Vielzahl an gleichzeitig wirkenden Substanzen. Dieser Chemiepool ist praktisch unerforschtes Gebiet, und gesicherte Erkenntnisse sind kaum vorhanden.

Ein Beispiel, das näher untersucht wurde, ist das Zusammentreffen von Tabak und Alkohol. Es ist allgemein bekannt, daß das Rauchen die Krebsgefahr erhöht, weniger dagegen, daß dies für Alkohol fast in gleichem Maß gilt. Nun würde man annehmen, daß eine Person, die sowohl raucht als auch stark trinkt, in etwa die Addition der Risiken eingeht. Irrtum! Die krebserzeugenden Effekte sind in diesem Fall sehr viel gravierender als die Summe beider getrennten Risiken.

Beim Trinken von Alkohol entstehen die bereits beschriebenen Acetaldehyde. Ein dabei auftretendes Oxidationsprodukt ist das Peroxid der Essigsäure. Der gleiche Stoff wird von der Chemieindustrie zur Herstellung von Kunststoffen benutzt, weil er zur Polymerisation (Riesenmolekülbildung) von ungesättigten Substanzen führt. Im Rauch sind diese ungesättigten Substanzen (polyzyklische Kohlenwasserstoffe) vorhanden. Als Ergebnis des Aufeinandertreffens dieser beiden Stoffe in unserem Organismus beginnt er, Epoxidharze herzustellen. Etwas auf die Spitze formuliert, ist ein Mensch, der stark raucht und stark trinkt, dabei, sich selbst von innen heraus zu plastifizieren.

Wenn hier die physiologischen Wirkungen der Schadstoffgruppen Tabak und Alkohol etwas detaillierter beschrieben wurden, so sollte dies nicht den Eindruck erwekken, als ob darüber alles Wissenswerte bereits bekannt wäre. Leser sollten sich immer wieder vor Augen halten, daß wir in diesem wie in vielen anderen medizinischen Bereichen bisher wahrscheinlich nur die Spitze des Eisbergs freigelegt haben und die physiologischen Effekte von Schadstoffen im allgemeinen oder speziellen nur mühsam enträtselt werden können.

UMWELTGIFTE

Der Lebensraum der heutigen Industrienationen ist reichlich mit radikalbildenden Schadstoffen belastet. Neben den unzähligen natürlichen Schadstoffen hat sich der Mensch etwa 60.000 zusätzliche Chemikalien gebastelt, und jährlich kommen 400 bis 500 neue Substanzen aus den Werkstätten der Chemiker dazu. Wie viele davon als gesundheitsschädlich angesehen werden müssen, weiß niemand, und welche Wechselwirkungen zwischen ihnen bestehen, kann man bestenfalls erahnen. Es ähnelt einem Lottospiel, bei dem der Jackpot Segen und Fluch gleichermaßen in sich trägt.

Auf Schritt und Tritt kommen wir unvermeidlich mit diesem „Fortschritt" in Berührung. In Lebensmitteln finden sich oft Nitrate und Schwermetalle wie Cadmium, Blei und sogar Quecksilber. Schädlingsbekämpfungsmittel reichern sich unweigerlich überall an, solange sie nicht mit einem weltweiten Bann belegt werden. Lebensmittelzusätze führen in zunehmendem Maße zu Unverträglichkeitsreaktionen.

In den Haushalten dieser Welt wimmelt es von Chemikalien. Angefangen bei den Reinigungsmitteln mit ihren Tensiden, Phosphaten und Perboraten, über Kosmetika mit Arsen, Blei sowie Barium in Lippenstiften, formaldehydhaltige Nagellacke und Shampoos oder Deos mit Formaldehyd und Hexachlorophen bis zu Lidschatten mit Quecksilber. Ferner sind da Schuhcremes, die vereinzelt noch chlorierte Kohlenwasserstoffe oder/und Tetrachloräthylen enthalten, Lakke und Klebstoffe mit Xylol, Benzole in vielen Pflegemitteln und schließlich asbesthaltige Baustoffe, pentachlorphenol (PCP) -haltige Holzschutzmittel oder formaldehydhaltige Textilzusätze. Es nützt wenig, darauf zu verweisen, daß Deutschland inzwischen bestimmte Substanzen verboten und andere eingeschränkt hat. Die wirtschaftlichen Verflechtungen haben schon längst dazu geführt, daß exportierte Schadstoffe über Importe von Fertigprodukten wieder zurückkommen.

Wir „schwimmen" geradezu in den Schadstoffen, und es hat keinen Sinn, darauf zu hoffen, daß unsere Welt eines Tages giftfrei sein wird. Für jeden eliminierten Schadstoff tauchen zehn neue auf. Es wird auch kaum möglich sein, in absehbarer Zeit auf bestimmte Schadstoffe zu verzichten; da hat die Kosten-Nutzen-Rechnung Vorrang, und das ist keineswegs immer ungerechtfertigt. Sogar wenn das Wunder geschehen sollte und sich alle Nationen einig wären, dürften wir noch auf Jahrzehnte hinaus mit den Altlasten zu kämpfen haben. Insofern ist Eigeninitiative angesagt.

An den Beispielen Alkohol und Tabak ließ sich nachvollziehen, welchen Einfluß Schadstoffe auf unsere Gesundheit haben können. Es muß dabei einerseits berücksichtigt werden, daß es sich bei diesen Beispielen um eine mehr oder weniger exzessive Schadstoffüberflutung handelt, die wir nicht so ohne weiteres auf die allgemeine Belastung übertragen können. Andererseits müssen wir von einer gewissen Akkumulation von Umweltbelastungen aller Art ausgehen.

Gegen Asbeststaub, Formaldehyd, Pentachlorphenol u. ä. in Wohn- oder Arbeitsräumen helfen nur Radikalkuren. Hier ist der Gesetzgeber gefordert, weil nachträgliche individuelle Maßnahmen sehr aufwendig sind. Ausgiebiges Lüften mindert, wenn überhaupt, lediglich vorübergehend die Konzentration, und versiegelnde bzw. neutralisierende Lacke sind nicht überall einsetzbar. Eine befriedigende Ursachenbeseitigung ist sowieso beides nicht.

Das im Trinkwasser enthaltene Chlor steht im Verdacht, Krebs und Herzbeschwerden zu verursachen. Chlor – und darauf beruht auch seine desinfizierende Wirkung – ist, wie anfangs erklärt, ein Freies Radikal mit entsprechenden Folgen. Die Forderung, auf gechlortes Wasser zu verzichten, geht allerdings an der Sache vorbei. Das Risiko, das von verseuchtem Wasser ausgeht, ist weitaus größer als die negativen Effekte des Chlors; und alternative Ozonanlagen sind auch eine Kostenfrage.

Beim vieldiskutierten Ozon sollte man sich hin und wieder vor Augen halten, daß es ein „natürlicher" Schadstoff ist und dieses Gas schon lange vor uns da war. Die Ozonkonzentration war im Gebirge schon immer höher; und vor allem Pinienwälder produzieren kräftig Ozon. In Tierversuchen konnte die schützende Wirkung der Antioxidantien Vitamin E und Paraaminobenzoesäure (PABA) nachgewiesen werden. Darüber hinaus helfen Vitamin A und Beta-Karotin.

Die Bestandteile unserer Luft ähneln einem „Who's who" der Biochemie. Fast alle Inhaltsstoffe des Zigarettenrauchs lassen sich in ihr nachweisen, wobei dies nichts mit den Rauchern zu tun hat. Industrie, Straßen- und Luftverkehr sind Lieferanten von Blei, Kohlenmonoxid, Ruß, Quecksilber – um nur einige zu nennen. Sicherlich sind wir alle gefordert, den Schadstoffausstoß erheblich zu verringern, aber bis dahin kann man für seinen Körper mit Nährstoffen durchaus etwas tun. Elektrostatische Luftfilter sind in der Lage, viele Bestandteile aus der Luft aufzunehmen und vor allem Raucherhaushalten zu empfehlen. Auch hat sich gezeigt, daß Vitamin C wirksam gegen Bleiakkumulationen in Knochen und im Gehirn angeht. Auch Selen und Vitamin E sind effektive Helfer gegen Schadstoffe aus der Luft.

Aldehyde. Eine Art Allroundschadstoff ist die Gruppe der Aldehyde. In unserer Umwelt entstehen sie bei der Verbrennung von Heizöl, Kohle, Benzin u. a. Daraus ergibt sich zwangsläufig die Größenordnung ihres Vorkommens. Alles, was irgendwie „riecht", enthält in der Regel Aldehyde. Qualitativ sind es potente Radikalbildner und sogenannte „Crosslinker".

Aldehyde verfügen in ihrem Molekülverband über *zwei* reaktionsfreudige Bestandteile. Diese Eigenschaft hat weitreichende Folgen. Als Crosslinker haken sich solche Stoffe sowohl auf der einen als auch auf der anderen Molekülseite in x-beliebige Substanzen ein, verursachen dadurch regelrechte Flechtwerke und wirken somit nachhaltig zerstörerisch im Organismus. In der Chemieindustrie nutzt man diesen Effekt übrigens bei der Herstellung von Kunststoffen und nennt ihn dort Polymerisation.

Dr. Johan BJORKSTEN beschrieb als erster die durch Aldehyde verursachten Quervernetzungen. Es ist vermutlich Zeichen des himmlischen Humors, daß dieser Forscher aus der Lederindustrie kommt und über die Gerberei zur Alterungsforschung kam. Das in der Lederindustrie verwendete Gerbmittel Formaldehyd ist ein Musterbeispiel für Crosslinkings.

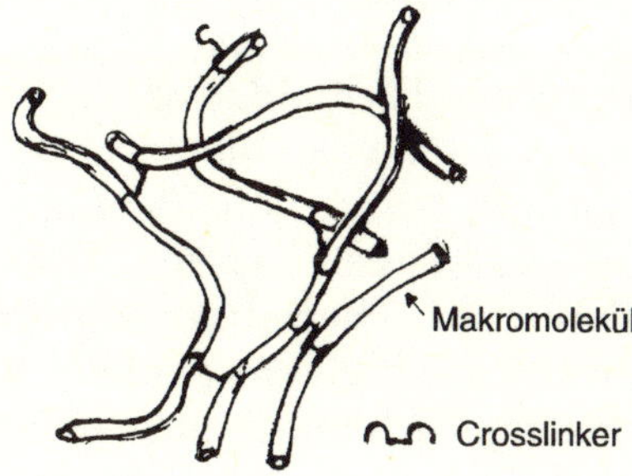

Abb. 9: Crosslinking

Solche Vernetzungen sind mit jedem anderen Molekül möglich: DNA-Molekül mit DNA-Molekül, Protein mit Protein, Protein mit DNA usf. Diese Gebilde können in Einzelfällen zu monströsen Konglomeraten anwachsen, die sogar mit dem bloßen Auge erkennbar sind. Die Schnelligkeit und Wahllosigkeit dieser Reaktionen läßt sich folgendermaßen veranschaulichen: Man stelle sich einen Raum vor, in dem eine Unzahl von gespannten Mausefallen dicht nebeneinander stehen. Wirft man jetzt einen Tischtennisball hinein, dann schnappen die Fallen blitzschnell, aber ohne System zu, während der Ball weitergeschleudert wird. Der Vorgang endet mit einem Knäuel chaotisch ineinander verhakter Fallen.

Formaldehyd. Nicht nur wegen des bekannten Medienspektakels nahm und nimmt Formaldehyd in der Schadstoffdiskussion eine herausragende Rolle ein. Es ist einer der wichtigsten und verbreitetsten Grundstoffe der chemischen Industrie und daher in erschreckend vielen Produkten enthalten. Farben, Isoliermaterialien, Kleber für Fliesen, Parkett u. a., Bauschäume, Preßspanplatten, Sperrhölzer, Tapeten, Spachtelmassen, Teppiche usw. sind gängige Materialien beim Wohnungsbau, die Formaldehyd enthalten können. Im Haushaltsbereich können es Autopflegemittel, Fungizide, Geschirrspülmittel, Kunststoffe, Reinigungsmittel, Folien, Lacke, Möbel, Leder, Verpackungen und vieles andere mehr sein. Empfindliche Personen reagieren bereits auf Luftkonzentrationen, die noch unterhalb der Geruchsgrenze liegen. Folsäuremangel, Alkoholmißbrauch usw. verstärken die toxische Wirkung des Formaldehyd, zudem können andere giftige Substanzen den Abbau blockieren.

Eine Sekretärin in einem neueingerichteten Büro mit geklebter Auslegeware, neuen Tapeten, Möbeln und Ledersesseln, womöglich im gleichen Zimmer noch ein Kopiergerät als Ozonschleuder, kann einem oxidativen Streß ausgesetzt sein, der sie unweigerlich krank machen muß. Weil Aldehyde sehr häufig vorkommen, sind sie auch in vielen Stoffwechselprozessen wirksam. Sie werden für Alterungsprozesse verantwortlich gemacht. Da es wohl wenig Sinn macht, an den unzähligen Schadstoffquellen anzusetzen, bleibt nur der Weg, die negativen Effekte zu minimieren.

Schwermetalle

Es mag zunächst für einen Laien etwas irritierend wirken, daß Schwermetalle zum Teil „essentiell" sind, z. B. als Bestandteil von Enzymen. Von den Schwermetallen Selen und Zink war in diesem Zusammenhang schon mehrmals die Rede. Schwermetalle sind aber auch hochgiftig. Blei, Cadmium und Quecksilber gehören zu den meistverbreiteten Umweltgiften. Blei finden wir in Farben, als Rostschutz in Mennige, in Glasuren von importierten Töpferwaren, im Bleikristall und im Tabakrauch. Auch heute noch gibt es in älteren Häusern Bleirohre für die Wasserversorgung. Die unrühmlichste und größte Bedeutung hatte Blei bisher als Antiklopfmittel im Benzin. Mittels Katalysatoren versucht man Abhilfe zu schaffen. Über die Auspuffgase gelangt es entweder direkt in die Lungen oder zunächst ins Grund- und Oberflächenwasser, um von dort aus seinen Weg in die Nahrungskette anzutreten. Blei lagert sich bevorzugt auf der Oberfläche von Obst und Gemüse ab. Es wird in den Knochen gebunden und behindert darüber hinaus die lebenswichtige Transportaufgabe der roten Blutkörperchen. In Amerika hält man es für erwiesen, daß bereits geringe Bleikonzentrationen im Blut die Lernfähigkeit und Intelligenz des Menschen, besonders der Kinder, beeinträchtigen.

Cadmium wird bei der Farbherstellung, in Keramiküberzügen und Dekoren verwendet. Es handelt sich hier oft um Importwaren, die nicht in Verbindung mit Lebensmitteln verwendet werden sollten, denn Säure, etwa aus Obstsäften, greift das Metall an. Das gleiche gilt selbstverständlich auch für Geschirr mit bleihaltigen Glasuren. Auch im Tabakrauch ist hochgiftiges Cadmium enthalten. In der Nahrungskette reichert es sich über das Grundwasser und verseuchtes Meerwasser an: In Austern und Miesmuscheln, in Innereien wie Leber und Nieren und in den Wurzeln der Gemüse. Sehr bedenkliche Mengen findet man in Waldpilzen. Cadmium verursacht eine Degeneration der Schleimhautepithelien (Zellen der Hautoberfläche) von Nase, Mund, Rachen und Kehlkopf und zerstört auf Dauer die Riechzellen der Nase. Aus Degenerationen der Zellen folgen oft bösartige Umwandlungen der Gewebe, also Krebs. Da Cadmium in Nieren und Leber gespeichert wird, kann vor allem im Alter die Nierenfunktion beeinträchtigt werden.

Quecksilber wird in der Industrie als Katalysator bei der Herstellung von vielen chemischen Verbindungen verwendet. Als Industrieabfälle werden diese „anorganischen" – an sich nicht sehr giftigen – Verbindungen noch vielerorts in Flüsse und Seen geleitet, wie in der Mitte der 50iger Jahre in der japanischen Minimata-Bucht geschehen. Dort ansässige Mikroben wandelten sie in „organische" Quecksilberverbindungen um, so daß sie für den Menschen giftig wurden (Methylierung).

Quecksilber reichert sich z. B. in Fischen an und gelangt so direkt – oder über den Umweg des Viehfutters indirekt – in den menschlichen Organismus. In Minimata starben und erkrankten damals viele Menschen an einer Quecksilbervergiftung. Methylquecksilber reichert sich im Fettgewebe an und kann die Plazentaschranke im Mutterleib überwinden. Im Tierversuch wurden Schädigungen des Erbguts und Mißbildungen nachgewiesen.

Die chemische Zeitbombe, die in unserer Biosphäre tickt, hängt also nicht nur vom Input ab. Das Zerstörungspotential ist durch komplexe Interaktionen unübersehbar geworden. Daher vermitteln wissenschaftliche Stellungnahmen oder Empfehlungen über Grenzwerte zur Klassifizierung bestimmter Regionen manchmal ein falsches Sicherheitsgefühl. Giftige Substanzen aller Art lagern in bekannten und unbekannten Mülldeponien und sickern langsam, aber sicher dem Grundwasser entgegen. Die Zeitbombe tickt, der Gesamteffekt wird möglicherweise zum Horrorszenario. Niemand kann das Ausmaß der Akkumulation abschätzen; und der Aussagewert von Bagatellisierungen ist daher gleich null.

Das Individuum steht diesen Belastungen allerdings nicht mehr ganz machtlos gegenüber, seitdem man weiß, daß Vitamin C Schwermetalle in unserem Körper „in Lösung" hält, sie also an einer endgültigen Einnistung hindert. Dadurch können die Metalle über die Nieren gefiltert und wieder ausgeschieden werden. Das Spurenelement Selen verbindet sich ebenfalls mit solchen Metallen und neutralisiert sie. Dabei wird Selen allerdings verbraucht und steht woanders nicht mehr zur Verfügung. Deswegen ist ein ausreichender und kontinuierlicher Nachschub dieses und anderer Spurenelemente so wichtig und ein Mangel so schädigend.

Gleiches gilt für die Vitamine. Man hat z. B. festgestellt, daß eine einzige Zigarette etwa 25 mg Vitamin C „verbraucht" und Raucher deshalb unter einem ständigen Vitamin-C-Mangel leiden. Um das Vitamin-C-Defizit einer Packung Zigaretten zu kompensieren, müßte ein Raucher entweder 1 kg frische Apfelsinen oder 1 kg rohen Spinat zusätzlich zu sich nehmen. Auch hier mag deutlich werden, daß die Defizite mit einer ausgewogenen Ernährung allein nicht mehr zu bewältigen sind.

Amalgam. Die Bandbreite, Tragweite und Komplexität von Schwermetallvergiftungen sollen hier am Beispiel der Kontroverse um Amalgam-Zahnfüllungen etwas ausführlicher diskutiert werden. Die Auseinandersetzung basiert auf der problematischen Einschätzung der tatsächlichen Belastung. Ältere Zahnfüllungen enthalten Silber, Zinn, Kupfer, Quecksilber und Zink. Seit März 1992 sind nur noch korrosionsbeständigere Non-Gamma-2-Amalgame zugelassen, in denen das Quecksilber fester gebunden ist.

Amalgam setzt mal mehr, mal weniger Quecksilber (Hg) frei. Besonders nach Neuimplantationen sind langfristige Hg-Belastungen nachweisbar. Die Quecksilberfreisetzung ist jedoch von einigen Faktoren wie dem Konsum fruchthaltiger Getränke, möglichen Elektrolyteffekten durch andere Metalle im Mund, heißen Getränken, fluorhaltigen Zahnpasten, Kaugummikauen usw. abhängig.

Quecksilber kann auf vier Wege in den Organismus gelangen: Durch Einatmen in die Lunge und von dort ins Blut; durch Eindringen über Zahnfleisch, Wangenschleimhaut und Knochen; durch Aufnahme über den Magen-Darm-Trakt oder auf direktem Weg aus dem Nasenraum ins Schädelinnere. Hg ist ein starkes Oxidans, und die Anreicherung in empfindlichen Hirnteilen erklärt die Vielfalt klinischer Symptome. Denn es handelt sich um übergeordnete Zentren, die Funktionen wie Hunger, Durst, Wach- und Schlafrhythmus, Sexualität u. a. steuern. So reicht die Palette der Beschwerden von Müdigkeit und Schwäche, geistiger Verlangsamung und Depressionen über Phobien, Gedächtnisschwächen, Schwindel, Übelkeit bis hin zu Herzrhythmusstörungen und Lufthunger. Als Leitsymptome gelten Kopfschmerz und Migräne.

In diesem Zusammenhang machen vorzugsweise Amalgamhersteller oft geltend, daß Fisch die Hauptquelle der Hg-Belastung sei und folglich die Gefahrenquellen aus Amalgamfüllungen überbewertet würden. Wie so oft in Disputen zwischen Vertretern verschiedener Interessengruppen ist dies nur die halbe Wahrheit. In der Tat enthält Fisch Quecksilber, aber aufgrund maritimer Futterquellen auch Selen. Dieses wirkt wie ein Gegenmittel gegen Quecksilber und fängt es ab, wobei ungiftige Hg-Selenide gebildet werden. Normale Umstände vorausgesetzt, hat Quecksilber im Fisch innerhalb dieser Kontroverse keine ausschlaggebende Bedeutung.

Quecksilber, und dies gilt analog für andere Schwermetalle, zieht das Immunsystem sehr bald in Mitleidenschaft, und dieser Schwächung folgt ein Wust von unterschiedlichen Krankheiten. Allen Autoimmunkrankheiten und/oder Allergien kann eine Schwermetallvergiftung zugrunde liegen. Das wahre Problem ist, daß sich dies nur mittelbar, nämlich über den oxidativen Streß nachweisen läßt und die zahlreich möglichen symptomatischen Verflechtungen den Blick für die eigentliche Ursache verstellen.

Allergien sind Immundefekte. Es ist in der Regel sinnlos, das auslösende Allergen zu suchen, denn es ist nur ein sichtbares Zeichen für einen grundlegenden Defekt im Immunsystem. Vereinfacht ausgedrückt kann Quecksilber eine Überempfindlichkeit gegen z. B. bestimmte Obstsorten verursachen. Der von Krankenkassen gewünschte Nachweis eines direkten Zusammenhangs und/oder eine Behandlung, die etwa das Obst in den Vordergrund rückt, gehen an der Sache vorbei. Für die Betroffenen jedoch kann dieser falsche Ansatzpunkt der Anfang eines schier endlosen Leidenswegs sein: Ein Therapieansatz, der sich an vordergründigen Symptomen orientiert und damit erfolglos bleibt, reiht sich an den anderen. Und am Ende wird selbst die psychische Gesundheit des Patienten in Frage gestellt.

Die Vielseitigkeit der Symptomatik bei Schwermetallvergiftungen führt fast schon zwangsläufig zu Fehldiagnosen aller Art. STÖRTEBEKER geht davon aus, daß die sozialen und ökonomischen Konsequenzen der chronischen Quecksilberbelastungen durch falsche Diagnostik und Therapie weltweit direkte Kosten von mehreren Billionen (!) Dollar verursachen. Die indirekten Kosten durch Arbeits- und Produktionsausfälle würden diese Summe verzehnfachen. Gerade am Beispiel der Amalgam-Problematik zeigt sich deutlich, daß monokausales Denken zu Lasten der Patienten geht.

Eine sinnvolle Diagnose setzt voraus, daß man die übergreifenden Faktoren mit berücksichtigt. Bei Verdacht auf Schwermetallvergiftungen können die derzeitigen hochspezialisierten Diagnoseverfahren kaum zu einem Ergebnis führen. Die Behandlung von Quecksilbervergiftungen erfolgt z. Zt. in der Rostocker Klinik Südstadt übrigens durch Ausschwemmungen mittels Dimercaptopropansulfat (DMPS) und Gabe von Antioxidantien wie Selen, Vitamin C, Beta-Karotin, Vitamin E und Zink. Die Möglichkeit einer individuellen Vorsorge gegen allgemeine Schwermetallbelastungen ist auch hier durch Antioxidantien gegeben.

Stickstoffhaltige Verbindungen

Nitrate sind nicht giftig und werden fast völlig durch Nieren und Darm wieder ausgeschieden. Sie können jedoch durch Mikroben im menschlichen Darm leicht in Nitrite umgewandelt werden. Nitrit bildet eine Art denaturierter roter Blutfarbstoff (das Methämoglobin), der für den Sauerstofftransport nicht mehr geeignet ist. Folglich entsteht Sauerstoffmangel. Bei Säuglingen kann dies in schweren Fällen zu innerer Erstickung führen. Die Verwendung von nitratreichem Wasser (Brunnenwasser) für die Säuglingsnahrung sowie stark nitratgedüngte Gemüse, vor allem Spinat, werden oft als die Ursache angenommen.

Es gilt als gesichert, daß Nitroverbindungen sich im Darm zu den gefürchteten, krebsverursachenden **Nitrosaminen** umwandeln können. Die meisten Wurst- und Fleischwaren werden mit Nitritpökelsalz konserviert. Das verleiht erstens dem Fleisch die frische rosige Farbe und schützt zweitens vor Botulismus (eine meist tödlich verlaufende Lebensmittelvergiftung).

Raucher belasten sich zusätzlich mit den im Rauch vorhandenen Nitroverbindungen. Die Umwandlung der an sich harmlosen Stickstoffverbindungen findet unter Mitwirkung der Darmbakterien statt. Hierauf führt man u. a. die in den letzten Jahren zunehmenden Dickdarmkrebserkrankungen zurück.

Auch gegen dieses Phänomen kann der Mensch etwas unternehmen. Einmal beugt Vitamin C einer Bildung von Nitrosaminen im Darm vor. Zum anderen hilft ballaststoffreiche Nahrung, die Verweildauer potentiell gefährlicher Substanzen im Darm zu reduzieren.

Halogenierte/chlorierte Kohlenwasserstoffe

Diese Substanzen finden z. B. als Lösungsmittel (Trichloräthylen, Tetrachlorkohlenstoff, Perchloräthylen) Verwendung, aber auch das früher benutzte Narkosemittel Chloroform und das noch heute dafür eingesetzte Halothan gehören dazu. Ein Inhalieren dieser Stoffe hat bei längerwährender Exposition Leber- und Nierenschädigungen zur Folge. Unter Erhitzung bildet ein Großteil dieser Substanzen das im ersten Weltkrieg verwendete hochgiftige Kampfgas Phosgen.

Tetrachlorkohlenstoff gilt als besonders lebertoxisch und führt in der Leber mit ungesättigten Fettsäureresten zu den gleichen unseligen Verbindungen und Kettenreaktionen wie Sauerstoffradikale.

Zu den ringförmigen Kohlenwasserstoffen und ihren halogenierten Abkömmlingen **(Benzol, Carbolineum, PCB, Lindan, DDT** usw.) zählen auch die giftigsten Substanzen, die in der Geschichte der Chemie hergestellt wurden: die Ultragifte **Dioxin** und **Furan**. Sie entstehen bei der Herstellung von PCB und Farben oder durch Verbrennung von z. B. Kunststoffen quasi nebenher und sind bis zu 10.000mal giftiger als Zyankali.

Strahlung

Häufig wird im Zusammenhang mit Kernkraftwerken, Mikrowellenherden, Röntgenuntersuchungen u. a. auf die schädigende Wirkung von Strahlen hingewiesen. Leider besteht bei diesem Thema die Neigung, alles zu pauschalieren.

Den hochenergetischen, gefährlichen Strahlenbelastungen stehen harmlose Strahlungen wie z. B. beim Mikrowellenherd gegenüber. Bedenkt man, daß auch unser Tageslicht aus Strahlen besteht, dann wird klar, daß man mit einer generellen Strahlenhysterie der Sache kaum gerecht wird. Sogar radioaktive Strahlung hat sehr unterschiedliche Qualitäten. Während Alphastrahlen weder die Haut noch ein Blatt Papier durchdringen können, durchschlagen Gammastrahlen spielend den Körper. Dennoch darf man Alphastrahlen nicht als harmlos bezeichnen. Indirekt, z. B. über die Nahrung in den Körper aufgenommen, kann ihn die Strahlung nämlich nicht mehr ohne weiteres verlassen. Die Strahlen werden von den Wänden des Organismus wie Pingpongbälle hin und her geworfen.

Die schädliche Potenz von Strahlungen hängt vom Ionisierungsvermögen ab. Darunter versteht man die Fähigkeit von energiereicher Strahlung, so viel Energie an getroffene Atome und/oder Moleküle abzugeben, daß deren Elektronenzahl verändert wird. Dadurch kann die Entstehung von Freien Radikalen verursacht werden, die durch Schädigung der DNA mutagen (Veränderung des Erbguts) und kanzerogen (krebserzeugend) wirken.

Radiologen wissen schon seit langem, daß es hierbei nicht auf eine einzelne Strahlenbelastung ankommt, sondern auf die lebenslange Addition. Hier stehen Kernkraftwerke im Mittelpunkt des öffentlichen Interesses. Weniger bekannt ist, daß ionisierende Strahlen auch an anderen Stellen vorkommen. Herkömmliche Kohlekraftwerke z. B. haben einen weitaus größeren Ausstoß an Schadstoffen. Ihre Flugasche enthält die radioaktiven Schwermetalle Radon, Thorium, Radium und Polonium, und sogar aufwendige Filteranlagen sind kaum in der Lage, diese Partikel zurückzuhalten.

Da die schädigenden Effekte von ionisierender Strahlung letztendlich wieder auf Freie Radikale zurückzuführen sind, kann man auch hier Schädigungen mit Antioxidantien reduzieren. In einem Selbstversuch haben zwei amerikanische Wissenschaftler festgestellt, daß sich ihre Belastbarkeit gegenüber Strahlung etwa um das Dreifache erhöhte, wenn die Nährstoffe Vitamin E und Cystein ausreichend zugeführt wurden.

Elektrosmog

Elektromagnetische Felder, Magnetismus oder gar Erdstrahlen sind für viele Wissenschaftler unbekanntes Terrain. Wenn dann doch eine kritische Untersuchung zu diesem Thema veröffentlicht wird, dann sind die Vertreter der (Energie-)Wirtschaft nicht weit, um in „Gutachten" und gefälligen Zeitungsartikeln die absolute Harmlosigkeit zu verkünden. Es sei bei dieser Gelegenheit daran erinnert, daß die gleiche Lobby jahrelang das Risiko ihrer Atommeiler schöngeredet und auch die Grenzwerte für radioaktive Belastung mit Vehemenz als absolut sicher verteidigt hat – Grenzwerte, die im Lauf der Zeit ständig nach unten korrigiert werden mußten. Elektrizität und die mit ihr einhergehenden Phänomene sind laut Energielobby harmlos. Wirklich?

Zumindest die Autoindustrie scheint dies anders zu sehen. Dort investiert man inzwischen Millionenbeträge für sogenannte Elektro-Magnetische-Verträglichkeitsprüfungen (EMV) bei neuen Modellen. Dabei werden die Einwirkungen von Rundfunk- und Fernsehsendern, Hochspannungsleitungen, Funktelefonen u. a. auf die Elektronik der Kraftfahrzeuge untersucht.

Personen mit Narben, erst recht Rheumatiker kennen ihre Wetterfühligkeit. Die bereits mehrere Tage vor dem Eintreffen von Schlechtwetterfronten auftretenden Schmerzen sind Reaktionen auf veränderte elektromagnetische Felder (spherics).

Bereits in der Schule werden die wichtigsten Eigenschaften von Strom demonstriert. Dabei ordnet ein natürlicher Magnet Eisenspäne in bestimmte Felder. Damit wird die Wirkung eines magnetischen (Strahlungs-)Feldes auf kleinste bipolare (zweipolige) Eisenteilchen gezeigt. Eine elektrische Spule erhält man, wenn man eine elektrische Leitung um einen Eisenstab wickelt. Es ist aufgrund des gerichteten elektrischen Feldes ein Elektromagnet. Kurz: Elektrizität und elektromagnetische Felder haben grundlegende, unabdingbar miteinander verknüpfte physikalische Eigenschaften.

Jeder elektrische Strom erzeugt demnach Felder. Genaugenommen unterscheidet die Physik noch elektrische von magnetischen Feldern, aber das kann hier unberücksichtigt bleiben.

Der Einfluß dieser Felder auf Atome bzw. Moleküle ist etwas schwieriger nachzuvollziehen, zumal man hier den Bereich der Quantenphysik berührt. Nur einige der bis heute entdeckten Wirkungen sollen daher kurz umrissen werden:

- Vereinfacht ausgedrückt verhalten sich viele Atome und Moleküle wie kleine ungeordnete Stabmagnete. Unter normalen Umständen liegen sie kreuz und quer durcheinander, und nur gelegentlich berührt der positive Pol eines Teilchens den negativen eines anderen, die sich dann verbinden. Werden diese Teilchen nun in einem Magnetfeld ausgerichtet, dann liegen die gegensätzlichen Pole wesentlich häufiger als vorher einander gegenüber, und es kommt zu erheblich mehr Verbindungen.
- Einen anderen Effekt kann die *Energie* eines elektrischen Feldes haben: Sie vermag die Gesetzmäßigkeit im normalen Aufbau eines Atoms zu ändern. Unter bestimmten Umständen (Resonanzen) kann ein Elektron angeregt werden, auf die nächsthöhere Elektronenschale zu springen. Dann wird z. B. aus einem Atom mit acht Elektronen in der zweiten Schale ein Atom mit sieben Elektronen in der zweiten und einem in der dritten Schale. Dabei entsteht eine Elektronenlücke. Natürlich verhält sich auch dieses so angeregte Atom jetzt anders als in seinem vorherigen Zustand der Edelgaskonfiguration. Übrigens handelt es sich hierbei um eine Ionisation, also um den gleichen Effekt, der bei ionisierender Strahlung auftritt.

• Es gibt Indizien dafür, daß beim Menschen (bei Körpertemperatur) supraleitende Phänomene ablaufen. Man nimmt an, daß das Erbmaterial (DNA) dazu in der Lage ist. Elektrische Felder können diese Abläufe beeinflussen.
• Bewegliche Gerüste wie das Gel des Bindegewebes und die flüssig-kristallinen Strukturen der Zellmembranen unterliegen ebenfalls dem Einfluß von elektrischen Feldern.
• Insgesamt werden heute in der Physik und Biophysik Fragen diskutiert, die man bis vor wenigen Jahren für unmöglich gehalten hätte. Dabei geht es auch um die „Geburt" unseres Planeten bzw. des Weltalls. Hier glaubt man mit ziemlicher Sicherheit zu wissen, daß alles aus purer Energie entstand. Im Umkehrschluß bedeutet dies, daß die physikalische Energie die Mutter aller Chemie ist und alle (bio-) chemischen Prozesse den energetischen untergeordnet sind. Daraus folgt, daß alle (bio-)chemischen Reaktionen von physikalischen Gesetzmäßigkeiten gesteuert werden bzw. chemische Reaktionen die Energie für physikalische Vorgänge liefern. Somit hätten energetische Faktoren (wie Elektrizität) einen wesentlich größeren Einfluß als bisher vermutet wurde.
• Anfang dieses Jahrhunderts war die medizinisch-physikalische Forschung weit fortgeschritten, geriet jedoch mit dem Siegeszug des Penizillins ins Stocken. Man konzentrierte sich auf die Biochemie und schätzte die Bedeutung physikalischer Wirkungen falsch ein.

Einige biologische Effekte von Energiefeldern sind bekannt:

• Solange der Mensch sich bewegt, heben sich die Einwirkungen diverser auf ihn einwirkender Felder weitestgehend auf. Erst wenn er ruht, richten sich magnetische Dipole wie Fettsäuren oder Eiweiße und paramagnetische Stoffe wie Freie Radikale, Eisen u. a. nach den Magnetfeldlinien aus. Damit ändern sich zuerst die physikalischen und als Folge auch die chemischen Eigenschaften von z. B. Zellmembranen, ionentransportierenden Enzymen, Rezeptoren u. a. Betroffen ist auch der Calciumstrom in die bzw. aus der Zelle; dieser ist verantwortlich für die Erhaltung des inneren Milieus, das wiederum darüber entscheidet, ob bestimmte Reaktionen ablaufen oder nicht.

- Untersuchungen an befruchteten Hühnereiern wiesen nach, wie wenig Energie (Feldflußstärke) bereits ausreicht, um Reifungs- und Wachstumsvorgänge zu stören bzw. völlig zu unterbrechen.
- Knochenmark-Stammzellen, aus denen sich alle Blutzellen bilden, reagieren empfindlich auf statische Magnetfelder.
- Professor FEINENDEGEN/Dr. SCHNEEWEISS, Forschungszentrum Jülich, wiesen darauf hin, daß, je stärker das magnetische Feld ist, desto stärker die Bildung Freier Radikalen wird.
- Vielfach unklar ist noch die Informationsübertragung von elektrischen Feldern. Hier beeinflussen nicht nur stärkere Felder schwächere, auch schwache und sehr schwache Magnetfelder übermitteln Informationen an die Zelle oder den Zellverband. Die beteiligten Elementarteilchen müssen dabei die benötigte Energie selbst aufbringen.

Dieser Informationsaustausch dürfte bei der Entstehung von bösartigen Tumoren (Krebs) eine bisher völlig unterschätzte Rolle spielen. Tumore erzeugen in ihrer Wachstumsperipherie Freie Radikale und strahlen elektromagnetische Informationen aus, die gesunde Zellen in bösartige umwandeln können. Die ersten Hinweise tauchten in den 20er Jahren auf und stammen von GURJWITSCH. Er trennte vergiftete Würmer durch ein Quarzglas von gesunden. Von den sterbenden Tieren gingen offenbar Informationen aus, an denen auch die gesunden starben. Diese Signale müssen im Ultraviolettbereich gelegen haben, denn als die Scheibe gegen normales (nicht UV-durchlässiges) Glas ausgetauscht wurde, überlebten die gesunden Würmer. Analoge Resultate wurden bei Krebszellen und gesunden Zellen gewonnen: Bei Quarzglastrennung gingen die normalen in bösartige über, nicht jedoch bei normalem Glas.

Wie eng Physik, Biochemie und Radikalbildung zusammenhängen, zeigt sich am Melanin, dem braunen Hautpigment. Es ist ein körpereigenes Antioxidans und findet sich überall dort, wo Energie aufgenommen und umgewandelt wird. Melanin weist u. a. folgende Eigenschaften auf:

- Es wandelt Lichtenergie in Wärme und Schallenergie in elektrische Energie um.
- Es wirkt als Akkumulator, indem es elektrische Energie speichert.
- Es bindet radikalbildende Metalle.
- Es verstärkt Wärmeabstrahlung.
- Es enthält 10^{16} (Eins mit 16 Nullen) ungepaarte Elektronen pro Gramm.
- Es stellt eine der stärksten magnetischen Substanzen dar, entfaltet unter elektromagnetischem Einfluß eine giftige Wirkung und bildet Freie Radikale.

Bei seiner Tätigkeit als Radikalfänger verbraucht Melanin Sauerstoff und setzt damit gleichzeitig wieder Sauerstoffradikale frei. Bei Sauerstoffmangel steigert sich die Radikalbildung um das 20fache, womit das Pigment sozusagen zu einer „Radikalkanone" wird. Je höher nun der Radikalgehalt, desto stärker ist die Magnetfeldausstrahlung des Melanins, aber auch seine Empfindlichkeit gegenüber äußeren Magnetfeldern. Und hier liegt die Gefahr, denn aus dem Melanin kann sich die bösartigste Krebsform, das Melanom, entwickeln.

Die Eigenschaften des Melanoms, auch schwarzer Hautkrebs genannt, ähneln einem Monster aus einem Science-Fiction Film, lebt es doch von der Energie, mit der man es zerstören möchte. Je mehr man es mit herkömmlichen Mitteln bekämpft, desto stärker wird es.

Dieser verhängnisvolle Kreislauf beginnt mit einem Sauerstoffmangel. Es erhöht die Radikalbildung im Melanin und macht es gegenüber Magnetfeldern empfindlicher. Der Vorgang schaukelt sich bis zur Entstehung eines Melanoms hoch, und diese Krebsform ist quasi resistent gegen jede

Form konservativer Krebsbehandlung. Im Gegensatz zu anderen Krebsformen läßt es sich von einem (chemotherapeutischen) Beschuß durch Freie Radikale absolut nicht beeindrucken, sondern frißt Radikale geradezu gierig in sich hinein. Melanin erzeugt dabei elektromagnetische Felder, die das Wachstum des Melanoms sogar noch beschleunigen.

Zusammenfassend muß man sagen, daß die physikalischen, also auch elektromagnetischen Einflüsse auf den Menschen ein bisher völlig vernachlässigtes Forschungskapitel sind. Hier ist ein Umdenken, ein Paradigmenwechsel in der Medizin erforderlich. Etwas als nichtexistent anzusehen, nur weil es noch nicht bzw. nur schwer meßbar ist, oder gar, weil man Messungen – obwohl möglich – unterläßt, ist Dogmatismus.

Die Konsequenzen für eine Vorsorge liegen in einer verbesserten Versorgung mit radikalfangenden Nährstoffen und der Minimierung elektromagnetischer Einflüsse. Wie weit der einzelne hierbei gehen kann oder möchte, hängt leider auch von den jeweiligen finanziellen Möglichkeiten ab.

Die von einigen Herstellern angebotenen ummantelten Elektrokabel mögen bei einem Neubau sinnvoll sein. In allen anderen Fällen wäre der nachträgliche Einbau sogenannter Netzfreischalter zu erwägen. Hierbei handelt es sich um kleine Automaten, die, in Sicherungskästen eingebaut, den Strom abschalten, wenn er nicht gebraucht wird. Schaltet man den Energieverbraucher wieder ein, dann gibt der Schalter automatisch den Stromfluß wieder frei. Zumindest für die (Kinder-)Schlafzimmer scheinen diese Geräte angebracht, weil wir hier die längsten Ruhephasen verbringen. In diesen Zeiten wird darüber hinaus die Reizschwelle allgemein herabgesetzt, d. h., äußeren Reizen, die tagsüber keinen Effekt haben, bietet sich in dieser Phase eine Angriffsfläche.

Zum Vergleich folgen einige Angaben zur Stärke unterschiedlicher Magnetfelder.

Art des Magnetfeldes	*Flußdichte in Tesla*	
Nachweisgrenze	*(ab 10^{-14})*	*0,01 picoTesla*
Extrem schwache Felder:		
Auge	(10^{-13})	0,1 picoTesla
Gehirn	(10^{-12})	1,0 picoTesla
Herz	(10^{-11})	50 picoTesla
Interstellares Magnetfeld	(10^{-9})	1 nanoTesla
Sehr schwache Felder:		
Erdmagnetische Schwankungen	(10^{-9}-10^{-6})	1-1.000 nanoTesla
PKW	(10^{-8})	40 nanoTesla
Eisenbahn	(10^{-7})	160 nanoTesla
100-Watt Glühbirne	(10^{-7})	260 nanoTesla
Schwache Felder:		
Bügeleisen	(10^{-6})	1 mikroTesla
Hochspannungsleitung (50 m)	(10^{-5})	25 mikroTesla
KFZ-Anlasser	(10^{-4})	100 mikroTesla
Sonne	(10^{-4})	100 mikroTesla
Mittlere Felder:		
NMR-Computertomographie	(10^{-1}-1)	0,1-1 Tesla

Obige Aufstellung ist wegen der sehr kleinen Maßeinheiten für den Laien etwas verwirrend. Es läßt sich daraus entnehmen, daß z.B. eine einfache Glühbirne ein 100.000fach stärkeres Magnetfeld aufweist als das Gehirn. Magnetfelder entwickeln Wechselwirkungen mit der elektrischen Ladungsverteilung in Atomen und Molekülen und können biochemische Reaktionen verlangsamen oder beschleunigen.

Auch wenn der langfristige Einfluß von elektromagnetischen Feldern auf den Menschen derzeit noch mit Fragen

Auch wenn der langfristige Einfluß von elektromagnetischen Feldern auf den Menschen derzeit noch mit Fragen behaftet ist, läßt sich mit Sicherheit sagen, daß es – ähnlich wie bei der radioaktiven Strahlung – keinen Schwellenwert gibt. Anders formuliert: Einen völlig unbedenklichen elektromagnetischen Wert gibt es vermutlich nicht.

KRANKHEITEN

Auch Krankheiten selbst erhöhen den oxidativen Streß, wobei man jedoch zwei ineinander übergehende Effekte unterscheiden muß. Einmal ist die *vorübergehende* Erhöhung der Oxidationsrate Ausdruck einer erwünschten Abwehr- bzw. Reparaturreaktion, zum anderen kann die Krankheit durch unerwünschte, *chronische* Oxidationen verursacht worden sein.

Im Zusammenhang mit akuten Erkrankungen spielt Sauerstoff eine wichtige und durchaus erwünschte Rolle. Mit seiner hohen (Redox-)Energie verbrennt er alles Körperfremde, wirkt also wie ein reinigendes Feuer. Bakterien, Viren, Pilze und die meisten Tumorzellen sind auch im Lauf der Jahrmillionen niemals widerstandsfähig gegen die oxidierenden Angriffe des Sauerstoffs geworden. *Gesunde* Zellen vermögen sich mit ihren Antioxidantien zu wehren. Durch Nährstoffmangel geschwächte Zellen oder Organe hingegen können durch die Abwehrreaktionen des Körpers den Todesstoß erhalten.

Radikale sind also notwendig. Dabei darf man nie übersehen, daß eine Erkrankung nur das sichtbare Bild einer tiefer sitzenden Störung ist, die monate- oder jahrelang im Vorfeld wirksam war. Ob Lungenentzündung, Infektionskrankheit, Magengeschwür oder Gelenkerkrankungen – was wir sehen, ist der Versuch des Organismus, etwas wiederherzustellen oder sich zu wehren. Für diese Leistung bedarf es mehrerer tragfähiger Säulen:

- optimale Fettsäure-Versorgung,
- ausreichender Antioxidantienschutz.

Bei einem Sauerstoffdefizit finden die in diesem Fall erwünschten Oxidationen nicht in ausreichendem Umfang statt. Mangelt es an Spurenelementen, dann können bestimmte Stoffwechselwege nur unzureichend oder gar nicht beschritten werden. Fehlen bestimmte Fettsäuren, dann entstehen Engpässe bei der Bildung von Entzündungsstoffen in den weißen Blutkörperchen. Und die Antioxidantien schließlich werden für den Selbstschutz der Zellen benötigt. Ungleichgewichte in diesem System ziehen komplexe Konsequenzen nach sich, die zum Zell- bzw. Organtod führen können. Am Ursprung des Geschehens, also auf der Ebene der Freien Radikalen, haben Krankheiten kein eigenes klinisches Gesicht. Die grundlegenden Reaktionen wiederholen sich stereotyp.

Dreh- und Angelpunkt sind hierbei jene Systeme, in denen schon unter normalen Umständen riskante Mengen an Freien Radikalen entstehen: die Kraftwerke der Zelle, die energieerzeugenden Mitochondrien. Jedes bildet durch die notwendige Sauerstoffverarbeitung pro Tag 30 Millionen Radikale. Analog zu einem Kernkraftwerk stellen die hier anwesenden Antioxidantien den Reaktormantel dar. Sie schützen die Zelle vor der inneren ionisierenden Strahlung. Betriebsunfälle oder Systemüberlastungen haben entsprechende Folgen.

Ein Abzug der Antioxidantien in andere Körperregionen, z. B. bei chronischen Rauch- oder Umweltbelastungen, ähnelt einem Kühlwasserdefizit im Kernkraftwerk, schwächt also das Sicherheitssystem. Schlimmstenfalls zerfällt die schützende Membran und löst sich auf. Das kleine Kraftwerk Mitochondrium strahlt jetzt seine zerstörerischen Partikel in die Zelle aus. Gleichzeitig wird durch Freisetzung eines bestimmten Botenstoffs (Cardiolipin) Katastrophenalarm an die weißen Blutkörperchen gegeben, denn hier hilft keine Reparatur mehr, sondern nur noch die komplette Beseitigung der verseuchten Zelle. Die Effektivität der Abräumkolonnen hängt von vielen äußeren und inneren Bedingungen ab, die wiederum die Weichen für die weitere Entwicklung des inneren GAUs stellen:

1. Sofern ausreichender Materialnachschub (Sauerstoff, Nährstoffe u. a.) gesichert ist, kann die zerstörte Zelle vollständig abgeräumt und durch eine neue oder Bindegewebe ersetzt werden.
2. Bei mangelndem Nachschub erfolgen die Abräumaktionen unvollständig. Zelltrümmer, Bakterien- und Leukozytenreste bleiben liegen, sie bilden Eiter oder Ablagerungen wie z. B. bei der eitrigen Hirnhautentzündung, oder – falls der Mangel weniger ausgeprägt war – chronische Gelenkentzündung, Adernverkalkung u. a. War der Auslöser eine Infektion, dann können bei unvollständiger Abwehr Bakterien, Viren und Pilze nicht vollständig entfernt werden; sie überleben, siedeln sich wieder an und können damit den Anfang einer chronischen Erkrankung bilden. Durch die ständigen, aber nicht ausreichenden Abwehrreaktionen kommt es zu chronischer Radikalbelastung und erhöhten Zellteilungsraten, der Ausgangsbasis für das Entstehen von Tumorzellen. (Siehe Anhang, Abbildung II.)

Mangelhafte Abräumarbeiten können auch zu Autoimmunkrankheiten führen. Das Immunsystem sieht die Trümmerfragmente plötzlich als „artfremd" an und geht mit seiner ganzen Front dagegen vor. Fatal ist hierbei, daß sich Substanzen ähneln können. Der Botenstoff Cardiolipin hat z.B. gleiche Molekülstrukturen wie das Erbmaterial. Richten sich Antikörper gegen Cardiolipin, dann besteht die Gefahr, daß sie sich später auch gegen die DNA gesunder Zellen wenden. So oder so schießt sich die Abwehr gegen den inneren Feind ein, und ist dieser Prozeß einmal angelaufen, dann hält er sich selbst in Gang. Alle Autoimmunerkrankungen beruhen auf dieser Grundlage.
3. Bei starkem Antioxidantienmangel und/oder Radikalüberschuß kann schon ein kleiner Anstoß die ultimative Katastrophe auslösen. Es wird eine sogenannte Lipidperoxi-

dation ausgelöst, d. h. die Fette oxidieren sich gegenseitig zu Freien Radikalen – eine Reaktionskette, die sich lawinenartig über den gesamten Körper ausbreitet und nicht mehr zu stoppen ist, weil Radikalfänger fehlen.

Unter regulären Gegebenheiten laufen die Abwehrreaktionen des Körpers höchst effektiv ab. Es ist bisher nicht gelungen, dieses Abwehrsystem auch nur halbwegs zu kopieren. Antibiotika gegen Infektionen und Chemotherapeutika gegen Krebs erreichen nie die Potenz des Sauerstoffs. Es sind und bleiben körperfremde Stoffe (Xenobiotika) und somit ein unvollkommener Ersatz natürlicher Abwehrleistungen. Sie differenzieren nicht zwischen Freund und Feind und schädigen damit auch gesunde Strukturen. Hier erkaufen Mediziner eine Hauptwirkung auf Kosten vieler Nebenwirkungen.

Krankheiten verschieben das innere Gleichgewicht zwischen Oxidation (Radikalbildung) und Reduktion (Radikaleliminierung) in oxidativer Richtung. Prinzipiell handelt es sich hierbei um eine sinnvolle Autoregulation; die für die Abwehr erforderliche Energie wird bereitgestellt. Erst langdauernde Prozesse werden bedenklich. Der chronisch oxidative Streß zeigt sich dann klinisch als Aufbrauchkrankheit und/oder frühzeitigem Verschleiß. Die Energieverarmung äußert sich in Gewichtsverlust, Schädigung der Schleimhäute, Zerstörung von Lungen-, Knorpel-, Bindegewebe und der Arterieninnenwände. Bereits 1937 wiesen SEYDERHELM und Mitarbeiter auf die Verschiebung des Redoxpotentials bei verschiedenen Krankheiten in Richtung verstärkter Oxidation hin, wie nachstehende Tabelle veranschaulicht:

0 mV	Normwert
+30 mV	Blutverlust
+50 mV	chronische Magenschleimhautentzündung
+60 mV	Zuckerkrankheit, Magengeschwür
+70 mV	Krebs, Lungenentzündung nach Fieber
+80 mV	Tuberkulose

(Positive Redoxpotentiale bei diversen Erkrankungen nach SEYDERHELM und Mitarbeiter; bezogen auf die Wasserstoffelektrode.)

Problematisch ist, daß dieser sinnvolle Mechanismus durch veränderte Lebens- und Ernährungsweisen sowie durch Umweltbelastungen geradezu sabotiert wird. Sie verschieben das Gleichgewicht von vornherein in Richtung Oxidation und schränken den Spielraum für weitere erwünschte oxidative Reaktionen ein. Denn diese können nicht beliebig gesteigert werden, genau wie ein Akku nicht nur ständig entladen werden kann. Die notwendige Energie wird nur bereitgestellt, wenn der Körper ausreichend Vitamine, Spurenelemente und andere Mikronährstoffe zur Verfügung hat.

Neben unzulänglichem Nahrungsangebot und umweltbedingten Belastungen sind es auch zahlreiche Medikamente, die einen radikalbildenden Oxidationsprozeß verstärken. Sie können Krankheitsverläufe „verschlimmbessern". Ziel jeglicher Therapie sollte es sein, die Redoxpotentiale um den Wert Null einzupendeln. Da Gesundheit das beste Mittel gegen Krankheit ist (Hippokrates), besteht Vorsorge auch darin, einen möglicherweise bereits lang andauernden oxidativen Streß zu unterbrechen, damit der Körper seine Selbstregulationsfähigkeiten wiedererlangen kann. Insofern ist es oftmals möglich, allein durch Einnahme von Antioxidantien bzw. hochdosierten Nährstoffen chronische Schädigungen wie z.B. Allergien zu bessern oder gar vollständig zu beseitigen. Auf jeden Fall sollten herkömmliche medikamentöse Therapien in weitaus größerem Umfang, als dies bisher geschieht, durch Nährstoffeinnahmen flankiert werden.

Bei privater Vorsorge liegt der Akzent demnach nicht auf vollständiger Vermeidung von Krankheiten, sondern auf einer besseren Abwehrleistung gegen unvermeidbare Attakken auf die Gesundheit.

DARM

„Im Darm lauert der Tod", wußten die Ärzte schon früher. Wie recht sie hatten! Was immer der Mensch falsch machen kann, macht er falsch. Mitschuldig an dieser Entwicklung ist ein medizinischer Spezialisierungsprozeß, der von einem ganzheitlichen Denken noch weit entfernt ist. Der Stomatologe (Mundhöhlenspezialist) kümmert sich nicht um den Dickdarm, der Gastroenterologe (Magen-Darm-Spezialist) nicht um den Mund, und die Welt des Proktologen beschränkt sich auf den Mastdarm. Der Verdauungsapparat ist jedoch ein langes, verschlungenes Rohrsystem, das genaugenommen zwischen Unter- und Oberlippe anfängt, sich in vielen Windungen durch die Bauchgegend schlängelt und zwischen den Pobacken endet.

Wie kein anderes Organ spiegelt der Darm die engen Wechselbeziehungen zwischen Umwelt, Ernährung und Gesundheit wider. Mit einer inneren Oberfläche von 150-200 m^2 stellt er die flächenmäßig größte Barriere zwischen Außenwelt und Körperinnerem dar. Während Magen und Dünndarm nur wenige Bakterien enthalten, steigt deren Zahl im Dickdarm massiv an. Bakterien bilden gemeinsam mit dem Darm eine Lebensgemeinschaft (Symbiose). Ohne sie wären wir krank und „immunologische Krüppel". Etwa 400 Bakterienarten wurden nachgewiesen. Sie stehen bei einer gesunden Ernährung im Gleichgewicht und verhindern das übermäßige Wachstum krankmachender Bakterien und Pilze.

Am Anfang steht der Mund. Er ist eine Körperöffnung, die einen direkten und tiefen Zugang ins Innere erlaubt. Sinnigerweise hat die Natur alle direkten Zugänge als Bio-Barrieren konstruiert. Die Schleimhäute von z.B. Mund, Lunge oder Vagina bilden eine Hürde für Fremdstoffe aller Art. Brechen diese Barrieren zusammen, dann können Bakterien, Viren und Schadstoffe tief eindringen. Eine gesunde Darmfunktion beginnt demnach in der Mundhöhle. Hier siedeln „gute" Bakterien. Der hohe Vitamin C- und Harnsäuregehalt des Speichels wirkt als Radikalfänger. Was sich im Mund abspielt und von der Natur ausgedacht wurde, ist ausgewogen und sinnvoll. Und was macht der Mensch?

Mit der Drohung Karies und Parodontose werden Fluor und antibakterielle Pflegemittel empfohlen. Gleichzeitig stellt man den Zucker als Schuldigen hin. Ganz so ist es nicht. Menschen, die sich unnatürlich ernähren, dürften mit oder ohne Zucker Karies bekommen. Ein gut mineralisierter Zahn ist widerstandsfähig gegen die ohnehin schwachen Säuren der milchsäurebildenden Bakterien in unserer Mundhöhle. Da haben antibakterielle Zahncremes, Sprays und Mundwässer nichts verloren. Fluor ist ebenfalls bedenklich. Es sei dahingestellt, ob dieser Zahnschmelzhärter wegen der kurzen Einwirkungszeit überhaupt eine Wirkung entfalten kann; er tötet auf jeden Fall Bakterien ab und unterscheidet dabei nicht nach Freund und Feind. Hinzu kommen noch weitere Zahncreme-Inhaltsstoffe wie Schäumer, Desinfektionsmittel, Oberflächenentspanner, Konservierungsstoffe, Seifen, Weißmacher, Geschmacksstoffe. Sie alle wirken kontraproduktiv und schädigen Mundflora und Schleimhaut.

Was bleibt, sind die „bösen" Bakterien aus Fäulnis- und Fäkalkeimen. Sie stammen aus den Gattungen der Kolibakterien bzw. Streptokokken und sind widerstandsfähiger als die übrigen Bakterien. Das antibakteriell wirkende Vitamin C der Mundhöhle wird durch sie ebenfalls zerstört. Übertriebene Hygienevorstellungen lassen so das erste Antioxidantienschutzsystem unserer Verdauungswege zusammenbrechen, und statt des erstrebten reinen Atems erntet man Mundgeruch und Fäulnis. Gefährliche Bakterien, Pilze und Chemikalien können die angeschlagene Barriere ungehindert passieren, gelangen in den Magen und durchlöchern auch dessen Schutzsystem. Alkohol, Röstprodukte, Nitrate, Pestizide und sogar die beliebten Salzsäurehemmer sind zusätzliches Öl ins Feuer. Schadstoffe können jetzt weit eindringen und tiefer gelegene Barrieren uneffektiv machen; Bakterien aus dem Dickdarmbereich können dadurch in höher gelegene Dünndarmabschnitte wandern. Die meisten bösartigen Erkrankungen treten gehäuft in bestimmten Altersgruppen auf – Dickdarmtumor nicht. Seine Karriere steigt mit zunehmendem Alter steil nach oben und ist die Quittung für unnatürliche Ernährungsweise und Unkenntnis der Verdauungsfunktionen.

Die für unseren inneren Chemiebetrieb notwendigen Rohstoffe werden in der Regel in einer nicht brauchbaren Form angeliefert. Es findet eine Vorsortierung nach Verwertbarkeit statt, die ersten Schadstoffe werden unschädlich gemacht, feindliche Bakterien und Viren zerstört. Ein Teil dieser Leistungen wird vom Magen erbracht, die eigentliche Arbeit leisten jedoch Bakterien im Darm. Ein Drittel des Trockenstuhlgewichts entfällt auf Bakterien. Die Lebensgemeinschaft Bakterie/Mensch kommt hier am deutlichsten zum Ausdruck. Ohne diese kleinsten Lebewesen würde der Mensch mit vollem Magen „verhungern". Er hat also allen Grund, für bakterienfreundliche Bedingungen in seinem Verdauungstrakt zu sorgen, denn von ihren Leistungen lebt er.

Ganze Heerscharen unterschiedlicher Bakterien halten sich gegenseitig in Schach und sorgen dafür, daß der Nahrungsbrei umgewandelt und damit aufnahmefähig wird. Auch die Vitaminbildung gehört zu ihren Aufgaben. Insgesamt ist es ein raffiniertes Gleichgewicht, das vom Menschen selbst nur allzu häufig und nachhaltig gestört wird, z. B. durch ständige Einnahme von Salzsäurehemmern oder Antibiotika.

Wie entscheidend eine gesunde Darmflora für das Leben eines Menschen ist, wird vor allem im Säuglingsstadium deutlich. Der neue Erdenbürger wird mit einem keimfreien Verdauungstrakt geboren; er ist unfähig, normale Nahrung zu verwerten – sie würde unverdaut bleiben. Erst im Lauf der Zeit siedeln sich die lebensnotwendigen Bakterien an und ermöglichen eine normale Nahrungsaufnahme. Daher reagiert ein Neugeborenes auch noch sehr empfindlich auf bakterielle Verunreinigungen z. B. seiner Flasche. Das Schutzsystem gegen den normalen Bakterien-, Viren- und Schadstoffbefall funktioniert noch nicht einwandfrei. Es sind die Inhaltsstoffe der Muttermilch, die über diese kritische Zeit hinweghelfen.

Im gesunden Darm bilden sich durch den Bakterienstoffwechsel ständig enorme Mengen Freier Radikaler. Die dabei täglich freiwerdende ionisierende Strahlungsdosis entspricht der am Rande einer Atombombenexplosion, nämlich 40.000 rad! Solange der Darm sich bewegt (Peristaltik) und sein Inhalt physiologisch ist, bleibt die Gefährdung gering. Der Darm wird aber zu einer Retorte übelsten Ausmaßes, wenn er träge wird oder gar völlig ruht. Und 25% der Deutschen im vierten und 65% ab dem sechsten Lebensjahrzehnt klagen über Verstopfungen. Darminnenwandtemperaturen bis zu 60 °C, übermäßige Gallensäure durch fetthaltige Nahrung sowie Eisen aus der Nahrung sind weitere Faktoren, die die Radikalbildung anheizen und die Darmwand unter Dauerbeschuß nehmen. Die Natur hat offenbar gewußt, was auf uns zukommt, denn wie immer hält sie Verteidigungsmöglichkeiten parat. Einmal sind es Ballaststoffe, die in die unteren Darmabschnitte gelangen und hier zu Buttersäure umgewandelt werden. Diese dient den Schleimhautzellen als Nahrung und verhindert unkontrolliertes Zellwachstum. Die Entstehung von bösartigen Zellen und Polypen wird hierdurch verhindert oder – sofern sie nicht zu groß sind – rückgängig gemacht.

Ballaststoffe fungieren ferner als Quellstoffe und binden Gallensäuren. Erstere regen den Darm zu lebhafter Tätigkeit an. Ein Afrikaner vom Stamm der Bantu hat z. B. wegen seiner ballaststoffreichen Nahrung bis zu fünfmal täglich Stuhlgang. Ähnlich wie Ballaststoffe wirkt Milch; sie stärkt das biologische Gleichgewicht. Auch Beta-Karotin wirkt als „Rohrreiniger". Hier liegt der tiefere Sinn der WHO- und DGE-Forderung nach reichlich Obst. Denn die Beta-Karotine, die ohne Anwesenheit von Fett zugeführt werden, wandern in tiefere Dickdarmabschnitte und fangen dort Freie Radikale ab. Ballaststoffe, Vitamine und Beta-Karotin wirken synergistisch und stellen ein bedeutendes Gegengewicht im „Darmkrieg" gegen Freie Radikale dar.

Durch den umweltbedingten Schadstoffanfall hat der Verdauungsapparat mehr denn je zu tun. Doch statt dem Organismus bei erhöhtem Arbeitsanfall hilfreich zur Seite zu stehen, läßt der Mensch nichts aus, seinen Rohstoffverarbeiter obendrein noch zu schikanieren und zur Trägheit zu erziehen. Bereits durch falsch verstandene Mundhygiene schlägt er Breschen in die erste Abwehrphalanx. Statt durch Aktivität die Darmperistaltik zu fördern, greifen wir, vor dem Fernseher sitzend, zu fetthaltigen Leckereien. Dringend benötigte Ballaststoffe werden gemieden, und an Nährstoffen mangelt es ohnehin. Wenn dann noch die Uhr und nicht die innere Meldung den Besuch der Toilette diktiert, ist der unselige Generalangriff fast komplett. Da nicht sein kann, was nicht sein darf, wird auch noch der Notruf des Verdauungsapparats (Trägheit, Verstopfung, Übersäuerung) ignoriert und mit Abführmitteln u. a. zum Schweigen gebracht.

DER GANZ ALLTÄGLICHE OXIDATIVE STRESS

Wenn von Umweltschadstoffen oder Smog die Rede ist, richtet sich das Augenmerk zuerst auf die allgemeine Luftverschmutzung, die durch Industrie und/oder Autoverkehr verursacht wird. Weniger gegenwärtig ist den meisten Menschen, daß die Schadstoffbelastung innerhalb geschlossener

Räume oft weitaus höher ist. Daß diese Problematik bis heute stiefmütterlich behandelt wird, liegt nicht zuletzt an der komplexen Beweisführung: Es ist nur selten möglich, einen eindeutigen und direkten Zusammenhang zwischen häuslicher Belastung und den sich daraus ergebenden Erkrankungen zu führen. Erschwert wird dies noch durch die individuell sehr unterschiedliche Belastbarkeit sowie Interaktionen zwischen verschiedenen Schadstoffen und den geringfügigen, aber chronischen Vergiftungen.

Die Schwierigkeit derartiger Untersuchungen fängt bereits damit an, daß es ein absolutes Maß für Schadstoffbelastung nicht gibt. Maß aller Dinge ist der betroffene Organismus selbst; und nur Messungen, die die sehr individuelle Reaktion auf Umweltverschmutzungen erfassen, haben einen Aussagewert.

Wegen ihrer Kurzlebigkeit sind Freie Radikale nur unter großem Aufwand meßbar. Wissenschaftliche Laboratorien nutzen hierfür EPR- bzw. ESR-Methoden (Elektronenpararesonanz, Elektronenspinresonanz). Für die ärztliche Praxis ist dies zu kostspielig.

Oxidativer Streß entsteht, wenn die oxidierende Radikalbildung stärker ist als der Körper sie durch reduzierende, radikalfangende Maßnahmen kompensieren kann, also wenn der Schadstoffanfall größer ist als er mit Hilfe von Nährstoffen neutralisiert werden kann. Insofern hat es wenig Sinn, allein den Nährstoffstatus eines Menschen zu messen. Zuverlässige Auskunft kann einmal die Verschiebung des Redoxpotentials bieten, doch auch an Reaktionsprodukten, die durch Freie Radikale entstehen, kann der Zustand im Organismus abgelesen werden. Für die klinische Diagnostik existieren noch keine standardisierten Verfahren. Die derzeit am häufigsten genutzten Methoden sind MDA-Bestimmungen (Malondialdehyd) im Serum und Redox-Messungen. Malondialdehyd entsteht bei der Peroxidation von Fettsäuren. Es läßt sich im Blut, Frucht- und Hirnwasser sowie in Gelenkpunktaten nachweisen. Der MDA-Nachweis ist relativ preiswert und als kolorimetrische Methode einfach durchzuführen. Es sei hier lediglich angedeutet, daß Spezialisten darüber hinaus noch auf weitere Parameter zurückgreifen.

Messungen am gesunden und kranken Menschen ergaben nachstehende Werte. Ob die gefundenen MDA-Spiegel „normal" sind, kann zur Zeit nicht beurteilt werden. Es ist durchaus denkbar, daß sie durch eine allgemeine Umweltbelastung sämtlich erhöht sind.

Personengruppe/Faktoren	*MDA (mikroMol/Liter)*
Kinder (6-14 Jahre)	9,3
Männer (20-59 Jahre)	8,6
Frauen (20-59 Jahre)	7,6
Frauen (bei Einnahme der Antibabypille)	9,7
Senioren (69-81 Jahre)	12,8
Vegetarische Ernährung	15,8
Nach Solarium	24,6
Kranke Senioren	17,2
Holzschutzmittelbelastung	16,5
Diabetes	10,5
Akute Pankreatitis (leicht)	12,5
Akute Pankreatitis (schwer)	20,7
Chronischer Alkoholismus	15,6
Delirium tremens	19,4
Leberschaden (Alkohol)	30,6
Herzpumpschwäche	25,3
Bronchial-Asthma	63,0

Bei den „Normalwerten" fällt der höhere Oxidationsgrad bei Kindern und Senioren auf. Bei Kindern könnte dies auf einem höheren Stoffwechsel infolge stärkerer Lebhaftigkeit beruhen. Denkbar wären allerdings auch verstärkte Reaktionen des noch empfindlichen jugendlichen Abwehrsystems auf umweltbedingte Faktoren. Bei Senioren fanden sich starke Abweichungen in Richtung erhöhter Oxidation (bei 30% bis zu 20 mikroMol und mehr) bei gleichzeitig deutlich erniedrigten Selenspiegeln im Blut.

Hohe MDA-Werte spiegeln stets Zerstörung, Abbau, Energieverlust und Immunschwäche wider: Bedingungen, welche eine Krebsentstehung fördern. Unabhängig von den Ursachen ist zu erwarten, daß bei derartigen Oxidationsgraden weitere Krankheits- und Verschleißprozesse auftreten werden.

Die erhöhten MDA-Werte bei Frauen, die Kontrazeptiva (Pille) einnehmen, kann die Mehrzahl der Betroffenen kompensieren. Wenn jedoch einseitige Ernährung, Nikotin- und Alkoholmißbrauch und/oder andere Belastungen hinzukommen, sind Komplikationen zu erwarten. Migräne, Blutdrucksteigerungen, Thromboseneigung und sogar Schlaganfälle werden bei jungen Frauen unter Langzeitgebrauch der Pille häufiger beobachtet. Die Einnahme der Antibabypille sollte folglich durch Antioxidantien flankiert werden.

Erwartungsgemäß gehen viele Erkrankungen mit erhöhten MDA-Spiegeln einher. Hierbei müssen allerdings, vor allem bei kranken Senioren, gegebenenfalls die oxidativen Einflüsse von Medikamenten mit berücksichtigt werden. Wie rasch sich oxidative Streßzustände entwickeln können, zeigten Verlaufsuntersuchungen. Beschleunigter Stoffwechsel z.B. durch Wochenendsport, äußerliche Faktoren wie Kälte, Hitze, Sonnenstrahlung sowie einseitige Ernährung und Chemikalienbelastungen können zu kurz- oder langfristigen Anstiegen führen. Während wohldosierte und sich häufig wiederholende oxidative Streßbelastungen Schutzmechanismen auslösen und damit die Gesundheit stärken, bewirken Extreme das Gegenteil. „Meide das Übermaß", warnten bereits die alten Griechen (Säuleninschrift des Apollon-Tempels in Delphi).

Bei den Extremen fallen die beliebten Sonnenbäder unangenehm auf. Exzessive Sonnenlichtbelastungen bei noch nicht vorhandener Sonnenbräune hatten überraschend lang anhaltende MDA-Steigerungen zur Folge. Nachstehende Abbildung zeigt das MDA-Verhalten *zwei Wochen nach* einem einmaligen sechsstündigen Strandaufenthalt bei jungen Frauen zu Beginn der Saison.

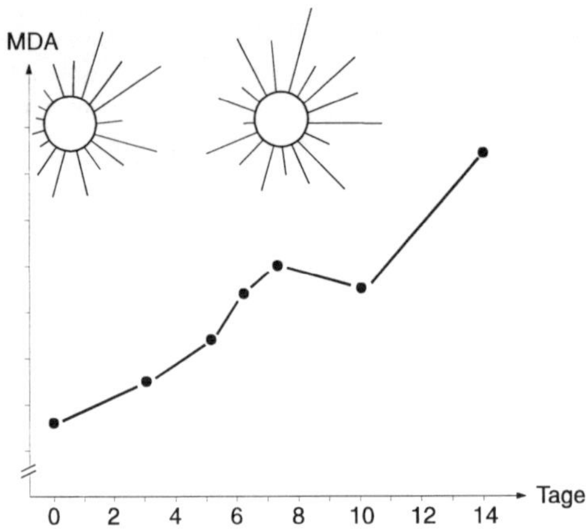

Abb. 10: Sonnenbad und oxidativer Streß

Keine der Beteiligten erlitt einen Sonnenbrand. Der MDA-Anstieg in der ersten Woche nach dem Sonnenbad spiegelte bereits eine enorme Fettoxidation wider. Sie breitete sich über die nächste Woche weiter nach dem Domino-Prinzip aus. Das war nur möglich, weil die Radikalbildung den Antioxidantienschutz überstieg. Die außergewöhnliche Belastung durch Sonnenbäder erklärt auch ein anderes Phänomen, das häufig in diesem Zusammenhang beobachtet wird: die Verschlechterung des Gesundheitszustands bei schon vorliegenden Erkrankungen. So tritt Lippenherpes nach intensiver Sonnenbelastung häufiger auf. Die im Körper schlummernden Herpes-Viren, die normalerweise durch das Immunsystem in Schach gehalten werden, nutzen die lichtinduzierte Schwäche des Abwehrsystems aus und werden wieder aktiv. Nachfolgende Untersuchungen ergaben, daß eine vorherige Einnahme von Antioxidantien derartige Radikalbelastungen verhindert.

Analoge Ergebnisse wurden in einer Untersuchung des Klinikums Südstadt, Rostock, bei einer 14tägigen Nahrungsergänzung mit den Radikalfängern Vitamin E, Vitamin C, Beta-Karotin, mit Flavonoiden, Selen (Natrium-selenit), Coenzym Q10, Ginkgo biloba und DMSO (Dime-thylsulfoxid) ermittelt. Flavonoide sind Begleitstoffe von Vitaminen, sie kommen im Gemüse vor. Ginkgo biloba ist ein altes Heilmittel aus Asien. DMSO ist ein starker Radikalfänger, der gern in der Sportmedizin bei Verletzungen eingesetzt wird. Als Creme verwendet, durchdringt er schnell die Haut und entfaltet damit lokal seine volle Wirkung.

Antioxidans	*Tagesdosis*	*MDA vor/nach Einnahme*
Vitamin E	100 mg	8,9/7,2
Vitamin C	200 mg	8,9/7,3
Beta-Karotin	30 mg	9,2/8,7
Coenzym Q10	100 mg	8,7/6,2
Flavonoide	3 x 100 mg	9,2/5,8
Selen	3 x 100 µg	8,7/6,8
DMSO*		12,6/5,4
Ginkgo biloba	3 x 80 mg	9,5/6,8

** Hautsalbe wurde zweimal täglich auf eine Fläche von 20 x 20 cm auf den Bauch aufgetragen*

Insgesamt ergibt sich das Bild eines ausgeklügelten Schöpfungsakts. Die Natur scheint gewußt zu haben, daß bei körperlicher Betriebsamkeit natürliche Schadstoffe anfallen. Deswegen erhielten die Lebewesen ein raffiniertes und lernfähiges Abwehrsystem. Im Prinzip funktioniert es perfekt, aber es ist nicht grenzenlos belastbar. Die meisten Krankheiten stellen das letzte Glied einer langen Reihe von krankmachenden Faktoren dar, die Jahre und Jahrzehnte wirksam waren. Erkrankungen sind sozusagen die „rote Karte", weil die „gelbe" ignoriert wurde. Ein heute sichtbares Krankheitsbild begann gestern mit einem Ungleichgewicht im Stoffwechselgeschehen. Und immer waren Freie Radikale im Spiel. Es gibt keine noch früher bzw. ursächlicher ansetzende Störung.

Obwohl die Verschiebung des Redoxpotentials bei Krankheiten seit Jahrzehnten bekannt ist, wußte man ihre Bedeutung lange Zeit nicht richtig einzuordnen. Inzwischen hat sich dies geändert, aber die Kenntnisse sind noch immer nicht allgemein bekannt, von einer allgemeinen Nutzanwendung ganz zu schweigen. Hier liegt eine gewaltige Potenz zur Vorbeugung, die allerdings von maßgeblichen Stimmen nach wie vor negiert wird.

Abschließend sei noch eine neuere Untersuchung in den USA zitiert, die auf den ersten Blick irritierend wirkt. Man ist bisher immer davon ausgegangen, daß **alle** Belastungen negative Folgen für die Gesundheit haben. In einer großangelegten Studie verglich man nun die Krebsrate verschiedener Städte miteinander. Natürlich erwartete man, daß Städte mit starker Smogbelastung erheblich schlechter abschneiden würden als relativ saubere. Überraschenderweise war das Gegenteil der Fall. Das vergleichsweise wenig belastete San Francisco hatte die höchste Krebsrate, während sie im verschmutzten Newark nicht höher lag als in den USA allgemein üblich.

Zwei andere Untersuchungen kamen zu ähnlichen Ergebnissen. Die durchschnittliche Lebenserwartung von Ratten erhöhte sich bei einer Strahlenbelastung, die dreimal so hoch war wie normal. In einer chinesischen Region ist die Bevölkerung im Durchschnitt einer dreifach höheren Strahlenbelastung ausgesetzt und weist dennoch keine erhöhten Geburtsdefekte oder Krebsraten auf.

Die Erklärung ist, daß unsere schadstoffbeseitigenden Enzyme erst ab einem gewissen Schwellenwert aktiviert werden. Liegt die Belastung darunter, bleibt der Reiz für eine vermehrte Herstellung von entsprechenden Enzymen aus, und die Schadstoffe führen ein recht ungehindertes Dasein. Wird jedoch die Toleranzgrenze überschritten, erhöht sich die Enzymproduktion im Organismus. Die Quintessenz ist, daß eine gewisse Schadstoffbelastung dem Menschen eher nützt als schadet. Erst durch die Überschreitung einer gewissen Grenze werden die „Abwehrtruppen" unseres Immunsystems mobilisiert. Erhöht man die Schadstoffzufuhr allerdings noch weiter, dann wird das Abwehrsystem überrollt, und die bekannten negativen Effekte treten auf.

Die Schlußfolgerung muß daher sein, daß sich die Belastung innerhalb bestimmter Ober- und Untergrenzen bewegen sollte. Mäßige und sich wiederholende Radikalsteigerungen tragen zur Stabilisierung der Gesundheit bei. Der Körper wird resistenter gegen Umweltbelastungen, sein Immunsystem festigt sich. Der Akzent liegt demnach nicht auf einer Beseitigung aller Schadstoffe – das ist ohnehin unmöglich. Es gilt vielmehr, den Wagen nicht zu überladen, übermäßige Schadstoffbelastungen zu vermeiden und das Abwehrsystem z. B. mit Nährstoffen für seine Aufgabe optimal auszurüsten.

Die Behandlung von ca. 600 umweltgeschädigten Patienten an der Klinik Südstadt, Rostock, zeigt jedoch auch das grundsätzliche Dilemma der Medizin in diesem Bereich auf. Auf der einen Seite akzeptieren nur wenige Mediziner, daß Umweltbelastungen in ihren Verantwortungsbereich hineinspielen. Auf der anderen Seite gleicht die Klärung der Ursachen einem kriminalistischen Puzzlespiel, mit dem Ärzte oftmals überfordert sind. Letztendlich muß den Betroffenen klar werden, daß das eigene Engagement durch keinen Therapeuten ersetzt werden kann.

Literaturvorschläge

1. Weber, K. M.: Vitamine und Spurenelemente-Mangel trotz Überernährung. H. u. K. 44.44 (1992) 147 - 150.
2. Kieffer, F.: Wie Eisen und andere Spurenelemente die menschliche Gesundheit beeinflussen. Mitt. Gebiete Lenbensm. 84 (1993) 48 - 87.
3. Kuklinski, B., Vorberg, B., Rühlmann, C. et al : Latenter Antioxidantienmangel in der DDR-Population. Ursachen und klinische Bedeutung. Z. ges. Inn. Med. 45 (1990) 33 - 42.

4. Ohlenschläger, G., Berger, J.: Aldehyd-aktivierte Sauerstoffstufen – Radikale – oxidativer Streß. Pathobiochemische Probleme komplexer lebender Systeme. Praxistelegr. 4 (1991) 1 - 16.
5. Simone, C. B.: Krebs und Ernährung. Quintessenz Verlag 1991.
6. Lange-Ernst, M. E.: Gesund durch Spurenelemente. Goldmann, München 1988.
7. Lange-Ernst, M. E.: Essen mit Lust auf Gesundheit. P. Erd-Verlag, München 1994
8. von Koerber, K., Leitzmann, C.: Neuerungen bei den Grundsätzen und Empfehlungen der Vollwerternährung. Z. ärztl. Fortbild. 88 (1994) 393 - 401.

VI
Krankheiten

Die Deutsche Gesellschaft für Umwelt- und Humantoxologie (DGUHT) wies anläßlich einer Tagung im Oktober 1994 darauf hin, daß den Menschen der Öko-Kollaps drohe, falls es ihnen nicht gelänge, die Schadstoffe in Umwelt und Nahrung zu verringern. Diese seien für den Menschen ähnlich schädlich wie für andere Ökosysteme, z. B. den Wald. Vor allem das menschliche Immunsystem, das Nervensystem und der Hormonhaushalt seien in Gefahr. Bereits heute leide jeder vierte Deutsche unter einem angegriffenen Immunsystem und Allergien, und diese steigende Anzahl von Erkrankungen spiegele die Zunahme von Schadstoffen im Organismus wider. In diesem Zusammenhang wurde ein neuer Krankheitsbegriff eingeführt: das MCS-Syndrom (Multiple Chemical Sensitivity). Es bezeichnet eine Überempfindlichkeit mehreren chemischen Stoffen gegenüber und ist nach Ansicht der DGUHT eine immer häufiger festzustellende Antwort des menschlichen Körpers auf allgegenwärtige Chemikalien.

Bei über 200 Krankheiten konnte man inzwischen einen Zusammenhang mit chronisch-oxidativen Belastungen finden. Es handelt sich um Erkrankungen, die man durch rechtzeitige Zufuhr von Antioxidantien bzw. Nährstoffen wahrscheinlich hätte verhindern, zumindest aber abschwächen können. Denn sind diese Krankheiten erst ausgebrochen, dann ist es mit herkömmlicher Medikation allein nicht mehr getan, das verschobene Gleichgewicht bleibt bestehen. In manchen Fällen aber kann man ein solches Ungleichgewicht sogar ohne Medikamente, nur durch Gabe von Antioxidantien und anderen Nährstoffen beseitigen.

Gleichgültig ob die Schadstoffe wie z. B. Sauerstoff natürlichen, oder wie z. B. Pestizide künstlichen Ursprungs sind, immer ist im Organismus eine erhöhte Oxidationsrate festzustellen, es herrscht also oxidativer Streß. Nachstehend einige Beispiele für Erkrankungen, die Wissenschaftler nach neuesten Kenntnissen darauf zurückführen.

ARTERIOSKLEROSE

Diese Krankheit wird praktisch immer im Zusammenhang mit zuviel Fetten in unserer Nahrung erwähnt. Man spricht hierbei von einer typischen Zivilisationserkrankung, weil Naturvölker fast nie, Industriestaaten dagegen sehr stark von ihr betroffen sind.

Bei der Arteriosklerose handelt es sich um eine fortschreitende Erkrankung der Arterieninnenwände durch Ablagerung krankhafter Stoffwechselprodukte aus Fetten bzw. (per)oxidierten Fetten, komplexen Kohlenhydraten, Glukose-Eiweiß-Verbindungen, Hyalinablagerungen und fibrösem Gewebe. Im weiteren Verlauf beginnt das darunterliegende Gewebe sich zu verändern und tumorartig zu wuchern.

Die Arterienwände bestehen aus verschiedenen Schichten. Während die äußere Schicht eine eigene Blutversorgung aufweist, wird die innere Schicht aus dem vorbeifließenden Blut ernährt. Kommt es zu (ungeklärten) Störungen an der inneren Gefäßwand, dann finden sich hier schnell die diversen Zellen unserer inneren Abwehr ein. Anfangs lassen sich diese Störungen noch ohne Folgeschäden beseitigen. Im Lauf der Zeit entstehen jedoch aus solch kleineren Unregelmäßigkeiten eben durch die Reparaturversuche größere Störfälle.

Im großen und ganzen läuft es darauf hinaus, daß an diesen Stellen recht bald ein Ansammlung verschiedener Zellen stattfindet, die leider nicht immer miteinander, sondern auch gegeneinander arbeiten. Die zu den weißen Blutkörperchen gehörenden Makrophagen z. B. fressen in bester Absicht alle angesammelten Abfallprodukte in sich hinein. Wenn deren Zustrom aber nicht nachläßt, „überfressen" sie sich und gehen daran schließlich selbst zugrunde. Am Ort des Geschehens entsteht sozusagen ein „Makrophagenfriedhof". Hierdurch werden Substanzen freigesetzt, die das umliegende Gewebe zum Wachstum anregen. Die Bemühungen der diversen Zellen, die Störung an der Gefäßwand zu beseitigen, führen damit zum Gegenteil. Im Lauf der Zeit wird das Gefäßinnere mit Ablagerungen toter Zellen und anderen Substanzen regelrecht zugebaut und so oft gefährlich verengt.

Auf der 66. wissenschaftlichen Tagung des Amerikanischen Herzverbands (November 1993) in Atlanta, USA, war man sich einig, daß der wichtigste Prozeß bei der Entstehung der Arteriosklerose die Peroxidation von Fettsäuren und ein unzureichender Antioxidantienschutz ist. Peroxidationen werden durch Freie Radikale ausgelöst, die während des Stoffwechselgeschehens entstehen oder von außen eindringen (Rauchen, UV-Licht u. a.). Bei näherer Betrachtung der verschiedenen Ursachen, die für die Arteriosklerose verantwortlich gemacht werden, kristallisierte sich als gemeinsamer Berührungspunkt der Mangel an Antioxidantien bzw. Mikro-Nährstoffen heraus.

Nachfolgend seien drei Ansätze zur Erklärung des Verlaufs aufgeführt:

1. Cholesterin

Wenn von den Ursachen der Arteriosklerose die Rede ist, dann gilt allgemein das Cholesterin als klassischer Täter. Nun werden auch z. B. Polizisten stets im Zusammenhang mit Verbrechen gesehen, aber niemand zieht daraus weitere Schlußfolgerungen. So ist auch richtig, daß eine Korrelation zwischen einer hohen Cholesterinkonzentration im Blut und

dem Auftreten von Arteriosklerose besteht, aber bis dato konnte keine befriedigende Erklärung über einen ursächlichen Zusammenhang gegeben werden.
Andererseits ist Cholesterin an jedem lebenswichtigen Vorgang in unserem Körper beteiligt. Es ist einer der wichtigsten Bestandteile der Zellmembran, bildet die Gallensäuren, ist Provitamin des Vitamin D_3, ist Vorstufe der Nebennierenrinden- und Sexualhormone – und ein wichtiges Antioxidans.

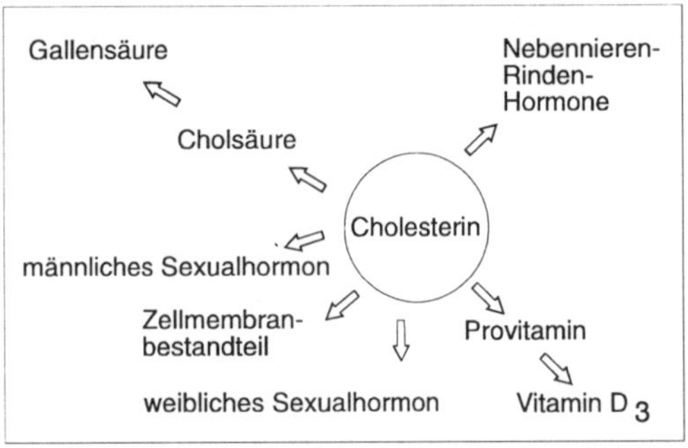

Abb. 11: Die Wirkungen des Cholesterins

Vordergründig gesehen wäre es demnach nicht sehr plausibel, wenn eine derart wichtige Substanz gleichzeitig unser Feind wäre, zumal 95 % des Cholesterins vom Organismus hergestellt und nur 5 % mit der Nahrung zugeführt werden. Cholesterin ist Bestandteil der Zellmembran, wird im Blut von bestimmten Lipoproteinen (LDL) zur Zelle transportiert und dort mittels spezieller LDL-Rezeptoren an die Zelle gebunden. Die Anzahl der Rezeptoren einer Zelle entspricht dabei ihrem Bedarf: Nebennieren (Hormone) und Leber (Gallensäuren) weisen z. B. viele LDL-Rezeptoren auf. Überschüssiges Cholesterin wird von einem anderen Lipoprotein (HDL) abtransportiert und zum größten Teil in der Leber zu Gallensäure verarbeitet.

Bei Blutuntersuchungen wird daher neben dem Cholesteringehalt auch immer der HDL/LDL-Quotient bestimmt.

LDL steht für Low Density Lipoproteins = Lipoproteine mit geringer Dichte; HDL für High Density Lipoproteins = Lipoproteine mit hoher Dichte. Ein Mensch mit überwiegend HDL im Blut gilt als gesund, während hohe LDL-Konzentrationen als kritisch angesehen werden.

Bereits vor mehr als zehn Jahren haben etliche Forscher darauf hingewiesen, daß Cholesterin nicht per se die Arteriosklerose auslöst, sondern nur dann, wenn es oxidativ verändert wurde. Vor allem Prof. ESTERBAUER, Graz, mahnte als einer der ersten. Im November 1990 erschienen im Deutschen Ärzteblatt die Ergebnisse einer Untersuchung an zwölf verschiedenen Bevölkerungsgruppen. Man hatte die Ursachen des Herztods zusammengestellt und erwartete, einen Zusammenhang mit den klassischen Risikofaktoren wie Cholesterin, hohem Blutdruck und Rauchen zu finden. Statt dessen stieß man auf einen Zusammenhang mit dem Vitamin E - Spiegel. In einer Harvard-Studie mit 87.200 Frauen und 47.500 Männern wurde dies ebenfalls bestätigt, und die Resultate deckten sich mit den Ergebnissen weiterer Untersuchungen, die alle auf die schützende Rolle von Antioxidantien gegen Arteriosklerose hinwiesen.

Cholesterin ist ähnlich wie die Harnsäure ein körpereigenes Antioxidans. Ein erhöhter Cholesterinspiegel ist folglich ein Indikator für vermehrte Aktivität der Freien Radikalen im Körper. Im Einsatz gegen Freie Radikale werden sowohl das LDL-Lipoprotein als auch Cholesterin selbst oxidiert. Nicht das Cholesterin an sich, sondern seine Oxidationsprodukte lösen Arteriosklerose aus. Eine cholesterinsenkende Diät oder medikamentöse Behandlung kann die Entstehung weiterer Oxidationsprodukte nicht aufhalten. Dem läßt sich nur mit Antioxidantien wie Selen, Vitamin E, C sowie Beta-Karotin und Coenzym Q 10 begegnen. Hier muß auch die private Vorsorge des einzelnen ansetzen.

Die Wissenschaftler Durk PEARSON und Sandy SHAW wiesen ebenfalls schon vor Jahren darauf hin, daß Cholesterin ein Antioxidans ist, welches letztendlich vom Körper nur vermehrt produziert wird, wenn andere Antioxidantien zur

Reduzierung der Freien Radikalen im Organismus fehlen. Zum Beweis legten sie sich in einem Selbstversuch eine „riskante" Diät auf und aßen viel Butter, tierisches Fett, Vollmilch, Eier und Schweinefleisch, nahmen aber gleichzeitig große Mengen Antioxidantien zu sich. Obwohl bei Pearson zusätzlich noch eine familiäre Fettstoffwechselstörung bestand, pendelte sich bei beiden der Cholesterinspiegel und der HDL/LDL-Quotient auf vorbildliche Werte ein.

2. *Advanced Glykosylation Endproducts (AGE)*

CERAMI, VLASSARA und BROWNLEE überraschten mit einer Theorie, wonach Zucker bzw. Glukose für die Entstehung der Arteriosklerose verantwortlich ist. Ihre Überlegung basiert auf einem Phänomen, das seit der industriellen Herstellung von Infusionslösungen bekannt ist. Diese Lösungen enthalten ein Gemisch von Glukose und Proteinen und neigen bei zu langer Lagerung zu einer Braunfärbung. Ursache dafür ist eine (nicht-enzymatische) Reaktion zwischen Glukose und Eiweiß zu einem sogenannten Amadoriprodukt. Es ist bekannt, daß das gleiche Reaktionsmuster auch bei der Zuckerkrankheit im Organismus abläuft und ein „erweitertes zuckriges Endprodukt" (Advanced Glykosylation Endproduct, kurz AGE) entsteht. Mit dieser etwas diffusen Bezeichnung umschreibt man ein Konglomerat von Molekülen, deren Aufbau nicht genau bekannt ist. Diese AGEs bilden nun im menschlichen Körper Quervernetzungen (Crosslinkings) mit benachbarten Proteinen oder Nukleinsäuren (DNA) und tragen damit zum inneren Sondermüllproblem bei.

Darüber hinaus sind diese AGEs an der Arteriosklerose beteiligt. Sie lagern sich an das Eiweiß (Kollagen) der Arterienwand an und fangen dort LDL aus dem Blutstrom ein. Die angehäuften LDL geben das von ihnen transportierte Cholesterin in die arteriosklerotischen Plaques ab. Bei dem Versuch der Makrophagen, eingefangene LDL zu beseitigen, übernehmen sie sich, wobei ein Faktor freigesetzt wird, der die Muskelzellen der Arterienwand zum Wachstum ins Innere des Blutgefäßes anregt. Gleichzeitig werden Blutplättchen (Thrombozyten) aktiviert, die sich ebenfalls an diesen Stellen anlagern. Sie bilden Thromben und können im Endeffekt zu einer Thrombose führen. Ähnlich wie die Makrophagen sondern auch die Blutplättchen einen Wachstumsfaktor ab, der die Gefäßwand anregt.

Inzwischen wurden mehr als zwanzig verschiedene AGEs im Menschen nachgewiesen; bei Diabetikern dreimal so häufig wie bei gesunden Menschen.

3. Homocystein

Bereits Anfang 1900 stellte man fest: Kaninchen, die eine eiweißreiche Diät erhalten, erkrankten an Arteriosklerose. Da diese Diät viel Cholesterin enthielt, entsprach sie der populären Theorie für die Entstehung der Arteriosklerose, und der mögliche Zusammenhang zwischen viel Eiweiß und Arteriosklerose geriet in Vergessenheit.

Bei den Hypothesen über die Entstehung der Arteriosklerose hatten wir zunächst die Fette bzw. das Cholesterin, dann Glukose betrachtet. Jetzt verdächtigen wir auch noch das Eiweiß, wobei die Aminosäure Methionin im Mittelpunkt steht. Methionin und Cystein werden oft in Nahrungsmitteltabellen gemeinsam genannt. Dies ist eigentlich falsch, denn um die essentielle Aminosäure Methionin in das für uns so wichtige Cystein umzuwandeln, sind einige Enzyme notwendig. Sind diese nicht oder zuwenig anwesend, entsteht beim Stoffwechsel das toxische Homocystein, ein starkes Oxidans. Es oxidiert u. a. LDL, von denen Cholesterin transportiert wird, und es beeinflußt die Blutgerinnung, wobei die Thrombozyten vermehrt durch den „Blutklebstoff" Fibrin zusammengekittet werden. Beide Vorgänge können zu Arteriosklerose und vorzeitigem Altern führen.

In Tierexperimenten konnte man durch Homocystein-Gaben innerhalb von einigen Wochen in Abhängigkeit von der gewählten Dosierung eine mehr oder weniger ausgeprägte Arteriosklerose hervorrufen. Man stellte fest, daß die Enzyme, die aus Methionin das Cystein herstellen müssen, dafür Vitamin B_6 benötigen. Für die Rückwandlung von Homocystein zu Methionin werden Vitamin B_{12} und Folsäure benötigt.

Eine *erworbene* Homocysteinämie ist somit die Folge eines ganz gewöhnlichen Vitaminmangels mit leider sehr weitreichenden Folgen. Das bestätigen vergleichende Analysen von gekochtem und rohem Fleisch. Ersteres enthält kaum noch, letzteres viel Vitamin B_6. Daher nehmen Menschen, die sehr viel gekochtes Fleisch essen, wenig Vitamin B_6 aus der Nahrung zu sich und erkranken vermehrt an Arteriosklerose. Eskimos, die fast nur rohes Fett und Fleisch essen, haben hohe Vitamin-B_6-Spiegel und nur selten Arteriosklerose. Sie erkranken erst daran, wenn sie die modernen Eßgewohnheiten übernehmen. Auch Frauen, die Empfängnisverhütung mit der Pille betreiben, sowie Schwangere, ältere Menschen, Raucher und Alkoholtrinker haben alle einen verringerten Vitamin-B_6-Spiegel.

Seitdem man angefangen hat, bei Patienten mit Herzinfarkt, arteriellen Verschlüssen und Schlaganfällen deren Homocystein-Wert zu messen, stellte man fest, daß das Ausmaß der jeweiligen Erkrankung eher im direkten Zusammenhang mit Homocystein als mit Cholesterin stand.

Diese drei Hypothesen machen klar, warum sich Fachleute so ausgiebig streiten können. Es ist wie im Kriminalroman: Die Leiche liegt im Keller, und bei der Suche nach dem Mörder wartet jeder Kripobeamte mit einer eigenen Theorie zu Tathergang und Motiv auf. Für jede Arbeitshypothese gibt es Indizien, aber noch weiß niemand, wer der Täter ist.

In unserem Fall haben die Theorien einen gemeinsamen Nenner, nämlich fehlende Antioxidantien und Mikronährstoffe einerseits sowie ein Übermaß an Oxidationen andererseits. Auch Homocystein paßt in dieses Bild, denn es ist ein starkes Oxidans, welches LDL oxidiert. Vitamin E und Beta-Karotin sind imstande, diese Oxidationen zu verhüten, und die Vitamine B_6, B_{12} und Folsäure könnten verhindern, daß Homocystein überhaupt entsteht. Bei allem spielt auch Vitamin C als Regenerator von Antioxidantien eine wichtige Rolle. Auf alle Fälle sind die zur Vorbeugung empfohlenen Vitamine preiswerter und sinnvoller als der spätere Einsatz teurer Medikamente, die allesamt lediglich die Symptome bekämpfen und erhebliche Nebenwirkungen haben. Davon abgesehen heizen Medikamente den vermutlich ohnehin schon gesteigerten oxidativen Streß weiter an, so daß sich die Frage erhebt, ob man hier nicht versucht, den Teufel mit Beelzebub auszutreiben.

ARTHROSE

In Deutschland leiden über 2 Millionen Menschen an Gelenkschmerzen. Die Reibungsfläche zwischen den Gelenken bilden Knorpelflächen. Sie werden von der sogenannten synovialen Flüssigkeit geschmiert. Bei der Arthrose handelt es sich um ein degeneratives Gelenk- und Knochenleiden, also um altersbedingten Verschleiß. Die Arthrose ist eine komplexe Krankheitsform, bei der es zu Veränderungen an den Gelenkflächen kommt. Sie beginnt meistens mit einem Spannungsgefühl bzw. einer Steifigkeit im betroffenen Gelenk und kann mit Dauerschmerz und Fehlstellungen enden. Gemessen an der Häufigkeit von Gelenkveränderungen geben eigentlich nur wenige Menschen an, Beschwerden damit zu haben. Es ist demnach eine weitverbreitete Verschleißerscheinung, die jedoch von den Betroffenen relativ selten oder erst sehr spät wahrgenommen wird. Ursache für die zunehmende Steifheit beim alternden Menschen ist die Verhärtung des Knorpelgewebes.

Man vermutet schon seit längerem, daß diese Veränderungen des Knorpelgewebes bzw. der synovialen Flüssigkeit auf das Zerstörungswerk von Freien Radikalen zurückzuführen sind. Die Produktion der Synovialflüssigkeit soll hierbei von Superoxidradikalen und Wasserstoffperoxid beeinträchtigt werden. Bei rheumatischer Arthritis wird eine nachlassende Tätigkeit bestimmter Immunzellen (T-Zellen) beobachtet; gleichzeitig dringen weiße Blutkörperchen in den Gelenkspalt ein und benutzen Superoxidradikale und Wasserstoffperoxid, um Bakterien zu eliminieren. Leider zerstören diese Substanzen auch die Hyaluronsäure in der Gelenkschmiere. Die natürliche Abwehr gegen die Superoxidradikalen wird durch das Enzym Superoxiddismutase (SOD) gebildet. Obwohl SOD zu den am stärksten vertretenen Enzymen im Organismus gehört, konzentriert sich ihre Tätigkeit vorwiegend innerhalb der Zelle. Demzufolge können die Superoxidradikalen außerhalb der Zellen größere Schäden anrichten. SOD-Injektionen bei arthritischen Patienten bringen manchmal geradezu dramatische Besserungen. Auch bei Rennpferden setzt man diese Injektionen gegen Gelenkentzündungen ein. Weitere Versuche mit anderen Radikalfängersubstanzen weisen gleichfalls darauf hin, daß Mikro-Nährstoffe das Arthritis-Risiko senken können und vorhandene Beschwerden lindern helfen.

Die korrekte Dosierung von Antioxidantien bei arthritischen Beschwerden ist von Fall zu Fall unterschiedlich und liegt meistens sehr hoch. In einem Fallbericht von PEARSON/SHAW (Life Extension, A Practical Scientific Approach) litt ein 50jähriger an schwer arthritischen Fingern. Nach allmählicher Steigerung der Zufuhr von Antioxidantien ließen bei Einnahme von 10.000 I.E. Vitamin E und 20.000 I.E. Vitamin A pro Tag die Beschwerden nach.

Auch Vitamin B_6 in Dosierungen von 500 mg bis 2 g täglich soll zu erheblichen Besserungen geführt haben. Die allgemeine Empfehlung bezieht sich auf Antioxidantien, die zum Teil auch die Synovialmembran stabilisieren, wie die Vitamine A, E, B_5, C und B_1 sowie Selen, Inositol, Cholin, PABA und Flavonoide.

KREBS

Viele Alterskrankheiten werden heutzutage im Zusammenhang mit Schadstoffen, oxidativem Streß und Freien Radikalen gesehen. Arthritis, Arteriosklerose und Herzleiden fallen ebenso darunter wie Star, Altersdiabetes und Krebs. Verschiedene Faktoren gelten als karzinogen:

- ionisierende Strahlungen (Röntgen-, UV-Strahlen), die auch bei den chemischen Reaktionen Freier Radikaler frei werden,
- bestimmte chemische Stoffe, bei denen man krebsfördernde oder krebsverursachende Eigenschaften festgestellt hat,
- Viren, die mutagene Prozesse verursachen,
- Gene.

Für einige chemische Stoffe gilt als gesichert, daß sie Krebs erzeugen können. So leiden Kaminkehrer überdurchschnittlich häufig an Hodenkrebs und Asphaltierer an Hautkrebs. Als Ursache gelten hier die aromatischen Kohlenwasserstoffe im Ruß bzw. Straßenteer. Der bekannteste Vertreter der aromatischen Kohlenwasserstoffe ist das auch im Tabakteer und damit im Zigarettenrauch vorhandene Benzpyren. Dennoch bleibt unklar, welche Stoffe konkret z. B. für das Auftreten eines Lungenkrebses bei Rauchern verantwortlich zu machen sind. Auffällig ist, daß diese Tumore am Ort der Einwirkung entstehen, was bei anderen Tumorarten selten der Fall ist.

Obwohl karzinogene Stoffe aus sehr unterschiedlichen Substanzklassen kommen können, ist bei allen eine gemeinsame Eigenschaft zu erkennen: Sie sind entweder selbst reaktionsfähig oder wandeln sich im Organismus in reaktionsfähige Stoffwechselprodukte um. Dabei werden Proteine und Nukleinsäuren angegriffen. Vor allem bei Attacken auf die Erbsubstanz entscheidet der genaue Ort über die Tragweite der Schädigung. Und während in frühen Lebensjahren ein voll funktionsfähiger Reparaturmechanismus das Schlimmste verhindern kann, läßt diese Fähigkeit im Lauf der Zeit mehr und mehr nach.

Inzwischen wurde zwar eine Menge Detailwissen über Krebs angehäuft, aber letztendlich muß man einräumen, daß die wirkliche Ursache nach wie vor im dunkeln liegt. Es besagt nichts, daß man weiß, es mit mehreren Faktoren zu tun zu haben. Auch erwiesene Zusammenhänge haben uns kaum wirklich klüger gemacht. Niemand bestreitet, daß Lungenkrebs und Rauchen irgendwie miteinander verkettet sind, aber die eigentliche Ursache ist damit noch lange nicht geklärt. Irritierend ist, daß – gleiche Risikofaktoren vorausgesetzt – es in manchen Fällen zum Krebs kommt, in anderen nicht.

Derzeit gesteht man denn auch ein, daß wir mit unserem alten Kausalitätsdenken in eine Sackgasse geraten sind. Neuere Untersuchungen über die Gesamtsterblichkeit der Bevölkerung ergaben, inzwischen nicht mehr ganz überraschend, daß es sehr wahrscheinlich nur einen Grund für Krebs gibt: das Alter.

Bei den Analysen von W. LOCK wurde erstmalig mit Hilfe alter Sterberegister auf eine Population von 1873 bis 1987 zurückgegriffen. Es zeigte sich, daß die Anzahl der Krebstoten mit dem Alter zunimmt – im Prinzip nichts Neues. Erstaunlich ist jedoch, daß diese Entwicklung seit 1873 konstant geblieben ist. Das würde bedeuten, daß die steigende Anzahl der Krebstoten einzig und allein auf das ebenfalls gestiegene Durchschnittsalter der Bevölkerung zurückzuführen ist und alle anderen Zusammenhänge demnach rein zufällig wären.

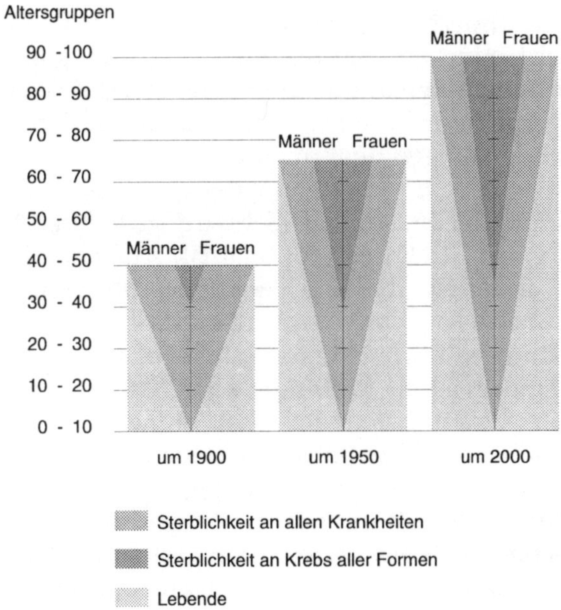

Abb. 12: Die Bedeutung des Alters für Krebserkrankungen

(Wilhelm Lock, Die Konstanz der Gesamtkrebsmortalität in den Altersgruppen)

Nicht zum erstenmal wird spekuliert, daß wir in unserem Organismus eine Art „Todes-Gen" bzw. eine Lebensuhr tragen, die irgendwann abgelaufen ist. Hinsichtlich des Krebses diskutiert man über ein Krebsgen, das von anderen Genen „in Schach gehalten wird", bis diese im Lauf der Lebensjahre ermatten. Es wird sich in der Zukunft zeigen, ob uns dieser Ansatz weiterbringt oder zu unzähligen anderen Theorien ad acta gelegt werden muß.

Bemerkenswert ist, daß alle herkömmlichen Krebstheorien und deren mehr oder weniger konstruierte Kausalitäten vor dem Hintergrund der erwähnten Langzeitstudie bedeutungslos werden. Lediglich die Erkenntnisse über Antioxidantien bieten eine plausible Erklärung. Wenn wir davon ausgehen, daß der Mensch seit eh und je mit oxidativem

Streß konfrontiert war, daß das chemische Trommelfeuer mit seiner Geburt anfängt und der Organismus im Lauf der Jahre mit seinen Reparaturleistungen bzw. der Schadstoffbeseitigung nicht mehr nachkommt, dann sind früher oder später Fehlleistungen unvermeidbar.

So ungeklärt die Entstehung eines Krebses nach alter Lehrmeinung bleibt, so plausibel wird sie bei der Annahme, daß oxidativer Streß der Schlüssel ist. Auf den ersten Blick wäre zu erwarten, daß die neuere Sterblichkeitspyramide deshalb überproportional nach oben hin wächst, weil auch die Belastung mit Schadstoffen scheinbar zugenommen hat. Aber so einfach ist die Rechnung nicht. Denn ein potentieller Schadstoff – der Sauerstoff – ist immer gleichgeblieben. Darüber hinaus stehen unseren neuen Schadstoffen sehr wahrscheinlich ebenso viele alte gegenüber. Während sich der moderne Mensch mit neueren Krebserzeugern wie den aromatischen Kohlenwasserstoffen, aromatischen Aminen und Nitrosaminen herumschlägt, waren unsere Vorfahren sehr wahrscheinlich vermehrt früheren Schadstoffen ausgesetzt, wie Metall-Ionen (im Kochgeschirr) und schädlichen Naturstoffen, z. B. den Aflatoxinen (Schimmelpilze bei der Vorratshaltung).

Auch die Ergebnisse der Genforschung stehen zu der Studie von W. LOCK nicht im Widerspruch. Nach ihnen nehmen die Defekte scheinbar unabhängig von äußeren Faktoren im Lauf des Lebens zu. Aber: Wenn heute Genforscher mutierte Gene finden, die das Tumorwachstum fördern oder ein unkontrolliertes Zellwachstum nicht mehr unterbinden können, dann sieht man lediglich die Folgen der Radikalwirkung auf die Gene. Denn auch die Genforschung hat keine einleuchtende Erklärung dafür parat, daß die fraglichen Erbfaktoren nicht bei allen Menschen Krebs auslösen.

Eine Untersuchung von Richard CUTLER, National Institute of Aging, könnte möglicherweise das Bindeglied zwischen den oxidativen und genetischen Einflüssen aufzeigen. Als gemeinsame Achse wären danach antioxidativ wirkende

Substanzen anzunehmen, wie z. B. das Enzym SOD (Superoxiddismutase), das bereits im Zusammenhang mit der Sauerstoffverarbeitung erwähnt wurde. SOD ist abhängig von bestimmten Spurenelementen, verhindert die Entstehung aggressiver Zwischenprodukte bei der Energiegewinnung und wird vom Organismus selbst hergestellt. Nach CUTLER ist die (genetisch gesteuerte) Bereitstellung von SOD nicht bei jedem Menschen gleich. Wer über genügend SOD verfügt, kann gesund alt werden, unabhängig von bekannten Risikofaktoren wie Rauchen, Alkohol und ungesunder Ernährung. Andererseits ist bekannt, daß ein Übermaß an SOD wiederum mehr schadet als nutzt und z. B. beim Down-Syndrom (Mongolismus) zur Demenz führt.

Über allen derzeitigen mehr oder weniger plausiblen Krebstheorien steht die Tatsache, daß mit einem Karzinom eine starke Verarmung an Antioxidantien und anderen Mikronährstoffen einhergeht und sich die Anfälligkeit der Patienten gegen jede Art von Schadstoff- bzw. Radikalbelastung erhöht. Smog, Ozon, UV-Licht, Rauchen, Alkohol, starke körperliche Belastungen, Hitze, Kälte, Nitrat- und Pestizidbelastungen in Lebensmitteln usw. schwächen die Abwehrkräfte der Krebspatienten sehr rasch.

Nach Charles B. SIMONE beruhen 80-90 % aller Krebsarten auf falscher Ernährung und Lebensweise, Genußmittelmißbrauch, chemischen Substanzen und anderen Umwelteinflüssen. Diese Einschätzung teilen auch die Amerikanische Krebsgesellschaft, das Nationale Krebs-Institut und die Nationale Akademie der Wissenschaften in den USA. Allen krebserregenden Faktoren ist gemeinsam, daß ihre Wirkung über Freie Radikale zustande kommt. Auf der anderen Seite versucht man mit Methoden, die Freie Radikale freisetzen, allzu oft vergebens, Krebs zu heilen. Die Mehrzahl der Krebstumore ist oxidierenden Radikalen gegenüber empfindlich. Bestrahlung, Chemotherapie, lokale oder systemische Überhitzung und/oder eine zusätzliche Sauerstofftherapie sind letztendlich radikalerzeugende Maßnahmen, bei denen leider keine Unterscheidung zwischen gesunden und Krebszellen getroffen werden kann.

Radikale schädigen auch die Erbsubstanz. Wenn hier die Reparaturkapazitäten nicht mehr ausreichen, vererben sich Genschäden auf Tochter- und Enkelzellen. Die Verschiebung des Gleichgewichts (Redoxpotential) in Richtung Oxidation schafft weitere krebsbegünstigende Bedingungen. Zusätzlich fördern Radikale die Infektion mit krebserregenden Viren. Darüber hinaus beeinträchtigen sie das Signalsystem der Zelle mit der Folge, daß die Zelle vorzeitig zur Teilung gezwungen wird und nicht mehr ausreifen kann. So bekämpft man heute zwar die Krebszellen, stärkt aber nicht die körpereigene Abwehr. Das innere Milieu bleibt unverändert günstig für das Wiederaufflammen des Krebses oder die Entstehung von Zweit- bzw. Dritt-Tumoren.

In den meisten Tumorgeweben herrscht Sauerstoffmangel. Ihren Energiebedarf decken sie nicht über die Zellatmung, sondern über die Gärung. Dieser Umstand macht sie gegenüber Freien Radikalen sehr empfindlich, wovon die Röntgen- und Chemotherapie Gebrauch macht, indem sie mit ihnen das Tumorgewebe sozusagen überschwemmt. Allerdings bewegt man sich dabei auf des Messers Schneide, denn nur krankes Gewebe soll vernichtet, gesundes hingegen erhalten werden. Organische Beschwerden und Haarausfall sind Anzeichen, daß durch solche Behandlungen auch gesunde Strukturen in Mitleidenschaft gezogen werden. Vor allem wird das Immunsystem geschädigt, das für die Selbsthilfe des Organismus äußerst wichtig ist. Bisher vorliegende Studien geben insoweit Anlaß zur Hoffnung, als sie belegen, daß dosisgerechte Gaben von Vitaminen und Spurenelementen die Effekte der Chemotherapie und/oder Bestrahlung nicht negativ beeinflußten. Gesundes Gewebe, das Abwehrsystem und alle inneren Organe werden besser geschützt, und die Zerstörung des Tumorgewebes kann sogar noch gesteigert werden. Erfahrungen der Klinik Süd in Rostock bestätigen diese Resultate. Trotz Chemotherapie fühlen sich die Patienten wohler, leistungsfähiger und vitaler. Organbeschwerden und Haarausfall können vermieden werden.

Dieser Therapieansatz ist inzwischen vielfach bestätigt worden. In der Krebstherapie geht es hierbei um die Sorge der Entstehung von Tochtergeschwülsten (sog. Rezidiven) z. B. nach einer operativen Entfernung eines bösartigen Geschwürs. 1994 wiesen LAMM et al. in einer placebokontrollierten Doppelblindstudie nach, daß durch Gabe von Antioxidantien das Risiko von Rezidiven bei Patienten mit Harnblasentumoren erheblich gesenkt werden konnte. Patienten, die keine zusätzlichen Antioxidantien erhalten hatten, waren nach fünf Jahren nur noch zu 10 % frei von Rezidiven. Patienten, die hingegen hoch dosierte Antioxidantien bekommen hatten, waren zu 60 % frei von Rezidiven. Das entspricht einer Steigerung der Überlebenschance von 50 % allein durch die Zufuhr von – praktisch nebenwirkungsfreien – Antioxidantien.

Bei diesen und ähnlichen Erfolgen sind jedoch Therapiedauer, Dosierung und Kombination der Mikro-Nährstoffe von entscheidender Bedeutung. LAMM weist darauf hin, daß die Ergebnisse einer kontinuierlichen Antioxidantienbehandlung erst nach zehn Monaten klinisch sichtbar werden. Der Organismus muß noch genügend Zeit zur Umstellung seiner Abwehr haben.

Zu einem ähnlich eindrucksvollen Ergebnis kam KALLISTROS durch Versuche mit Ratten. Er initiierte einen bösartigen Tumor bei diesen Tieren. Hierfür wurde Benzpyren, eines der stärksten bekannten Karzinogens, verwendet; es löst bei Ratten zu 100 % bösartige Geschwülste aus. Anschließend wurden die Ratten in unterschiedlicher Art und Weise behandelt.

Verabreichte man den kranken Tieren lediglich einzelne Antioxidantien, so sank die Sterblichkeit nur geringfügig. Eine Kombination von Vitamin C, Vitamin E und Selen ergab hingegen eine potenzierende Wirkung. Ein Drittel der damit behandelten Tiere entwickelte überhaupt keinen Tumor, bei den restlichen Tieren traten in der Mehrzahl gutartige Tumore (Adenome) statt Karzinomen und Sarkomen auf. Überraschenderweise lebten die krebsbelasteten, also mit Benzpyren und Antioxidantien behandelten Versuchstiere länger als die gesunden Kontrolltiere. (Siehe Anhang, Abbildung III.)

Aus den Ergebnissen läßt sich folgern, daß sogar nach Initiierung eines Tumors dessen Wachstum durch die erhöhte Zufuhr von Antioxidantien zu verhindern ist! Auch wenn die Kombination und Dosierung von Vitamin C, Vitamin E und Selen möglicherweise noch nicht als ideal anzusehen ist, zeigen sich doch zweifelsfrei neue, frappierende Möglichkeiten für eine Steigerung der Umweltresistenz und in der Krebsbehandlung. Ausschlaggebend für derartige Erfolge sind Behandlungsdauer sowie die Dosierung und Kombination der Wirkstoffe.

Es gibt jedoch auch Tumore, die Radikalfänger wie Vitamin E speichern. Hohe Glutathiongehalte, Entgiftungsenzyme und andere Komponenten steigern die Resistenz solcher Tumorzellen gegenüber Radikalangriffen. Zu ihnen gehören der Bauchspeicheldrüsenkrebs, der schwarze Hautkrebs (Melanom) und einige Leberzellkarzinome. Sie verleiben sich die Antioxidantien zu ihrem eigenen Schutz ein, so daß radikalbildende Therapieverfahren wie Chemo-, Strahlentherapie, Überhitzung oder Sauerstoffbehandlung ihnen nichts anhaben können. Eine breit gefächerte Gabe von Antioxidantien würde in diesen Fällen keinen Sinn machen. Bei einem gezielten Einsatz einzelner Antioxidantien ändert sich das Bild jedoch wieder.

Wissenschaftler der Universität Tokio, Japan, wiesen dies z. B. mit Selen nach. Es steigerte die Verträglichkeit der sehr aggressiven Platintherapeutika und erhöhte gleichzeitig deren Wirkung auf die Tumore. In Tierversuchen konnten Mengen verabreicht werden, die ohne Selen tödlich gewirkt hätten, mit Selen aber eine 100prozentige Überlebensrate erzielten und so gut wie keine Nebenwirkungen aufwiesen. Diese Effekte dürften auf zwei Besonderheiten beruhen:

- Selenit wirkt als Redoxsubstanz, d. h., es kann sowohl oxidieren als auch reduzieren. Die dabei entstehenden Zwischenprodukte wirken tumorhemmend. Sie senken den Glutathiongehalt der Tumorzelle und schwächen damit ihre Widerstandsfähigkeit gegenüber Freien Radikalen. Die Effektivität radikalbildender Therapeutika wird erhöht.
- Selen steigert die Aktivität von bestimmten Abwehrzellen (T-Lymphozyten) und macht sie zu Killerzellen, die ebenfalls den Tumor angreifen. Ferner hemmt es die Signalübertragung und damit unkontrolliertes Zellwachstum.

Ähnliche Wirkungen bei *gezieltem* Einsatz wurden auch mit anderen Antioxidantien erreicht – z. B. mit alpha-Liponsäure beim Melanom und mit Beta-Karotin bei beginnenden Tumoren im Rachenraum.

Der Einsatz von Antioxidantien in der Krebstherapie ist demnach sorgfältig abzustimmen. Eine pauschale Verordnung kann es nicht geben. Der individuelle Bedarf, gemessen am Redoxpotential, die Tumorart und andere Faktoren müssen die Therapie bestimmen. Hier sind völlig neue Ansätze gefordert, um u. a. auch die biophysikalischen Eigenschaften der Tumorzellen berücksichtigen zu können.

Vorbeugung

In den letzten drei Jahren belegten umfangreiche Studien, daß das Risiko einer Krebserkrankung sinkt, je höher die tägliche Einnahme von Antioxidantien ist. Als besonders wirksam gelten Vitamin E, Vitamin C, Beta-Karotin, Selen, die B-Vitamine und Zink. Die Flavonoide (das sind bestimmte Vitamin-Begleitstoffe in Obst und Gemüsen) gehören mit Sicherheit dazu.

- Starke Raucher senken ihr Risiko, wenn sie auf eine reichliche Antioxidantien-Einnahme von Coenzym

Q10, Beta-Karotin, Vitamin C, Vitamin E und Selen achten.

- Von Beta-Karotin ist bekannt, daß es karzinogene Frühveränderungen (Mundhöhle, Bronchien, Muttermund) sogar wieder beseitigen kann.
- Bei 90 % der Frauen mit Brustdrüsenkrebs ist ein Selenmangel nachweisbar. (Siehe Anhang, Abbildung IV.)
- Dr. KOEPCKE, Klinik Süd (Rostock), wies bei Frühveränderungen des Muttermunds nach, daß die betroffenen Frauen eine Unterversorgung an Vitamin E, Beta-Karotin und Selen zeigten.
- Bei Frühformen bösartiger Schleimhautveränderungen in der Mundhöhle (Raucher, Alkoholmißbrauch, AIDS-Patienten) ließen sich durch Gaben von Beta-Karotin bei den meisten Patienten Rückbildungen erreichen. Diese Einnahmen müssen allerdings ständig fortgesetzt werden.
- In der Linxian-Studie aus China wurde eindrucksvoll die Wirkung von Antioxidantien nachgewiesen. Täglich erhielten die Versuchspersonen 60 I.E. Vitamin E, 15 mg Beta-Karotin und 50 µg Selen. Trotz dieser relativ niedrigen Dosierung lag nach fünf Jahren die Sterblichkeitsrate aller Krebserkrankungen um 13 % niedriger als in der Kontrollgruppe.

International laufen zur Zeit (Mitte 1994) 24 epidemiologische Studien zur Erforschung der Zusammenhänge zwischen der Antioxidantienversorgung des Menschen und Krebs. Das Nationale Krebs-Institut der USA führt die gleiche Anzahl Studien durch, um die vorbeugende Wirkung von Antioxidantien gegen Krebs zu eruieren. Hier bahnt sich ein Prozeß des Umdenkens in der Medizin an.

Die bisherigen Resultate lassen folgende Schwerpunkte der Vorbeugung erkennen:

- Hemmung der Umwandlung von Erbmaterial (Mutation),

- Aktivierung der Reparaturkapazität für Erbmaterial,
- Neutralisierung von Karzinogenen,
- Steigerung der körpereigenen Immunabwehr,
- Hemmung oder Reduktion des Tumorwachstums.

Überhöhte Erwartungen sind jedoch nicht angebracht. Es gibt bisher keinen Hinweis, daß einmal beschädigtes Erbmaterial durch Antioxidantien wieder restauriert werden kann. Es sind die *Folgen,* die weitestgehend eingedämmt werden können, allerdings ist auch das schon ein Riesenschritt in die richtige Richtung. Die Empfehlungen in der Vitaminversorgung haben sich schon heute teilweise geändert. Es geht nicht mehr um die Vermeidung eines Vitaminmangels, sondern um die Nutzung des Antioxidantienpotentials. So empfiehlt die Amerikanische Ernährungsgesellschaft (American Diet Association) als tägliche Dosis zur Krebsvorsorge:

Vitamin E	200-800 I.E.
Vitamin C	1.000 mg
Selen	50-200 µg

Wenn hier einzelne Antioxidantien hervorgehoben werden, so besagt dies nicht, daß die übrigen von geringerer Bedeutung sind. Krebs ist keine isolierte Erkrankung eines einzelnen Organs, sondern betrifft den Zustand des ganzen Körpers. Die Vorbeugung muß das gesamte Spektrum an Vitaminen, Spurenelementen, Aminosäuren, Flavonoiden einbeziehen. Nur im Zusammenspiel entfalten sie ihre volle Schutzwirkung. Einzelgaben lösen eher nachteilige Effekte aus.

Das Prinzip der Antioxidantienzufuhr bei der Krebstherapie wie auch zur Vorsorge besteht nicht darin, den Krebs selbst zu bekämpfen, sondern die Selbsthilfe des Organismus zu steigern bzw. das Redoxpotential zu normalisieren. Wenn die medizinische Literatur weltweit etwa 3.000 Fälle einer Selbstheilung bei klinisch gesicherten Krebserkrankungen kennt, dann könnte der Schlüssel in der gezielten Beeinflussung des Redoxpotentials liegen.

AIDS

Die AIDS-Erkrankung wird durch HIV-Viren ausgelöst, die ein beängstigendes Mutationsvermögen besitzen. Ihre Gefahr liegt in der Fähigkeit, genau jene Zellen des Immunsystems (T-Lymphozyten) auszuschalten, die eigentlich Viren bekämpfen sollten. Da HIV-Viren nur durch erregerhaltige Körperflüssigkeiten (Blut, Sperma) übertragen werden können, liegt die Vorsorge in der Benutzung von Kondomen beim Geschlechtsverkehr. Verständlicherweise sind die meisten Paare davon nicht so recht begeistert, und die Prophylaxe läßt zu wünschen übrig. Die Food and Drug Administration (FDA) in den USA weist in diesem Zusammenhang darauf hin, daß Nonoxyl 9, ein Inhaltsstoff von Schaumovola, eine ähnliche Sicherheit wie Kondome bietet.

Auffällig ist, daß der Krankheitsverlauf nach einer HIV-Infektion sehr unterschiedlich ist. Manche Personen erkranken schon nach wenigen Monaten an AIDS, andere erst nach Jahren. Man vermutet, daß es sich um eine Langzeiterkrankung des Immunsystems handelt, die zwar durch das Virus ausgelöst, später aber von anderen Mechanismen getragen wird. Denn nicht alle Zellen, die während des Krankheitsverlaufs zugrunde gehen, werden vom Virus selbst angegriffen. Viele nicht infizierte Zellen zerstören sich quasi selbst. Die Ursachen sind noch nicht bekannt.

Man hat ferner entdeckt, daß jede Aktivierung des Immunsystems, z.B. durch weitere Infektionen, die Ausbreitung des HIV-Virus fördert. Aber auch hier reagieren die Betroffenen unterschiedlich. Nach bisherigen Erkenntnissen ist für die Schnelligkeit des Krankheitsverlaufs die Effektivität des Immunsystems zu Beginn der Infektion maßgebend. Wenn es den HIV-Viren in den ersten drei Wochen gelingt, sich in den Lymphknoten einzunisten, dann verläuft die Krankheit sehr rasch. Vermag das Immunsystem jedoch der ersten Angriffswelle weitestgehend standzuhalten, so ziehen sich die Viren zurück, und der weitere Krankheitsverlauf verläuft erheblich langsamer. Bemerkenswert ist auch der Umstand, daß einige wenige Sexualpartner von HIV-Infizierten anscheinend eine gewisse Immunität gegen Teile der Virushülle erworben haben. Ebenso wird von seltenen Fällen berichtet, in denen eine Person HIV-positiv ist, aber nach einer gewissen Zeit wieder HIV-negativ wird. Die Vermutung, daß diese Ausnahmen vielleicht auf ein starkes Immunsystem zurückzuführen sind, ist derzeit noch sehr spekulativ, aber nicht ganz von der Hand zu weisen.

AIDS-Kranke zeigen eine massive Verschiebung des Redoxpotentials und eine hohe Anfälligkeit gegenüber Bakterien-, Viren-, Pilz- und Protozoeninfektionen sowie gegenüber Krebs. Sie weisen einen extremen Mangel an Antioxidantien, besonders Glutathion, auf. Vergleicht man noch T-Lymphozyten, Helferzellen u. a., dann ähnelt der Befund dem einer chronischen Vergiftung durch Umweltchemikalien, also einer völligen Erschöpfung des Immunsystems. Während man hier mit Antioxidantien und anderen Maßnahmen eingreifen kann, läßt sich das tödliche Ende bei AIDS vermutlich nur aufschieben. So stiegen bei Gabe von Liponsäure und Cystein die T-Lymphozyten bereits drei Wochen danach massiv an. Luc MONTAGNIER, Paris, Entdecker des HIV-Virus, würde im Falle einer eigenen Ansteckung sein Immunsystem durch Interferon, hohe Vitamin C - und Vitamin E - Dosen sowie verstärkte Zufuhr einiger pflanzlicher Extrakte stärken.

UMWELTERKRANKUNGEN

Man schätzt, daß 70 bis 90 % aller Erkrankungen in den Industrienationen umweltbedingt sind. Die lange Zeit zwischen dem Beginn der Schädigung und einer Gesundheitsstörung macht eine Beweisführung sehr schwer. Anpassungsmechanismen und Gegenregulationen des Organismus können das gestörte Gleichgewicht jahrzehntelang verbergen. Das aber mündet schließlich in chronische, zum Teil nicht wieder rückgängig zu machende Krankheiten.

Neuere Forschungen ergaben folgende Besonderheiten bei chronischen umweltbedingten Schadstoffbelastungen:

- Es gibt keine Beziehung zwischen Dosis und Wirkung. Körperliche Beschwerden sind *nicht* um so stärker, je höher die Belastung ist.
- Entscheidend ist allein die Dauer der Schadstoffeinwirkung .
- Es läßt sich keine Organbezogenheit erkennen. Die gleichen Schadstoffe können bei verschiedenen Menschen zu unterschiedlichen Erkrankungen führen.
- Viele Giftwirkungen, vor allem Wechselwirkungen im Menschen sind noch unbekannt. Schon die 20 bis 60 gängigsten Haushaltschemikalien bieten Kombinationsmöglichkeiten in einer Größenordnung, die an das Lottospiel erinnert. Hinzu kommt noch die zeitliche Variationsbreite, wie z. B. bei Aflatoxinen und DDT. Befindet sich DDT vor Aflatoxin im Körper, dann verringert sich die krebsauslösende Wirkung der Toxine; gelangt es nach Aflatoxin in den Organismus, steigert es die Giftigkeit.
- Der allgemein hohe Einsatz von Chemikalien auch im Haushaltsbereich führte zu einer umfassenden Grundbelastung, der sich heute kein Mensch mehr entziehen kann. Mit zunehmender Lebensdauer häufen sich Schadstoffe im Körper an. Wann, in welchem Ausmaß und bei welchem Organ ihre Wirkung sichtbar wird, ist nicht vorhersehbar.
- Kenntnisse über Schadstoffeinflüsse werden in der Regel durch Tierversuche erworben. Die Ergebnisse sind jedoch nur sehr bedingt auf den Menschen über-

tragbar, da eine Ratte z. B. in der Lage ist, selbst Vitamin C zu bilden.

Die Klärung umweltbedingter Einflüsse auf den Menschen ähnelt einem gigantischen Puzzle, bei dem wir nicht einmal wissen, ob alle Teile komplett vorhanden sind. Erkennbar werden jedoch die Gesamteffekte der allgemein gestiegenen Belastungen. Sie bilden nicht nur ein ernstes Risiko für den einzelnen, sondern schicken sich an, die menschliche Spezies als solche zu bedrohen. Als Beispiel dieser schleichenden Gefahr sei hier die zunehmende ungewollte Kinderlosigkeit in bereits 20 % aller Ehen aufgeführt – ein Phänomen, das schon seit Jahren beobachtet wird und bei dem man auf sehr konkrete Meßergebnisse zurückgreifen kann. Vor allem bereitet der alarmierende Rückgang der durchschnittlichen Spermiendichte bei Männern Sorge.

Ermittelte Spermiendichte		
Jahr	*Studie von*	*Mio. Spermien/ml*
1951	McLeold/Gold	120
1961	Schirren	60
1970	Eliasson/Mitarbeiter	40
1989	Belsey/Mitarbeiter	20

Wissenschaftler müßten angesichts dieser fatalen Entwicklung Sturm läuten: Mit weniger als 10 Millionen befruchtungsfähiger Spermien pro ml gilt ein Mann als nicht mehr zeugungsfähig. Statt dessen werden die Normwerte verschämt nach unten korrigiert.

Als Ursache gelten chemische Substanzen, mit denen der Mensch die Erde so reichlich traktiert hat. Unter ihnen gibt es etwa 45, die bei Mensch und Tier wie weibliche Geschlechtshormone wirken. Es sind Pestizide wie Endosulfan, DDT, Dialdrin, chlororganische Substanzen, polychlorierte Biphenyle (PCB), Dioxine und Furane. Nonylphenole aus Kunststoffen, Hilfsstoffe aus Geschirrspülmitteln und Toilettenartikeln gehören ebenfalls in die Reihe solcher Östrogennachahmer. Auch die massenhafte Einnahme der Antibabypille trägt dazu bei; die weiblichen Hormone aus diesen Präparaten gelangten während der letzten Jahrzehnte verstärkt in die Umwelt. Im Organismus der Frau nur unvollständig abgebaut, geraten sie mit dem Urin in den Kreislauf des Wassers und lassen sich letztendlich in der Nahrungskette wieder nachweisen.

„Die männliche Sexualität ertrinkt in einem See von Östrogen" – so Niels SKAKKEBACK von der Universität Kopenhagen auf der Konferenz „Östrogene in der Umwelt" in Washington 1994. Ähnliche Aussagen trafen andere Wissenschaftler. Als Folgen werden zunehmende Fehlbildungen der männlichen Geschlechtsorgane bei Mensch und Tier, Hodentumore und Fruchtbarkeitsminderung des Mannes beschrieben.

Daneben verrichten weitere Schadstoffe ihr unsichtbares Zerstörungswerk bei Mann und Frau. Pestizide und Schwermetalle ließen sich bei unfruchtbaren Männern im Sperma und bei Frauen in der Follikelflüssigkeit nachweisen. Spermien besitzen in der Zellwand einen hohen Anteil ungesättigter Fettsäuren; diese sind notwendig, um die Fusion mit der weiblichen Eizelle zu gewährleisten. Entsprechend anfällig sind Spermien gegenüber freien, oxidierenden Radikalen. Und Schwermetalle wirken oxidierend. Wie in vielen anderen Fällen verschiebt man auch hier die „Normalwerte" einfach nach oben. Die Schwermetallwerte von Personen, die nicht ausgesprochen belastet sind, also noch nicht krank wurden, werden jetzt als „normal" definiert. Tatsache ist und bleibt, daß es sich hier um giftige Substanzen handelt, die nichts in den menschlichen Fortpflanzungsorganen zu suchen haben – egal in welcher angeblich vertretbaren Konzentration.

Ein kleines Trostpflaster: Auf dem 7. Weltkongreß für In-Vitro-Fertilisation 1991 in Paris konnten J. AITKEN, Edinburgh, und J. L. YOVICH, London, belegen, daß Antioxidantien die Fruchtbarkeitsrate zu steigern vermochten –

selbst bei Vätern, die nur noch 200.000 bis 500.000 beweglicher Spermien pro ml aufwiesen.

Die Natur scheint sich ihrer Peiniger auf eine äußerst effektive Art, nämlich durch chemische Kastration, zu entledigen.

EXTREMBELASTUNGEN

Alle außergewöhnlichen Anforderungen an den Körper steigern den Stoffwechsel- und Sauerstoffumsatz, folglich erhöht sich auch die Radikalbildung. Der mit ansteigenden körperlichen Belastungen einhergehende Sauerstoffmangel führt darüber hinaus noch zu Enzymumstellungen. So kann z. B. der Organismus den normalen Weg der Energiebereitstellung mit Hilfe von Sauerstoff vorübergehend verlassen, um seinen Bedarf über den anderen Stoffwechselweg zu decken, bei dem Glukose ohne Sauerstoffbeteiligung abgebaut und auf diesem Weg ATP gewonnen wird. Hierbei werden – vor allem bei sportlichen Aktivitäten – verstärkt Superoxid-Radikale gebildet. „Sport ist Mord", werden die Stubenhocker jetzt genüßlich zitieren und sich wieder der Bequemlichkeit hingeben.

Leider ist daran etwas Wahres, jedenfalls in der Art, wie Sport häufig betrieben wird. Falscher Ehrgeiz und die irrige Meinung, daß die Quantität nicht schaden kann, führen ins Gegenteil. Es sind vor allem die Gelegenheits- und Wochenendsportler, die sich durch ein Übermaß eher schaden als nützen. Typisch hierfür ist der Angestellte, der in der Woche keine Zeit hat und dafür am Wochenende drei Stunden Tennis spielt. Der Organismus ist nun einmal keine mathematische Gleichung, bei der man die negativen Posten der Woche einfach am Wochenende mit einem Schlag ausgleichen könnte. Sportliche Aktivitäten entfalten ihre positive Wirkung nur, wenn es sich um angepaßtes, sich allmählich steigerndes Training handelt. Erst unter diesen Voraussetzungen werden Anpassungsreaktionen wirksam, die die Gesundheit insgesamt steigern und die Widerstandsfähigkeit erhöhen.

Gesundheitlich kritisch kann die Situation bei Hochleistungssportlern werden. Landläufig gelten sie als Fitneßvorbilder und sind doch oft das Gegenteil. Oft hört man von ihnen Klagen über Infekte der Atemwege, Nasennebenhöhlenentzündungen, Lippenherpes oder Magenschmerzen – alles Ausdruck oxidativer Schäden. Herpesinfektionen flammen nur dann auf, wenn das Immunsystem geschwächt ist. Auch Mikroblutungen, frühzeitige Knorpelschäden der Gelenke und andere degenerative Erkrankungen kommen bei Hochleistungssportlern relativ häufig vor. Bisherige Untersuchungen ergaben, daß die Radikalschäden um so schwerer sind, je ausgeprägter Antioxidantien-Defizite vorhanden waren. Hochleistungssport kann zu wirklichen Erkrankungen führen.

Die Steigerung der Radikaltätigkeit und die damit verknüpfte Verbrennung von Membranfetten (Phospholipide) können folgende Effekte nach sich ziehen:

- Abbau von Zink, Magnesium und Selen.
- Die Neubildung mehrfach ungesättigter Fettsäuren wird gehemmt. Folge: Die Zellwand-Elastizität (Fluidität) sinkt, Rezeptoren und Ionenkanäle der Zellmembran werden in ihren Funktionen behindert.
- Es kommt zu Lecks in den Zellmembranen. Eiweißspaltende Enzyme (Proteasen) werden frei und „verdauen" Strukturen innerhalb und außerhalb der Zelle.
- Diverse Muskelenzyme und Hormone heizen die Radikalbildung weiter an.

Ein intensiv belasteter Körper, der seinen Energiebedarf nicht mehr aus den Zinsen des Stoffwechsels decken kann, geht in seiner Not an das Kapital. Muskelfasern zerfallen, und das dabei frei werdende Myoglobin erscheint im Urin. Vor diesem Hintergrund werden laienhafte „Tips", wie sie z.

B. unter Bodybuildern manchmal verbreitet werden, gemeingefährlich: Hier gilt es mancherorts als besonders effektiv, zu trainieren, bis Blut im Urin ist – möglichst noch unter Einfluß von Anabolika. Derartig pervertierte Trainingsmethoden können zu akutem Nierenversagen führen.

Ein extremer Anstieg der Bildung von Radikalen ist bei einem Marathonläufer nicht etwa Ausdruck einer guten Anpassung, sondern der Hinweis darauf, daß seine Reserven erschöpft sind. Jedoch können Antioxidantien wie Vitamin E u. a. einen extremen Radikalanstieg senken. Nach heutigen Kenntnissen ist eine effektive Nährstoffversorgung mit Coenzym Q10, Vitamin E, Vitamin C und Beta-Karotin für Sportler dringend erforderlich. Spurenelemente wie Magnesium, Selen, Zink u. a. sollten bei Bedarf zusätzlich eingenommen werden.

Auch bei sportlicher Tätigkeit gilt die Maxime, daß jegliches Übermaß schadet. Nur ein sich stetig wiederholender, gemäßigter Reiz animiert den Organismus zu einer Anpassung im gesundheitsfördernden Rahmen. Alles andere ist Raubbau.

ALTERN

„Der Tod ist gewiß, die Stunde ungewiß" – daran ist nicht zu rütteln. Im Bemühen, den Alterungsprozeß zu verstehen und bestimmte grausame Alterserkrankungen wie z. B. die Alzheimer-Krankheit zu heilen, entdeckte man im Lauf der Jahre immer mehr Substanzen, die die Gesundheit steigern und damit auch gleichzeitig die Lebensdauer erhöhen können. Natürlich wurden die meisten Versuche an Tieren mit einer übersichtlichen Lebensdauer gemacht, und die Ergebnisse können nicht ohne weiteres auf den Menschen übertragen werden.

Letztendlich geht es dabei auch nicht um exakte Daten, sondern lediglich um Einschätzungen; inzwischen konnten außerdem viele Tierversuchsergebnisse hinsichtlich der Antioxidantien bzw. Nährstoffe für den Menschen bestätigt werden. Sie lassen allgemein die Aussage zu, daß bestimmte Antioxidantien/Nährstoffe eindeutig das Leben verlängern. Weltweit, so haben die Wissenschaftler PEARSON und SHAW (Massachusetts Institute of Technology) ausgerechnet, wurden über 3.000 Experimente (Stand 1984) auf diesem Gebiet durchgeführt. Die Ergebnisse ähneln sich – als Beispiele:

1. Der zweifache Nobelpreisträger Linus PAULING wies schon vor Jahren darauf hin, daß hohe Vitamin C - Dosen antikanzerogene Wirkung haben.
2. Mehrere Tierversuche ergaben, daß bei Schadstoffbelastungen bestimmte Nährstoffkombinationen die Überlebenschance um 100 % erhöhten.
3. Bereits 1958 zeigten PELTON/WILLIAMS auf, daß Vitamin B_5 die Lebenserwartung von Tieren um 20 % erhöht.
4. SCHWARTZ experimentierte 1982 mit Dehydroepiandrosteron (DHEA), einem Hormon, das die Nahrungsverwertung steuert, und stellte bei Versuchstieren eine Lebensverlängerung um 50 % fest.
5. OKINO konnte mit verschiedenen Antioxidantien das Leben von Tieren um 70 % verlängern.

Wenn man mehrere Substanzen gleichzeitig einnimmt, drängt sich die Frage nach dem Gesamteffekt geradezu auf. Schon seit Jahren ist sie Gegenstand kontroverser Diskussionen. Aus der Praxis weiß man, daß in solchen Fällen die einfache Addition der Einzeleffekte meist nicht aufgeht. Konzentriert es sich um einen Mittelwert oder gibt es gar Synergie-Effekte?

Letztendlich ist dies alles sehr spekulativ. Aber es entwickelten sich jedenfalls drei im Grundsatz denkbare Ansatzpunkte:

1. Unter der eher amüsanten und etwas akademischen Annahme, daß alle „chemischen Betriebsunfälle" und

Verschleißerscheinungen ausgeschlossen werden könnten, müßte biologisch das ewige Leben möglich sein.
2. Eine etwas realistischere Annäherung berücksichtigt, daß sich eine gewisse Anhäufung von Verschleißerscheinungen auch im Idealfall nicht ausschließen läßt. Eine maximale Lebensdauer von 900 Jahren sei jedoch keineswegs ganz abwegig – und erinnert an biblische Angaben.
3. Wissenschaftlich fundierter sind Vermutungen, die sich auf statistische Angaben stützen. Danach ist zwischen der durchschnittlichen Lebensdauer (ca. 74 Jahre) und einer maximal möglichen Lebenserwartung (um die 120 Jahre) zu unterscheiden. Hinweise auf Personen, die angeblich noch älter wurden, ließen sich kaum zweifelsfrei überprüfen.

Für viele Menschen ist das Lebensalter letztendlich von sekundärer Bedeutung, zumal es in unserer Epoche mit scheinbar unausweichlichem Siechtum an seinem Ende assoziiert wird. Diese Befürchtung kann sehr wahrscheinlich der Vergangenheit angehören, zumindest scheint sie nicht im gegenwärtigen Maß unabdingbar. Vieles weist darauf hin, daß die Menschheit mit den Antioxidantien den Schlüssel für ein erheblich gesünderes Leben in den Händen hält. Das kann ein Fitsein bis ins hohe Alter zur Folge haben, wo immer dessen Obergrenze zahlenmäßig auch liegen mag. Angestrebt wird jedenfalls eine Vitalität bis zum unvermeidlich letzten Tag.

Die derzeit favorisierte Theorie des Alterns stützt sich auf die Theorie der Freien Radikalen als grundlegendster Störmechanismus. Alle im Alter eventuell auftretenden Erkrankungen des Herz-Kreislauf-Systems, der Lungen oder Sinnesorgane, von Altersdiabetes über Skelett- und Gelenkverschleiß bis hin zu Krebs sind demnach letztlich nur klinisch sichtbar gewordene Spätfolgen eines chronisch-oxidativen Stresses der vorangegangenen Lebensjahre. Nach den Ergebnissen der FRAMINGHAM-Studie (USA) gilt auch der Umkehrschluß: Ein Mensch, der bis zum 70. Lebensjahr nie krank war, braucht seine Ernährungs- und Lebensgewohnheiten nicht zu ändern. Von seiner Genveranlagung her besitzt er ein ausgewogenes Gleichgewicht zwischen Radikalbildung und -beseitigung.

Die gesteigerte Radikalbelastung mit zunehmendem Alter muß zwangsläufig zu gesteigertem Abbau von Eiweißen, Fettsäuren, Membranfetten (Phospholipiden) und Erbsubstanzen bei gleichzeitig eingeschränkter Reparaturfähigkeit führen. Aldehyde wie das Malondialdehyd bewirken Quervernetzungen von Eiweißen, Fetten und Kohlenhydraten. Neben regelrechten Gerbungsprozessen führen diese „Nonsense"-Reaktionen zu unverwertbaren Abfallprodukten, die in allen Organen abgelagert werden. Sicht- und spürbar wird dies u. a. durch sprödere Haut mit entsprechender Faltenbildung und Zunahme von Alterspigmenten.

Der Zusammenhang zwischen Organdegeneration und Antioxidantien läßt sich leicht an der Linsentrübung des Auges nachvollziehen. Wegen der Lichtintensität ist das Auge hohen oxidativen Streßbelastungen ausgesetzt. Es ist deshalb mit entsprechenden Konzentrationen der Radikalfänger Vitamin C, Vitamin E und Glutathion ausgestattet. Die Werte der an diesen Prozessen beteiligten radikalfangenden Enzyme Superoxiddismutase (SOD), Katalase und Gluthationperoxidase liegen ebenfalls höher. Letztere brauchen ausreichend Spurenelemente (Selen, Zink, Magnesium, Kupfer). Bei Senioren sind andererseits Nährstoffdefizite nicht selten; am stärksten ist der Selenmangel ausgeprägt, gefolgt von B-Vitaminen, Magnesium, Beta-Karotin, Vitamin C u. a. Mit zunehmendem Alter steigt die Gefahr einer Linsentrübung, besonders wenn noch weitere Erkrankungen wie z. B. Diabetes vorliegen. Wird eine Linsentrübung diagnostiziert, ist – wie in allen anderen Fällen auch – Eigeninitiative angebracht, denn die Krankenkassen fühlen sich für Nährstoffpräparate nicht zuständig.

Kapitel VI

Krankheiten

Betrachtet man die Summe der oftmals sehr früh einsetzenden Erkrankungen, die eigentlich altersbedingt sind, dann erhält man das Bild einer vorzeitig alternden industriellen Bevölkerung. Es sind vor allem diese frühen und zunehmend schlimmer verlaufenden Degenerationen, die Anlaß zu allgemeiner Sorge geben. So nimmt z. B. das Alzheimer-Syndrom in einem Umfang zu, der wegen der Pflegebedürftigkeit auch zu einem finanziellen Problem für die Gesellschaft wird. Nun verweist man gern darauf, daß der Mensch trotzdem immer älter wird. Statistisch gesehen ist das richtig, übersehen wird aber der Preis dafür. Während der Mensch immer kränker wird, steigt die Fähigkeit der modernen Apparatemedizin, ihn immer länger am Leben zu erhalten. Unter dem Strich bleiben das frühzeitige Auftreten altersbedingter Krankheiten und eine allgemeine Angst vor dem Älterwerden und dem Siechtum. Nach heutigem Kenntnisstand könnte dies der Vergangenheit angehören, denn mit einer optimalen Ernährung und einer erhöhten Zufuhr von Nährstoffen haben wir ein effektives Mittel in der Hand, um bis ins hohe Alter geistig und körperlich fit zu bleiben.

Nachstehend eine Aufstellung der Krankheiten, bei denen man einen Zusammenhang zu oxidativem Streß/Freien Radikalen sieht, bzw. die auf eine Behandlung und/oder Vorsorge mit Antioxidantien ansprechen:

Alkoholkrankheit; Allergien; Alzheimer-Krankheit; Angina pectoris; Arteriosklerose; Arthritis, rheumatische; Asbestose; Autoimmunerkrankungen; Bronchialasthma, Bronchitis; Brucellose; Churg-Strauss-Syndrom; Colitis ulcerosa; Crohn-Krankheit; Darmerkrankungen; Dermatonyositis; Diabetes mellitus; Down-Syndrom; Entzündliche Erkrankungen; Epilepsie; Erythematodes; systemische E. mit Pneumonitis; Fehlbildungen; Fibrose, zystische; Goodpasture-Syndrom; Hauterkrankungen, diverse; Herzinfarkt; Hirnödem; Hirnschäden, toxische; Hirntrauma; HIV-Infektion; Hormonstörungen; Immunschwächen, diverse; Kardiomyopathie; Krebserkrankungen, diverse; Leberschäden, diverse;

Leukämie; Listeriose; Lungenemphysem; Lungenfibrose; Lyme-Borreliose; Magenerkrankungen; Müdigkeitssyndrom, chronisches; Multiple Sklerose; Myokarditis, nichtbakterielle; Neuropathien, diverse; Nierenerkrankungen; Pankreatitis; Parkinson-Krankheit; Polyangiitis und small vessel vascuiitis; Polychondritis; Praeeklampsie; Progerie; Sarkoidose; Schizophrenie; Schlaganfall; Schleimhauterkrankungen, diverse; Schock; Schoenlein-Henoch-Syndrom; Silikose; Sjögren-Syndrom; Sklerodermie; Spontanaborte; Sprue; Stoffwechselkrankheiten; Syphilis; Tuberkulose; Umwelttoxische Erkrankungen; Unfruchtbarkeit; Vergiftungen, chronische; Wegener-Granulomatose; Werner-Syndrom.

Anmerkungen:

1. Linus Pauling, How To Live Longer And Feel Better, Avon Books
2. Sherman, Proc. Nat. Academy of Science, 31, 107, 1945
3. Pelton and Williams, Proc. Soc. Expl. Biol. Med., 99, 632, 1958
4. A. Schwartz, Temple University, USA
5. Okino, Tokio University

Literaturvorschläge

1. Kuklinski, B., T. Zimmermann, R. Schweder:: Letalitätssenkung der akuten Pankreatitis mit Natriumselenit. Klinische Resultate einer vierjährigen Antioxidantientherapie. Med. Klin. Suppl. 190 (1995) 35 - 41.
2. Wenzel, G., B. Kuklinski, C. Rühlmann, D. Ehrhardt: Alkoholtoxische Hepatitis – eine „freie Radikale" – assoziierte Erkrankung. Letalitätssenkung durch adjuvante Antioxidantientherapie. Z. ges. Inn. Med. 48 (1993) 490 - 496.
3. Kähler, W., B. Kuklinski, C. Rühlmann, C. Plötz: Diabetes mellitus – eine „Freie Radikale" – assoziierte Erkrankung. Resultate einer adjuvanten Antioxidantiensupplementation. Z. ges. Inn. Med. 48 (1993) 223 - 232.
4. Esterbauer, H., F. G. Gey, J. Fuchs, M. R. Clemens, H. Gies: Antioxidative Vitamine und degenerative Erkrankungen. Dtsch. Ärztebl. 47 (1990).
5. Müller, U., J. Krieglstein: Sauerstoffradikalenfänger als Neuroprotektiva. Dtsch. Apotheker Z. 18 (1994), 1677 - 1682.

VII
Makro-Nährstoffe

Der in den reichen Industrienationen herrschende Überfluß an Makro-Nährstoffen wie Kohlenhydraten, Proteinen und Fetten in der Nahrung hat zur irrigen Annahme geführt, daß die Menschen damit auch mehr als ausreichend Mikro-Nährstoffe zu sich nehmen. Die Grundstoffe sind in der Tat so überreichlich vorhanden, daß sie zu einem Problem wurden. Hinsichtlich der wirklich wichtigen Substanzen herrscht jedoch vielfach eine Unterversorgung. An Kalorien ist der reiche Weltbürger über-, an essentiellen Nahrungsbestandteilen jedoch mangelernährt.

Problematisch ist vor allem der übermäßige Verzehr oxidationsanfälliger Fette bei einem gleichzeitigen Defizit an Antioxidantien. Die möglichen Spätfolgen können Herz-Kreislauf-Beschwerden, Arteriosklerose, Diabetes, Gicht u. a. sein. Ziel einer gesunden Ernährung muß demnach werden, das ungünstige Verhältnis von Fetten zu Antioxidantien umzukehren. Ein Fettüberschuß ist deswegen so kritisch, weil er den Organismus auf mehreren Ebenen schwächt:

- Die Fettdepots werden vom Körper auch als Zwischenlager für Schadstoffe benutzt. Bei jeder Kalorienreduzierung (Diät, längere Krankheit) werden diese Gifte wieder freigesetzt und belasten den ohnehin geschwächten Organismus. Die schlimmsten Folgen dieses Effekts wurden bei Seehunden und Vögeln beobachtet: Während einer Hungerperiode kam es zum Tod durch Selbstvergiftung.
- Die grundsätzliche Neigung der Fettsäuren zur Oxidation wie auch die Aktivität der in den Depots ent-

haltenen Schadstoffe führt zu einer vermehrten Freisetzung von Freien Radikalen. Die körpereigenen Abwehrmechanismen (z. B. Makrophagen) werden an diesen Orten verstärkt eingesetzt und stehen an anderer Stelle nicht mehr zur Verfügung. Bakterien, Viren und sogar Krebszellen können dann ungestörter ihrem Treiben nachgehen.

- Peroxidierte Fette wirken darüber hinaus noch mutagen, d. h., sie können Erbinformationen zerstören.

Diese ohnehin schon ungünstige Ausgangslage wird noch durch unnatürliche Lebensweisen, mehr oder weniger forcierte Diäten und nicht zuletzt gesellschaftliche Normen verschärft. Der heutige Mensch hat es verlernt, auf seine Instinkte wie Appetit, Hunger und vor allem Sättigungsgefühl zu hören. Ein heranwachsendes Kind reagiert noch auf seine inneren Signale und verweigert die Nahrungsaufnahme, wenn es nicht hungrig ist. Falsche Erziehungsziele, festgelegte Essenszeiten, Naschereien usw. lassen diese Instinkte irgendwann verkümmern. Ein Erwachsener richtet sich selten nach einem echten Hungergefühl, sondern er ißt aus Gewohnheit oder Geselligkeit. Wenn die Folgen sichtbar werden, ergibt er sich dem Druck gesellschaftlicher Normen in Form des Schlankheitsideals. Fast keine Frauenzeitschrift kommt ohne Schlagzeilen über irgendeine neue Diät aus. Dabei wird ignoriert, daß genetisch bedingt nur 3 % aller Frauen wirklich schlank sein können. Das propagierte Diätziel richtet sich nach einem Ideal, das für die Mehrheit unerreichbar ist und zwangsläufig zur Frustration führt. Gleichzeitig werden die möglichen gesundheitlichen Folgen solcher Diäten übersehen.

Jede Diät hat ihre Tücken und kann unter Umständen lebensgefährliche Erkrankungen provozieren. Die reduzierte, meist auch noch einseitige Nahrungsmenge führt zu massiven Defiziten an Antioxidantien und anderen lebenswichtigen Mikro-Nährstoffen. Der Stoffwechsel geht auf Sparflamme, die Leber produziert weniger Radikalfänger und vor allem zu wenig Glutathion. Dieses ist der wichtigste intrazelluläre Radikalfänger und die bedeutendste reduzierende Substanz. Das zeigt sich bereits am Verhältnis von 400:1 von reduziertem zu oxidiertem Glutathion. Sinkt sein Spiegel in einer Körperzelle auf 30 % oder weniger, dann stirbt diese ab. Extreme Entfettungskuren gefährden besonders belastete Organe und Strukturen wie die Zellen der Schleimhauttrakte und des Immunsystems. Entzündungen der Atemwege, der Harn- und Geschlechtsorgane, sogar Magengeschwüre können die Folge sein. Vor allem jedoch kann der ansteigende oxidative Streß Schäden im Genmaterial verursachen, die nicht mehr rechtzeitig reparabel sind und 15 Jahre später vielleicht als Karzinom sichtbar werden. Forcierte, womöglich jährlich wiederholte Schlankheitskuren ohne Rücksicht auf den erhöhten oxidativen Streß sind furchtbare Schläge für die Gesundheit.

Diäten, die nicht auf den natürlichen Gegebenheiten des Stoffwechsels beruhen, sollten von vornherein unterlassen werden. Das dürfte auf 95% aller Diätprogramme zutreffen. Jede Zielsetzung beim Gewicht, jede Kalorienberechnung, die sich nach modischen Idealen statt nach der persönlichen Ausgangslage richtet, schadet mehr als sie nutzt. Individuelle Unterschiede in der sogenannten „Kostverwertung" können nun einmal nicht standardisiert werden. Bereits eine geringfügige Schilddrüsenüberfunktion sorgt für einen beschleunigten Stoffwechselumsatz – d. h., davon Betroffene können (und müssen) mehr essen als der Durchschnitt.

Eine sinnvolles Ernährungsprogramm hat mit irgendwelchen Diäten wenig gemein. Es muß u. a. vielmehr auf eine allgemeine Änderung der Eßgewohnheiten, ein schärferes Bewußtsein für die natürlichen Prozesse und die Vermittlung einiger Basiskenntnisse über unsere Nahrung abzielen. Dann erfolgt eine eventuell angestrebte Gewichtsabnahme sozusagen als schmückendes Beiwerk, sie sollte jedoch nicht zum Selbstzweck werden.

Verminderungen des Körpergewichts sollten 500 g pro Woche nicht überschreiten. Dies beruht auf einem biologischen „Grundgesetz", das der Mensch nicht überlisten kann. Auf ein stärkeres Verringern der Nahrungszufuhr reagiert der Stoffwechsel mit einer Drosselung seines Bedarfs; er schaltet auf eine Art „Winterschlaf" um, indem er seinen Grundumsatz reduziert. Kurzfristig verliert der Körper zwar an Gewicht, nach einer gewissen Zeit jedoch hat er sich auf die verminderte Kalorienzufuhr umgestellt und kann jetzt dennoch sein Gewicht halten. Für eine weitere Gewichtsabnahme müßte die Kalorienzufuhr nochmals gesenkt werden. Die Fähigkeit des Körpers, mit seinen Kalorien hauszuhalten, macht sich vor allem bei der Beendigung einer forcierten Diät bemerkbar: Weil der Grundumsatz noch immer auf „Sparflamme" programmiert ist, werden mit den jetzt wieder vermehrt zugeführten Kalorien die alten Fettdepots sofort wieder aufgefüllt. Ein langfristiger Effekt ist auf diese Art und Weise nicht möglich – das kann nur durch eine moderate Senkung der Nahrungszufuhr erreicht werden. Eine geringfügige Einschränkung deuten die inneren Mechanismen nicht als „Hungerzeit". Aber 500 g pro Woche weniger addieren sich übers Jahr gesehen auf 26 kg.

Dieser empfohlene Grenzwert entspricht einer „Manövriermasse" von etwa 650 kcal pro Tag, was sich über Nahrungsreduzierung und/oder erhöhten Kalorienverbrauch ohne allzu große Askese realisieren läßt, wenn man individuelle Dispositionen und Vorlieben in ein „Programm" mit einbezieht. Ob Betroffene lieber Kalorien verbrauchen oder einschränken, ändert nichts am Ergebnis.

Beispiele:

10 Min. Gymnastik	(50 kcal)	1 Apfel
07 Min. Joggen	(100 kcal)	1 Tasse Milchkaffee
10 Min. Treppensteigen	(100 kcal)	1 Glas Fruchtsaft
14 Min. Tennis	(100 kcal)	1 Glas Cola
60 Min. Wandern	(260 kcal)	2 Wiener Würstchen

Offensichtlich ist es leichter, auf 100 kcal zu verzichten, als die gleiche Kalorienmenge durch sportliche Betätigung zu verbrauchen. Durchdachte Ernährungsprogramme bzw. Diäten kombinieren Kalorienreduktion mit erhöhtem Kalorienverbrauch durch körperliche Aktivität. Sofern man durch einige Grundkenntnisse gerüstet ist, bedarf es keiner komplizierten Diätfahrpläne und nur wenig Aufwands, um in seinen Alltag einen Mehrverbrauch durch Aktivität einzubauen. Wenn man dadurch täglich 300 kcal mehr verbraucht als zuvor, reduziert sich die notwendige Nahrungszufuhr nur noch um 350 kcal täglich – und tut kaum noch weh.

Eine Ernährungsumstellung oder ein Diätvorhaben sollte stets folgende Punkte berücksichtigen:

- Am häufigsten wird fälschlicherweise Wasserverlust mit Gewichtsverlust gleichgesetzt. Bei einer anstrengenden Stunde Joggen im Hochsommer oder einem Saunabesuch verliert man durch das Schwitzen vor allem viel Wasser. Dieser Verlust wird jedoch vom Körper sofort wieder ausgeglichen, so daß von einem dauerhaften Effekt nicht die Rede sein kann.
- Ähnlich ineffektiv sind Schlankheitsdragees, die Laxanzien (Abführmittel) oder Diuretika (Entwässerungsmittel) enthalten. Auch hier verliert der Körper nur Wasser, und die Wirkung hält nicht lange an.
- Bei der Beurteilung einer ausgewogenen Ernährung ist das Unterscheiden von echten Nährwerten und leeren Kalorien ein weiterer Schritt in die richtige Richtung. Bei letzteren handelt es sich um Nahrungsmittel, die außer Kalorien keinerlei Nährwert besitzen, wie raffinierter Zucker, weißes Mehl oder Alkohol. Alle Lebensmittel mit leeren Kalorien (z. B. Kekse, Kuchen, Weißbrot, Brötchen) kann der Mensch ersatzlos streichen, er nimmt sowieso viel zu viele leere Kalorien zu sich. Man kann davon zwar sehr dick werden, ist aber wegen der fehlenden Mikro-Nährstoffe dennoch mangelernährt.

Eine gesunde Ernährung bzw. Gewichtsabnahme sollte immer sowohl Kalorien als auch Antioxidantien und Mikro-Nährstoffe berücksichtigen.

- Das Normalgewicht wird nach der Faustregel berechnet: Körpergröße (z. B. 180 cm) minus 100 ist gleich Normalgewicht (in diesem Fall 80 kg). Für das Idealgewicht zieht man von diesem Wert noch weitere 10% ab (hier also 72 kg). Wichtig ist jedoch, daß man sich mit seinem individuellen Gewicht wohlfühlt; und das kann von Mensch zu Mensch sehr unterschiedlich sein. Die immer wieder publizierten Statistiken sind eben nur Statistiken, die kaum etwas über das Individuum aussagen. Niemand käme auf die Idee, die Schuhgröße 39 anzustreben, nur weil diese das statistische Mittelmaß im Lande ist.
- Zu vermeiden sind die sogenannten schnell aufschließbaren Kohlenhydrate wie z. B. (Raffinade-) Zucker. Leider ist er in Nahrungsmitteln reichlich vertreten, und es gilt, hier besonders aufmerksam zu sein. Versteckter Zucker ist in Weißbrot, Kuchen, Likören, Schokolade, Eiskrem, Keksen usw. vorhanden. Der gängige Haushaltszucker hat es nämlich in doppelter Hinsicht in sich. Zum einen handelt es sich dabei um leere Kalorien, d. h., Zucker hat außer einem hohen Brennwert nichts zu bieten, zum anderen provoziert Zucker bei vielen Übergewichtigen Hunger und ist – kraß ausgedrückt – für solche Menschen so etwas wie Heroin für den Drogensüchtigen. Zucker wird nämlich vom Körper sofort aufgenommen, er schießt quasi ins Blut. Der Organismus vieler Menschen reagiert darauf mit einer übertriebenen Insulinausschüttung, d. h., ihr Körper produziert mehr Insulin für die Verarbeitung dieses Kohlenhydrats als wirklich benötigt wird. Als Folge entsteht eine Unterzuckerung, und diese wiederum löst Hungergefühl – also den Wunsch nach weiteren Kohlenhydraten – aus. Bei manchen Menschen ist diese Reaktion so stark, daß nicht nur der Magen zu knurren anfängt, sondern ein leichtes Zittern aufkommt, sogar kleinere Schweißausbrüche können auftreten. Jetzt haben sie wirklich Hunger. Ähnlich reagiert der

Mensch nach einer feuchtfröhlichen Nacht, denn auch Alkohol enthält schnell aufschließbare Kohlenhydrate, so daß es zu einer Unterzuckerung kommen kann.

So widersprüchlich es klingen mag: Der Verzehr von Zucker führt zur Unterzuckerung und damit zu Hunger. Süßigkeiten machen hungrig, egal was die Werbung zum „süßen Snack zwischendurch" propagieren mag. Statt dessen sollte man dem Organismus schwer aufschließbare Kohlenhydrate, Eiweiße und Fett anbieten, damit die Insulinausschüttung moderater verläuft. Schwer aufschließbare oder komplexe Kohlenhydrate findet man u. a. in Vollkornprodukten und Gemüsen. Der Markt bietet eine reiche Auswahl an zuckerreduzierten Produkten, und Erzeugnisse, in denen der Zucker durch Süßstoffe ersetzt wurde, werden ebenfalls mehr. Allerdings haben nach letzten Meldungen die Zuckeraustauschstoffe Cyclamate und Saccharin einen unerwünschten Nebeneffekt: Sie sollen den Appetit anregen. Man empfiehlt deshalb, diese Substanzen zu meiden und statt dessen Aspartam (z. B. in Canderel enthalten) zu nehmen. Aspartam ist eine Art Eiweiß und enthält keine körperfremden Stoffe wie Cyclamate und Saccharin. Außerdem schmeckt es von allen Zuckeraustauschstoffen noch am besten; sein Nachteil ist, daß es hohe Temperaturen nicht verträgt und sich deshalb nicht zum Kochen eignet.

- Man sollte sich auf die Mahlzeit konzentrieren und dabei weder die Zeitung lesen noch fernsehen. Der Essensfreude tut es keinen Abbruch, wenn man die Mahlzeit (z. B. Brot) in kleine Portionen unterteilt und sie mit kalorienbewußter Raffinesse belegt (Gurke, Rettich, Tomate, fettarmer Fisch usw.). Wer es mag, der kann seine Mahlzeiten regelrecht zelebrieren. Wichtig ist, daß bewußt langsam gegessen, gut gekaut und vielleicht sogar einmal eine kleine Pause einlegt wird, denn im Körper befindet sich eine Art „Sättigungsmelder", der uns mitteilt, wann wir genug gegessen haben. Es handelt sich um einen der vielen Regelkreise, die unseren Organismus steuern. Dieser Mechanismus aber braucht eine gewisse Zeit, bis er signalisieren kann, daß genug Nahrung im Magen angekommen ist. Wenn alles auf die Schnelle hineingestopft wird, hat man meist schon für die nächste Mahlzeit mitgegessen, ehe die Sättigungsmeldung erfolgt ist.

- Es kann nicht häufig genug darauf hingewiesen werden, daß vor allem in den Wohlstandsländern viel zu viel Fett gegessen wird – statistisch gesehen doppelt so viel wie nötig wäre. Vor allem die in vielen Nahrungsmitteln versteckten Fette nützen lediglich den Herstellern, denn sie sind preiswerte Füllstoffe. Ein Gramm Fett enthält gut zweimal so viel Kalorien wie die gleiche Menge Eiweiß oder Zucker.
- Ballaststoffe zwingen den Verdauungsmechanismus zur Arbeit, ohne daraus viel Kalorien gewinnen zu können. Dazu zählen allgemein unverdauliche Fasern aus den Wänden von Pflanzenzellen, die aus Zellulose und Pektin bestehen. Kleie z. B. ist hauptsächlich aus Zellulose und Hemizellulosen aufgebaut und damit im Grunde unverdaulich.

Der Vorteil für Übergewichtige liegt im Sättigungseffekt. Weil diese Stoffe viel Wasser an sich binden, entwickeln sie ein entsprechendes Volumen. Kleie bindet z. B. das Drei- bis Fünffache ihres Eigengewichts an Wasser. Beide enthalten keine Kalorien und beschäftigen dennoch den Verdauungsapparat. Darüber hinaus regulieren Ballaststoffe die Konsistenz des Stuhlgangs. Dieser Umstand ist auch für Normalgewichtige von Interesse, weil er das Problem der Verstopfung und den weitverbreiteten Mißbrauch von Abführmitteln berührt.

Zur Verdauung wird reichlich Wasser benötigt. Zu viel davon kann man kaum trinken, weil der Verdauungstrakt nur jenes Wasser verwertet, das er tatsächlich braucht, und überschüssiges Wasser über die Nieren wieder ausscheidet. Die Nieren selbst sind ebenfalls dankbar für Wasser, weil sie es zu ihrer eigenen Entgiftung brauchen. Als Richtwert für die Flüssigkeitsaufnahme gelten heutzutage etwa zwei Liter Wasser pro Tag und Person bei normaler körperlicher Belastung. Das ist jedoch wie immer relativ: Wenn man in der Sahara Sand schaufeln würde, stiege der Bedarf unter Umständen auf das Zehnfache. Die Normalmenge von zwei Liter/Tag umfaßt übrigens alle Flüssigkeiten, also auch die in einer saftigen Orange.

• Zum Thema Instinktverluste gehört auch der Gang auf die Toilette. Der Organismus ist keine Maschine, die auf Knopfdruck reagiert. Im Normalfall wird der Entleerungsreflex von einer inneren Uhr geregelt und pendelt sich auf eine gleichbleibende Tageszeit, bei vielen Menschen morgens, ein. Allzu häufig wird die körperliche Meldung ignoriert, und die Folgen sind Verstopfungsprobleme. Auch in diesem Bereich sollte man lernen, dem Organismus zuzuhören und seinen Signalen Priorität einzuräumen, denn der Darm hat nun mal ein Eigenleben. Genügend Ballaststoffe und eine geregelte Darmtätigkeit sorgen für eine zügige Passage und verhindern damit eine unnötige Belastung des Darmes durch Freie Radikale.

In der ärztlichen Praxis oder Klinik trifft man allzuoft Patienten mit einem hoffnungslos gestörten Verdauungsapparat, die sich mittels Abführpräparaten (Laxanzien) in einen Teufelskreis hineinmanövriert haben. Zu einem Großteil ist dies auf irreführende Werbung zurückzuführen. Sie preist diese Mittel auch als Entschlackungs-, Darm- und Blutreinigungspräparate an und suggeriert damit dem Verbraucher, daß die Einnahme quasi zur täglichen Körperpflege gehöre und sogar für die schlanke Linie gut sei. Laxanzien haben tatsächlich den Effekt, gründlich „durchzuputzen", aber es gehen dabei neben Wasser auch viele wichtige Elektrolyte wie Magnesium und Kalium verloren. Für eine normale Verdauung braucht der Körper jedoch Kalium, und hier beginnt der Teufelskreis. Durch Abführmittel wird der Organismus einer wichtigen Grundlage für eine geregelte Verdauung beraubt und reagiert darauf mit erneuter Verstopfung, die dann wiederum mit noch mehr Laxanzien behandelt wird. Der Weg zurück aus dieser Sackgasse erfordert viel Geduld. Zuerst muß das fehlende Kalium ersetzt werden, und das ist Sache eines Arztes, denn die Kaliumverluste sind in der Regel zu groß, als daß man sie noch auf normalem Weg ausgleichen könnte.

- Das tägliche Wiegen, immer zur gleichen Zeit und ohne Bekleidung, sollte zur Routine werden. Die von Tag zu Tag üblichen kleinen Schwankungen sind unwichtig, entscheidend ist der Trend. Ein bescheidenes (Wochen-, Monats-)Gewichtsziel, das man wirklich erreicht, ist besser als ein zu hoch gestecktes, mit dem man sich dann doch schwertut. Es geht nicht um eine Fern-Schnell-Gut-Diät, sondern um eine allmähliche, grundlegende Umstellung der Ernährungsgewohnheiten, und da sind kurzfristige Ziele nicht angebracht.
- Körperliche Bewegung ist schließlich ein besonders wichtiger Faktor, aber auch hier geht es weniger um ein privates Fitneßprogramm, sondern vielmehr um den bewußten Einbau körperlicher Aktivitäten in den Alltag – wie z. B. Treppensteigen statt Lift.
- Sich abbauende Fettdepots schwemmen Giftstoffe und damit Freie Radikale ins Blut. Um deren schädliche Wirkung weitestgehend zu neutralisieren, sollten zusätzlich Mikronährstoffe eingenommen werden.

Resümee

Neben rein ästhetischen, subjektiven Erwägungen sprechen handfeste gesundheitliche Gründe gegen ein Übergewicht. Die Zunahme von Herz- und Kreislauferkrankungen und die Oxidationsanfälligkeit des überschüssigen Fetts dürfen nicht auf die leichte Schulter genommen werden. Nach heutigen Ernährungserkenntnissen existieren neben etlichen unsinnigen auch sinnvolle Diäten. Bei diesen ist es nicht entscheidend, welcher Methode man sich anschließt, denn sie laufen prinzipiell darauf hinaus, Kalorien idealerweise in Kombination mit vermehrter körperlicher Bewegung zu reduzieren.

Unter Berücksichtigung dieser Grundregeln sollte man eine Gewichtsabnahme von 500 g pro Woche nicht überschreiten und grundsätzlich eher eine Umstellung der Ernährungsge-

wohnheiten als eine forcierte Gewichtsreduktion anstreben. Wegen der freiwerdenden Schadstoffe sollten die Bemühungen durch Einnahme von Vitamin C, Vitamin E und anderen Antioxidantien flankiert werden.

VIII
Schadstoffe

„Die Konzentration chemischer Verbindungen in unserer Umwelt hat zu einer wachsenden Beunruhigung der Gesundheits- und Umweltbehörden geführt. Praktisch alle diese Chemikalien können negative Auswirkungen auf die menschliche Gesundheit haben" (Weltgesundheitsorganisation).

Das amerikanische National Research Council warnte bereits 1981 vor der sogenannten „indoor-pollution" (Innenraumverseuchung). Man sah „Anlaß zu unmittelbarer und erheblicher Besorgnis". Dazu trägt entscheidend die Verwendung moderner Baumaterialien und die immer häufigere Versiegelung der Häuser zur Energieeinsparung bei.

Auf der bereits erwähnten Tagung der Deutschen Gesellschaft für Umwelt- und Humantoxologie (DGUHT) im Jahr 1994 schlug man Alarm: Der Kollaps des Ökosystems Mensch sei unausweichlich, wenn es nicht gelänge, die Schadstoffe zu senken.

Das sind drei Aussagen von vielen ähnlichen, die eine vage Vorahnung vermitteln, welchen Preis die Menschheit für das unüberlegte Verfolgen ihres Wohlstands zahlt. An den umweltbedingten Erkrankungen zeigt sich noch am deutlichsten die Kluft zwischen wissenschaftlichen Ansprüchen in der Theorie und dem praktisch Machbaren. Es beginnt bereits bei den finanziellen, technischen und zeitlichen Möglichkeiten des (Haus-)Arztes. Denn die Krankenkassen vergüten den erheblichen Aufwand für eine gründliche Untersuchung kaum oder gar nicht, obwohl chronische Umweltvergiftungen so gefährlich sind. Die Gründe:

- Die Schädigungsfaktoren entfalten ihre Wirkung bereits beim heranwachsenden Embryo im Mutterleib.
- Sie wirken meist ein Leben lang, sie addieren und potenzieren sich über Jahre hinweg.
- Das Geflecht von Ursachen und Wirkungen ist mit heutigen Methoden in seiner Komplexität noch nicht beweis- oder nachvollziehbar.
- Über klinische Erkrankungen mit zahlreichen Symptomen hinaus ist die Gesamtheit der Bevölkerung betroffen, ohne daß man sich mit einfachen Mitteln dagegen schützen könnte.
- Die Schäden verlaufen schleichend und bedrohen die menschliche Existenz, weil grundlegende Mechanismen wie Immunsystem und Fruchtbarkeit beeinträchtigt werden.
- Die schädigenden Ursachen können jahre- und jahrzehntelang zurückliegen, wodurch sie sich der Erkennbarkeit entziehen.

Während eine Krankheit wie AIDS die Aufmerksamkeit und Zuwendungen staatlicher und gesellschaftlicher Institutionen auf sich ziehen konnte, bleiben Umweltintoxikationen vielfach unbeachtet. Umweltbedingte Erkrankungen sind sehr schwer nachzuvollziehen, und die – für politischen Wandel notwendige – Beweisführung ist kaum zu realisieren, da solche Leiden nach iterativen Prinzipien der Chaostheorie verlaufen. Sogar für Fachleute ist dieses Gebiet ein Buch mit sieben Siegeln. Im Grundsatz beschreibt die Chaostheorie jene Systematik, die hinter scheinbar ungeordnet ablaufenden Prozessen steht. Bei einer Vielzahl von wechselseitig abhängigen Aktionen und Reaktionen (deterministische Systeme) ist für den Beobachter keine Ordnung mehr erkennbar, obwohl sie vorhanden ist. Iterativ (sich wiederholend) bedeutet, daß das Ergebnis einer Gleichung als Variable in die nächste Gleichung eingeht, deren Ergebnis wiederum als Variable in eine weitere Gleichung usw. Im Endeffekt genügt dann ein kleiner, scheinbar unbedeutender

Anlaß, um eine Kettenreaktion auszulösen. Welcher Anlaß zu welchem Zeitpunkt an welchem Ort – und ob überhaupt – nun genügt, um diese zu starten und am Ende vielleicht eskalieren zu lassen, ist nicht vorherzusehen. Bezogen auf unsere Umwelt könnten „etwas" Lindan oder „geringe" Mengen toxischer Pyrethroide im Kindesalter nach 20 Jahren Krebs oder Multiple Sklerose bedeuten.

Die Suche nach umweltbedingten Ursachen für eine Erkrankung ähnelt einer kriminalistischen Recherche mit einer unendlichen Anzahl von potentiellen Tätern, die zu allem Überfluß auch noch über diverse Mittelsmänner agieren können. Am Ursprung findet sich möglicherweise eine geringe, aber langfristige Belastung durch Formaldehydausdünstungen aus dem neuen Kinderbett – und am Ende haben wir einen 30jährigen Allergiker, der keine Erdbeeren mehr verträgt. Bei Verdacht auf Erkrankungen durch Umwelteinflüsse haben Betroffene in der Regel einen langen, mühsamen Weg hinter sich und desgleichen vor sich. Einerseits kann man durch bestimmte Analyseverfahren den Status quo des Organismus klären, also ganz grundsätzlich die Frage beantworten, ob z. B. ein erhöhter oder gar zu niedriger Malondialdehyd-Spiegel vorliegt. Daneben können (private) Messungen z. B. der Raumluft unumgänglich sein, um entscheidende Hinweise zu erhalten.

Bei Umweltschädigungen muß die ärztliche Recherche auf mehreren Ebenen gleichzeitig vorgehen. Geduld und Ausdauer sind hierbei sowohl von Patienten als auch von Medizinern gefordert. Da erfahrungsgemäß die Krankengeschichte der Betroffenen oft entscheidende Hinweise enthält, ist ihre sorgfältige Erhebung (Anamnese) eine zentrale Voraussetzung. Zwei bis vier Stunden Aufwand sind nicht ungewöhnlich und in einer Klinik auch noch durchzuführen. Aber wer zahlt diesen Aufwand beim praktizierenden Arzt?

Untersuchungen an durch Umweltchemikalien geschädigten Personen an der Klinik Südstadt/Rostock ergaben massive, krankhafte Verschiebungen des Redoxpotentials in Richtung Oxidation, d. h. einen allgemeinen Mangel an Antioxidantien und anderen Mikro-Nährstoffen. Gleichzeitig fanden sich verringerte Konzentrationen bestimmter Immunzellen (T-Lymphozyten u. a.). Diese Befunde ähneln denen bei HIV-Infizierten und AIDS-Kranken. Ein Verdacht liegt immer dann vor, wenn viele Krankheitssymptome gleichzeitig auftreten und therapieresistent sind.

Über eine Anamnese lassen sich ein- oder abgrenzen:

- neue oder entfernte Zahnfüllungen,
- neue Möbel, neue Kleidung,
- neue/alte Anstriche, Isolierungen,
- Wohnort- und Wohnungswechsel,
- Trinkwasserquellen,
- Verwendung von Pestiziden im häuslichen Bereich,
- neue berufliche Tätigkeit, geänderter Arbeitsplatz, neues Büro,
- u. v. a. m.

Durch allgemeine diagnostische Verfahren, die jeder Arzt durchführen kann, sind Giftnachweise im Urin, Blut usw. möglich, und eine Erfassung der körperlichen, geistigen und psychischen Schäden zur Beurteilung des weiteren Verlaufs ist wichtig. Leber- und Enzymwerte, Überprüfung des Gesichtsfelds, Analysen über Stoffwechselindikatoren wie Blutfette, Harnsäure, Blutzucker usw. runden das Bild ab. Eine (privat zu bezahlende) Haar-Mineralanalyse kann erste Hinweise erbringen; sie wird von etlichen Laboren angeboten. In Rechts- und Regreßfällen, zur Früherkennung und für die Beurteilung von Therapieverfahren sind jedoch hochspezialisierte Maßnahmen erforderlich.

Die Behandlung umweltbedingter Erkrankungen setzt eine aktive umfassende Mitarbeit der Betroffenen voraus.

1. Grundsätzlich ist eine verminderte Kalorienzufuhr (bei gleichzeitig erhöhter Einnahme von Antioxidantien) angebracht. Bereits die alten Religionen wiesen auf den Nutzen von Fastenperioden hin, und Untersuchungen an Mensch

wie Tier bestätigen den gesundheitlichen Gewinn. Ein verringerter Verzehr von Fett und Kohlenhydraten schont die körpereigenen Vorräte an Antioxidantien und stärkt das Schutzsystem. Bei Tieren wurden allein dadurch um ein Drittel verlängerte Lebensspannen erreicht. Ob man eine mäßige Fastenperiode (ca. zwei Wochen möglichst alle drei Monate) oder ein regelrechtes Heilfasten vorzieht, ist umstritten. Auf jeden Fall ist die Zufuhr von Antioxidantien zu erhöhen, um freigesetzte Schadstoffe zu neutralisieren.

2. Es muß geklärt werden, ob der Ursprung von Umweltgiften im häuslichen oder beruflichen Bereich zu suchen ist. Im letzteren sind außergewöhnliche Belastungen oft schon bekannt und werden zumindest in einem gewissen Rahmen durch Arbeitsplatzvorschriften geregelt. Grundsätzlich gilt jedoch, daß es eine unbedenkliche Schadstoffkonzentration nicht gibt. Es gibt bestenfalls gesetzliche Grenzwerte, die jedoch über individuelle Empfindlichkeiten und/oder bereits bestehende Schädigungen nichts aussagen. Von manchen TÜV-Niederlassungen, etlichen Landesgesundheitsämtern und diversen Firmen werden aufwendige Untersuchungen vorgenommen. Sie sind meistens recht teuer. Bei einem eher vagen Verdacht gibt es für den einzelnen preiswertere Möglichkeiten, die von speziellen Firmen oder Laboren angeboten werden:

a) Raumluftanalysen mittels spezieller Diffusionsröhrchen sind auch von Laien problemlos durchzuführen. Speziallabore werten die Proben aus.
b) Staub hat die Eigenschaft, Schadstoffe aus der Luft quasi magnetisch anzuziehen. Eine Hausstaub-Analyse liefert daher ein recht gutes Bild über eventuell vorhandene Ausdünstungen.
c) Pilzsporen sind oftmals Ursache von Allergien oder nicht erklärbarem Unwohlsein. Die Untersuchung wird mittels spezieller Nährbodenträger durchgeführt.

d) Möbel, Teppiche, Kleidung, Dachbalken, Holzböden lassen sich anhand kleiner Musterproben oder mittels Handpumpen/Spezialröhrchen überprüfen.
e) Die offiziellen Trinkwasseranalysen der Wasserwerke geben möglichweise Hinweise auf Huminsäurebelastungen. Bei Versorgung aus eigenen Brunnen/Quellen oder bei alten Rohrleitungssystemen muß eine spezielle Probe genommen werden.

Sollten sich die gesuchten giftigen Quellen im häuslichen Milieu befinden, kann mit einer aufwendigen Säuberung aller Gegenstände manchmal schon viel erreicht werden. Oftmals jedoch sind weitergehende Maßnahmen angebracht: Möglicherweise müssen formaldehydhaltige Möbel, Zwischendecken, Verkleidungen usw. vollständig entfernt werden. Man hüte sich jedoch vor vorschneller Eigeninitiative, denn in vielen Fällen weiß ein Fachmann kostengünstigere Abhilfe.

3. Da die Außenluft – trotz allem – meist immer noch sauberer ist als die Innenraumluft, sollten Wohnräume ständig gelüftet werden.

4. Eine Nahrungsergänzung mit Vitaminen, Spurenelementen u. a. Mikro-Nährstoffen ist in jedem Fall empfehlenswert.

Ein therapeutischer Einsatz von Antioxidantien sollte alle genannten Maßnahmen abrunden. Erfahrungsgemäß sind sehr hohe Dosierungen erforderlich. In diesem Zusammenhang muß vor der Einnahme von Einzelpräparaten wie Vitamin C oder Vitamin E gewarnt werden, weil durch mögliche Redoxblockaden eher negative Effekte erzielt werden können. Antioxidantien spielen wie ein Orchester zusammen und sollten daher auch gemeinsam höher dosiert werden.

IX
Mikro-Nährstoffe

Für den Organismus schädliche Substanzen gab es schon immer, und im Laufe seiner Entwicklungsgeschichte entwickelte der menschliche Körper ein raffiniertes Neutralisierungs- bzw. Entgiftungssystem. Hierfür greift er auf Antioxidantien und andere Mikro-Nährstoffe zurück. Vereinfacht ausgedrückt stehen den Schadstoffen die Vitamine, Spurenelemente, Aminosäuren u. a. gegenüber. Es liegt auf der Hand, daß bei einer Zunahme von Schadstoffen auch der Bedarf an Mikro-Nährstoffen steigt.

Die Abgrenzung von Makro- und Mikro-Nährstoffen (Vitalstoffe, Nutrienten) erfolgt zum einen über die Menge, zum anderen über die Funktion. Mikro-Nährstoffe werden nur in sehr kleinen Mengen benötigt, und sie sind weder Energielieferanten noch Baustoffe. Sie sind jedoch an vermittelnden oder steuernden Prozessen beteiligt und damit unabdingbare Bestandteile der unzähligen Stoffwechselreaktionen. Zu den Mikro-Nährstoffen zählen erheblich mehr Substanzen als die hier im Vordergrund stehenden Antioxidantien, die nach ihrer Rolle bei Oxidationen definiert sind. Antioxidantien sind Vorläufersubstanzen (Precursoren) für z. B. Coenzyme mit radikalfangenden Eigenschaften. Diese Precursoren können aus Vitaminen, aus Spurenelementen oder auch aus Aminosäuren bestehen. Es sind allesamt Multitalente mit mannigfaltigen Funktionen. Dennoch hat jeder Nährstoff einen speziellen Aufgabenbereich bzw. eine bestimmte Reduktionskapazität, die nur er erfüllen kann, und wie in jeder Kette kommt es auch hier auf das schwächste Glied an.

Als die Deutsche Gesellschaft für Ernährung (DGE) im Jahre 1956 begann, Dosierungsempfehlungen für Nährstoffe zu veröffentlichen, wußte man noch sehr wenig über deren Wirkungsweise. Vitamine z. B. werden ausschließlich über ihre Funktion definiert und weisen keine gemeinsame Struktur auf. Man kann in Lebensmitteln also nicht nach bestimmten chemikalischen Gemeinsamkeiten fahnden und daraus einen Vitamincharakter ableiten. Vielmehr mußte man erst wissen, wofür der Stoff gebraucht wird, um danach eine Zugehörigkeit zu Vitaminen festlegen zu können. Man konzentrierte sich auf die Effekte, und der Maßstab war das mehr oder weniger akute Krankheitsbild. Vereinfacht ausgedrückt entzog man z. B. den Versuchspersonen so lange ein bestimmtes Vitamin, bis sie krank wurden. Danach führte man das Vitamin sukzessive wieder zu, bis die Krankheitssymptome verschwanden.

Unberücksichtigt blieben langfristige Mangelerscheinungen. Wechselwirkungen konnten mit dieser Methode sowieso nicht erfaßt werden. Vollends unübersichtlich wird die Bedarfsrecherche dadurch, daß bestimmte Bakterien im Magen-Darm-Kanal von sich aus Vitamine herstellen. Wie groß ihr Anteil an unserer Versorgung ist, können wir nur mutmaßen. Analog verhält es sich mit den Spurenelementen, essentiellen Aminosäuren u. a. Mikro-Nährstoffen. Hinsichtlich des *tatsächlichen* menschlichen Bedarfs gibt es demnach nur eine einzige Wahrheit: Es existieren keine exakten, wissenschaftlich fundierten Zahlen über eine optimale Dosierung; es liegen lediglich Angaben vor, bei denen der Mensch während einer absehbaren Zeit nicht offenkundig erkrankt. Vor diesem Hintergrund sind alle Aussagen über eine „ausreichende Versorgung" zu sehen.

Die Bedeutung der Mikro-Nährstoffe liegt in ihrer Unentbehrlichkeit für den Menschen. Sie *müssen* mit der Nahrung aufgenommen werden, weil der Mensch sie nicht selbst herstellen kann. Hinsichtlich der Spurenelemente liegt dies auf der Hand: Kein Lebewesen kann chemische Elemente selbst synthetisieren. Bei Vitamin C geht man davon aus, daß im Laufe der Evolution unsere Fähigkeit, diese Substanz selbst herzustellen, verlorenging. Das gilt nicht für alle Spezies; so können z. B. fast alle Tiere ihren Bedarf an Vitamin C selbst decken. Die moderne Vitaminforschung bedient sich daher bei der Bedarfserrechnung indirekter Methoden und vergleicht sie z. B. mit Fakten aus Tierversuchen.

Da eine Ratte ihr Vitamin C selbst herstellt, ist anzunehmen, daß sie jene Menge synthetisiert, die sie tatsächlich braucht. Dieser Umsatz läßt sich ermitteln und liefert damit eine erste Vorstellung über den Bedarf bei Säugetieren. Diese Daten kann man z. B. mit Erkenntnissen über Affen und Meerschweinchen abstimmen. Beide Tierarten können selbst ebenfalls kein Vitamin C herstellen und sind wie der Mensch auf eine Zufuhr von außen angewiesen. Allein schon aus kommerziellen Erwägungen haben zoologische Gärten ein großes Interesse an gesunden Tieren, und man kann ihnen daher unterstellen, daß sie viel Mühe auf eine „ausgewogene Ernährung" aufwenden. Dennoch hat sich diese z.B. bei Affen als nicht ausreichend erwiesen. Sie erhalten zusätzlich Vitamin C. Das Ergebnis ist eine erhöhte Vitalität, eine längere Fortpflanzungsdauer und ein längeres Leben dieser Tiere. Vergleicht man den Synthese-Umsatz bei Ratten mit den ermittelten Vitamin C - Mengen für unsere nächsten Verwandten und rechnet dies auf einen Menschen von etwa 70 kg Körpergewicht um, dann kommt man auf einen Bedarf von ca. 5 g pro Tag. Selbstverständlich kann man die Ergebnisse bei Tieren nicht ohne weiteres auf den Menschen übertragen, aber ihre Aussagekraft scheint allemal fundierter als 40 Jahre alte „Mutmaßungen", die sich um 0,075 g pro Tag bewegen. Berücksichtigt man ferner die Rolle des Vitamin C als Antioxidans und den Umstand, daß der oxidative Streß eines berufstätigen Menschen erheblich höher liegen dürfte als der eines Schimpansen, dann erhält man eine ungefähre Vorstellung vom Bedarf des modernen Individuums.

Tatsache ist und bleibt, daß auch neuere Bedarfsermittlungen nicht der Weisheit letzter Schluß sind und hier noch viel geforscht werden muß. Die Hinweise und Indizien jedoch, daß die älteren Angaben oft völlig daneben liegen, sind immens. Alle herkömmlichen Messungen und Aussagen über „ausreichende Versorgung" setzen zwangsläufig voraus, daß die DGE-Angaben das Maß aller Dinge sind.

Man sollte demzufolge sämtliche Beschwörungen über angeblich „ausreichende Versorgungen" in das Land der Spekulationen verweisen. Derzeit weiß niemand, wieviel „ausreichend" ist. Wir können uns dieser Problematik nur über mittelbare Aussagen nähern, und dazu gehören u. a. die Bilanzen der reduktiven und oxidativen Vorgänge in unserem Organismus. Nur Vergleiche zwischen radikalerzeugenden Einflüssen und radikalfangenden Nahrungsangeboten vermögen z. Zt. Aufschluß zu geben.

- Eine Untersuchung der Justus-Liebig-Universität in Gießen belegt, daß Obst und Gemüse heute erheblich weniger Mikro-Nährstoffe enthalten als noch vor 30 Jahren. Fast täglich werden neue Zahlen über Schadstoffbelastungen in Lebensmitteln veröffentlicht. Das sind Fakten, die heute niemand mehr ernsthaft in Zweifel zieht.
- Die Umweltverschmutzung auf jeder nur erdenklichen Ebene wird nicht bestritten, allenfalls bagatellisiert. Ob Auspuffgase in der Luft, Pestizide in Gemüsen, radioaktive Strahlung in Pilzen oder Blei in der Muttermilch – niemand stellt die Zunahme an Schadstoffen in Abrede. Ihr Kreislauf über die Nahrungskette hat sich schon längst geschlossen.
- Streß ist ohnehin Dauerthema unserer hektischen Gesellschaft. Ob am Arbeitsplatz, in der Schule, im Verkehr bis hin zu übersteigerten sportlichen Aktivitäten am Wochenende – es zählt nur Leistung, und die fordert ihren (oxidativen) Tribut.

Diese drei Faktoren verschonen keinen. Ihnen allen ist gemeinsam, daß sie den oxidativen Streß im Organismus in die Höhe schrauben. Gleichzeitig ist das Angebot natürlicher Antioxidantien gesunken. Dennoch werden (selbsternannte) „Experten" – und mit ihnen viele Medien – nicht müde zu behaupten, daß alles in Ordnung sei und kein Anlaß zur Besorgnis bestehe. Natürlich, wenn man z. B. die allgemeine und immer früher einsetzende Arteriosklerose oder die Zunahme des Alzheimer-Syndroms lediglich statistisch erfaßt, dann kann man daraus eine „normale" Risikoverteilung basteln. Dann sind Blei in der Muttermilch oder Pestizide im Gemüse ebenso normal wie Tote im Krieg oder Hungersnot in der Dritten Welt.

Wer sich mit diesen beschönigenden „Normalwerten" nicht zufrieden geben möchte, der sollte die Schadstoffbelastung zu senken versuchen und die Nährstoffzufuhr erhöhen. Hier ist vor allem der einzelne gefordert, seine Lebens- und Ernährungsgewohnheiten umzustellen. Es gilt, die Aufnahme der in den Lebensmitteln vorhandenen Nährstoffe zu optimieren und darüber hinaus Nährstoffe zusätzlich zuzuführen, wobei zu berücksichtigen ist, daß Dosierungsangaben nicht als absolute Werte verstanden werden dürfen, sondern lediglich eine Richtung vorgeben.

Wenn zahlreiche Untersuchungen zweifelsfrei belegen, daß eine gesteigerte Zufuhr von bestimmten Mikro-Nährstoffen positive Effekte zeitigt, dann ist es müßig, sich noch länger darüber zu streiten, ob die herkömmlichen Dosierungsempfehlungen „ausreichen". Denn es steht fest, daß eine Nährstoffzufuhr über dieses fragliche Maß hinaus dem Menschen gesundheitlich außerordentlich gut bekommt, daß sie Krankheiten verhindern, sogar heilen kann.

Um das tägliche Nahrungsangebot zu optimieren, empfiehlt die Gießener Konzeption:

1. Pflanzliche Lebensmittel sollten bevorzugt werden. Damit ist keine streng vegetarische Ernährung gemeint, sondern eine entsprechende Verschiebung der Fleisch-Gemüse-Relation. Konsequent betrieben führt

das zu sogenannten lakto-ovo-vegetabilen Ernährungweisen (Milch-Eier-Gemüse).
2. Lebensmittel sollten so natürlich und frisch wie möglich eingekauft werden.
3. Die Hälfte der Nahrung sollte aus nicht erhitzter Frischkost bestehen. Dahinter verbirgt sich die Erkenntnis, daß erhitzte Nahrung viele Nährstoffe verliert. Bemerkung: Eine schonende Zubereitung praktiziert die fernöstliche Küche – die Gemüse werden nur halbgar gedämpft.
4. Das Zubereiten der Speisen sollte immer aus frischen Lebensmitteln, möglichst schonend und mit wenig Fett geschehen.
5. Nahrungsmittel mit Zusätzen wie Farbstoffen, Emulgatoren, Stabilisatoren u. a. sollten vermieden werden. Gemeint sind hiermit nicht alle Zusatzstoffe, sondern nur jene, die ausschließlich der Ästhetik (Aussehen, Konsistenz) dienen.
6. Vermeiden sollte man manipulierte Nahrungsmittel (Gentechnik, Bestrahlung).
7. Es sollten möglichst ausschließlich Erzeugnisse aus anerkannt ökologischer Landwirtschaft (kontrolliert biologischer Anbau) verwendet werden.
8. Bevorzugung regionaler und saisonaler Erzeugnisse, da bei ihnen eine längere Lagerung (Transport) vermeidbar ist.
9. Unverpackte oder umweltschonend verpackte Lebensmittel sollten bevorzugt werden.

Zusammengefaßt soll der Mensch nur das konsumieren, was ihm die Natur in seiner Region in der entsprechenden Jahreszeit bietet, Erhitzen und Garen auf das Notwendigste einschränken, Vollkornprodukte bevorzugen, Pellkartoffeln statt Pommes, natürliche Getränke aus ungechlortem Wasser (Tee, Saft) statt industriell hergestellter Limonaden, weniger Rösten, Braten, Grillen, Fritieren usw.

Nun werden derartige Ernährungsregeln immer wieder in Frage gestellt, und einige Fachleute vermissen z. B. bei der Gießener Konzeption den Fisch. Im übrigen ist Papier geduldig, und die Umsetzung ist für die meisten Menschen nur schwer oder gar nicht möglich. Rund ein Drittel aller Haushalte in Deutschland sind Single-Haushalte, in denen nur selten viel Zeit für die Nahrungszubereitung investiert wird. Ein Großteil der Menschen muß sich von Kantinenessen ernähren, ist auf Fertiggerichte angewiesen oder hat kaum eine andere Wahl als den Stehimbiß an der Ecke. Bei Familien mit Kindern spielen neben zeitlichen Faktoren oft auch finanzielle Zwänge eine Rolle. Eier und Milch von „glücklichen Hühnern" und „ökologischen Kühen" sind in der Regel nicht im Sonderangebot erhältlich. Hinzu kommt, daß die Lebensmitteldeklaration sehr zu wünschen übrig läßt. Bestrahlte Tomaten, genmanipulierte Kartoffeln, hormonbehandelte Hühnchen wird kaum ein Händler deutlich als solche kennzeichnen. Nach einer neueren Untersuchung ist der Schwindel am Kunden sogar gängige Verkaufspraxis. In erschreckendem Maß werden sogar Herkunftsbezeichnungen, z. B. bei Obst und Gemüse, vorsätzlich falsch angegeben und Verfallsdaten „korrigiert". Vor diesem Hintergrund sind alle gutgemeinten Ratschläge Makulatur.

All dies deckt sich mit den allgemeinen Beobachtungen und den Erfahrungen der DGE. Obwohl beispielsweise bereits seit Jahren weniger Fettkonsum gepredigt wird, hat sich der Verbrauch nur geringfügig geändert. Jeder Bürger weiß, daß Alkohol und Zigaretten ungesund sind, dennoch läßt der Konsum kaum nach. In gewisser Weise ist das sogar verständlich, denn Selbstdisziplin und Askese gehören nun einmal nicht zu den herausragendsten Eigenschaften des Menschen. Alle Ratschläge sollten sich an diesem Kriterium messen, andernfalls haben sie nur akademischen Wert.

PEARSON und SHAW raten denn auch in ihrem Buch „Life Extension", die Kirche im Dorf zu lassen und – typisch amerikanisch – die Sache locker anzugehen. In Selbstversuchen wiesen sie nach, daß man nicht auf die heißgeliebten

Steaks zu verzichten braucht, wenn man gleichzeitig die Zufuhr an Antioxidantien erhöht. Ähnlich verhält es sich mit der Belastung durch Alkohol, Tabak und Party-Knabbereien. Der berüchtigte „Hangover“ (Alkoholkater) nach solchen Feiern läßt sich durch spezielle Mikro-Nährstoffe vermeiden, zumindest abschwächen. Pragmatisch, wie die Amerikaner sind, empfehlen sie in Sachen gesunder Ernährung einen unverkrampften Mittelweg.

Nährstoffpräparate haben mittlerweile eine Art Religionskrieg entfacht. Veröffentlichungen, die eine zusätzliche Zufuhr von Mikro-Nährstoffen empfehlen, stehen Publikationen gegenüber, die das als unsinnig darstellen. Der Konsument steht verunsichert zwischen den Fronten. Vor einer näheren Betrachtung der einzelnen Argumente sollte man sich vor Augen halten, daß wir bedauerlicherweise weniger in einer echten Demokratie, sondern vielmehr in einer „Lobbykratie“ leben. Vor allem im gesundheitlichen Bereich ist der wirtschaftliche Einfluß auf die angeblich freien Medien erheblich. Magazine, Zeitungen, Fernsehsender stehen und fallen mit ihren Einnahmen aus der Werbung, und daher sind von wirtschaftlichen Interessen lancierte Publikationen keinesfalls die Ausnahme. Daß komplette Magazin-Artikel von einem bestimmten Industriezweig bezahlt werden, ist fast schon an der Tagesordnung.

Die häufigsten Argumente in der Diskussion um Mikro-Nährstoffe lauten:

Behauptung 1: Industriell hergestellte Vitamine und andere Mikro-Nährstoffe können natürliche nicht ersetzen.

Diese Behauptung zielt auf diffuse Vorurteile und Ängste ab und geht an der Sache vorbei. Vitamine funktionieren nach dem Schlüssel-Schloß-Prinzip, d. h., der Schlüssel (das Vitamin) paßt in das Schloß (zum Beispiel ein Coenzym) oder nicht. Natürliche und industriell gefertigte Vitamine sind identisch. Es gibt keinen einzigen wissenschaftlich fundierten Hinweis, aus dem man schließen könnte, daß der Organismus synthetische von natürlichen Vitaminen zu unterscheiden in der Lage wäre. So besteht chemisch gesehen kein Unterschied zwischen synthetischem Vitamin C und natürlichem. Das ändert sich, wenn man die vieldiskutierten Begleitstoffe mit berücksichtigt. Natürliches Vitamin C wird von Bioflavonoiden flankiert, die die Wirksamkeit des Vitamins erhöhen. Dies läßt sich jedoch durch Zugabe von Bioflavonoiden auch in industriell hergestellten Produkten einfach bewerkstelligen.

Weil natürliche Vitamine nie völlig rein sind, enthalten sie auch Substanzen und/oder Verbindungen, die eher schaden als nutzen. Vitamin E aus kaltgepreßtem Weizenöl kann z. B. (pflanzliche) Östrogene enthalten. Darüber hinaus neigt es leichter zur Oxidation, wenn kühle und dunkle Lagerbedingungen nicht eingehalten werden. Dieses ist der Grund, weshalb in der Lebensmittelindustrie das oxidationsstabilere Vitamin E-Acetat als Zusatz z.B. für Margarine verwandt und auch natürliches Vitamin E als Präparat in Kapselform (Kontakt zum Luftsauerstoff und damit die Oxidation des Vitamins unterbleibt) angeboten wird.

In dieser Kontroverse gilt vielmehr, daß wir nicht wissen, ob „biologische" Vitamine genausogut funktionieren wie industriell gefertigte. Praktisch alle Experimente, Studien und Aussagen basieren auf industriellen Vitaminen; Versuche mit natürlich gewonnenen Vitaminen haben Seltenheitswert und ergaben keine Anhaltspunkte, daß diese besser verwertet werden.

Eine andere Argumentation beruht auf dem Umstand, daß bei der „künstlichen" Vitaminherstellung auch unwirksame Formen anfallen. Das ist grundsätzlich richtig. So existieren von Vitamin E zwei oder mehr chemische Varianten, z. B. eine rechts- und eine linksdrehende Form – ähnlich einem Bild und seinem Spiegelbild. Die Drehung bezieht sich auf eine optische Eigenschaft, die jedoch physiologische Wirkungsunterschiede nach sich ziehen kann. Man kennzeichnet dies durch ein vorangestelltes „D" für rechtsdrehend bzw. „L" für linksdrehend. Vitamin E (Alpha-Tokopherol) etwa gibt es in den Formen D- bzw. L-Alpha-Tokopherol. Der menschliche Organismus verwertet bevorzugt die D-Form. Bei der industriellen Herstellung fallen beide Formen zu je 50% an. Natürlich könnte man beide Formen voneinander trennen, aber dies ist kostspielig. Da die L-Form zwar nur in geringerem Maß oder gar nicht verwertet wird, jedoch keinerlei nachteilige Wirkung beobachtet werden konnte, wäre die Trennung ein unverhältnismäßiger Aufwand ohne erkennbaren Sinn. Bei der Dosierungsangabe wird die unterschiedliche Potenz der Formen berücksichtigt. Man gibt sie in Internationalen Einheiten (I. E.) an, die sich immer auf den tatsächlichen Wirkungsgrad beziehen. Ein mg der gemischten D-/L-Form hat 1,0 I. E.; ein mg der chemisch reinen D-Form 1,36 I. E.

Auch aus praktischen Gründen geht eine Unterscheidung zwischen natürlich und industriell an der Sache vorbei. Natürlich gewonnene Vitamine sind teilweise sehr teuer, was wiederum der Grund dafür ist, daß sie in großangelegten Studien nicht verwendet werden. Eine Nahrungsergänzung mit natürlich gewonnenen Vitaminen wäre für die meisten Menschen nicht mehr bezahlbar und Gesundheit damit nur noch für Begüterte erschwinglich. Manche Vitaminhersteller nutzen die (unbegründete) Skepsis der Verbraucher vor industriellen Vitaminen aus, indem sie angeblich natürliche Vitamine anbieten. Auf den Verkaufsverpackungen finden sich Hinweise wie: „Enthält natürliche Vitamine". In fast allen Fällen handelt es sich hier um eine gesetzlich erlaubte Irreführung, denn eine solche Bezeichnung ist zulässig, wenn sich überhaupt Vitamine aus biologischen Quellen im betreffenden Erzeugnis befinden. Der Verbraucher erhält in der Regel eine Mischung aus vielleicht 90% industriellem und 10% natürlichem Vitamin C. Nur kostet ein derartiges Produkt natürlich viel mehr.

Behauptung 2: Kombinationspräparate (Multivitamine) entsprechen nicht der natürlichen Zusammensetzung.

Hier wird der Eindruck erweckt, als ob die Natur ihre Nährstoffe in standardisierter Form anbietet. Jedes Lebensmittel enthält jedoch eine andere Nährstoffzusammensetzung, sowohl in bezug auf die Anzahl der überhaupt darin enthaltenen Vitamine als auch in ihrem Verhältnis zueinander. Man könnte den Spieß umdrehen: Hochwertige Nährstoffpräparate lassen sich theoretisch eher den uns bekannten Bedürfnissen anpassen als einzelne Obst- und Gemüsesorten.

Behauptung 3: Handelsübliche Lebensmittel sind bereits übermäßig vitaminisiert.

Seit eh und je werden Lebensmittel haltbar gemacht. Zu den gängigen Konservierungsstoffen gehören auch Antioxidantien wie Vitamin E und Vitamin C. Margarine z. B. ist derart oxidationsanfällig, daß sie beim Verbraucher bereits ranzig ankommen würde, wenn man ihr *kein* Vitamin E zusetzte. Bei der Bearbeitung und Lagerung von Lebensmitteln gehen enorm viele Nährstoffe verloren, und viele Hersteller versuchen durch nachträgliches Vitaminisieren diese Verluste wenigstens halbwegs wieder auszugleichen. Bei der Gesamtzufuhr spielen beigefügte Vitamine eine untergeordnete Rolle. Man kann davon ausgehen, daß Lebensmitteln nur jene Mengen zugesetzt werden, die a) der Haltbarmachung des Produkts selbst dienen bzw. b) bei der Herstellung verlorengegangen sind.

Hinzu kommen noch die Verluste durch Instabilität. Es klingt zwar gut und ist sicherlich auch verkaufsfördernd, wenn z. B. auf Orangensaftflaschen ein Zusatz von Vitamin C vermerkt ist, aber wieviel davon als noch wirksamer Stoff beim Konsumenten ankommt, steht auf einem ganz anderen Blatt. Vitamin C ist als reine Substanz (Ascorbinsäurepulver) recht stabil. In einer (Saft-)Lösung allerdings zerfällt es relativ schnell, und vor allem in Klarglasflaschen erreicht der wirksame Gehalt von Vitamin C schnell den Nullpunkt.

Das Schüren von Ängsten vor allen chemischen Produkten kann sogar zu gesundheitsgefährdenden Effekten führen. So liest man auf manchen Produkten inzwischen den Hinweis, daß sie „ohne Konservierungsmittel" hergestellt sind. Bei einigen wenigen Lebensmitteln mag dies vertretbar sein, aber wenn eine bekannte Mayonnaise (ca. 80 % oxidationsanfälliges Öl!) mit dem Aufdruck „frei von Konservierungsstoffen" wirbt, ist das ein gesundheitsgefährdender Unsinn, der vom Verbraucher auch noch dankbar honoriert wird. (Gottlob wird dieser hierbei getäuscht, denn das Produkt enthält als künstlichen Konservierungsstoff Sorbinsäure).

Behauptung 4: Multivitamin-Präparate sind wirkungslos.

Soweit sich dies auf Produkte aus deutscher Herstellung bezieht, stimmt es zum Teil. Deutsche Produkte dürfen vom Gesetz her nur niedrig dosiert sein. Etliche Vitamine entfalten ihre Wirkung jedoch erst jenseits einer Menge, die über dem gesetzlich erlaubten Maß für frei verkäufliche Präparate liegt. Die angebliche Wirkungslosigkeit ist also nicht auf die Vitamine selbst, sondern auf ihre zu geringe Dosierung zurückzuführen.

Behauptung 5: Nur einzelne Vitamine hoch zu dosieren macht keinen Sinn.

Das ist richtig. Antioxidantien-Experten weisen schon lange darauf hin, daß antioxidative Vitamine und Spurenelemente ihre Wirkung nur dann optimal entfalten, wenn sie kombiniert eingesetzt werden. Im Redoxbereich von +800 bis -400 Millivolt (mV) hat jede Substanz ihren eigenen Platz, den andere nicht ausfüllen können.

Fazit

Eine wirklich „ausgewogene Ernährung" ist in unserer heutigen Gesellschaft eher ein frommer Wunsch. Natürlich sollte man sich darum bemühen. Mit einem Mehr an Gemüsen, einem Reduzieren von Fleisch und Fett und mit soviel Obst wie möglich ist man schon ein gutes Stück auf dem richtigen Weg. Eine allgemeine Nahrungsergänzung mit Antioxidantien und weiteren Mikro-Nährstoffen ist jedoch nach heutigem Kenntnisstand dringend geboten.

Literaturvorschläge

1. Lange-Ernst, M. E.: Gesund durch Spurenelemente. Goldmann-Verlag, München 1988.
2. Lange-Ernst, M. E.: Gesund und natürlich essen, geht das noch? Goldmann-Verlag, München 1987.
3. Lange-Ernst, M. E.: Essen mit Lust auf Gesundheit. Verlag Peter Erd, München 1994.
4. Rilling, S.: Kompendium der Mineralstoffe. Haug-Verlag, Heidelberg 1993.
5. Fiedler, H. J., H. J. Rösler: Spurenelemente in der Umwelt. G. Fischer-Verlag, Jena 1993.
6. Dietl, H., G. Ohlenschläger: Handbuch der Orthomolekularen Medizin. Haug-Verlag, Heidelberg 1994.

X
Vitamine

Bei den Vitaminen wird grundsätzlich zwischen fettlöslichen und wasserlöslichen unterschieden. Die fettlöslichen Vitamine werden von unserem Organismus in den Fettdepots gespeichert und dort bei Bedarf abgerufen. Die Konsequenz: Weil wir diese Substanzen horten können, leiden wir selten unter einem Mangel daran. Andererseits besteht die Gefahr einer Überdosierung, d. h., daß fettlösliche Vitamine wie z. B. Vitamin A nicht in wahllosen Mengen zugeführt werden dürfen. Anders sieht es bei den wasserlöslichen Vitaminen wie z. B. Vitamin C aus. Sie werden schnell wieder ausgeschieden und müssen mehrmals täglich neu zugeführt werden. Eine Überdosierung ist deswegen (mit Ausnahme von Vitamin B_6 und B_3 in sehr hoher Dosierung) fast unmöglich. Alles, was der Körper nicht braucht, scheidet er umgehend wieder aus.

Als ein bestimmtes Vitamin wird in der Regel eine Gruppe von Substanzen bezeichnet, die eine ähnliche chemische Struktur und eine vergleichbare Wirkung haben. Vitamin E kommt z. B. in acht verschiedenen Varianten vor, wobei zwischen den Tokopherolen und den Tokotrienolen unterschieden wird. Diese Unterscheidung ist keineswegs akademisch, sondern hat praktische Bedeutung, weil nicht alle Varianten ein und desselben Vitamins die gleiche Wirkung haben. Beim Vitamin E gilt das Alpha-Tokopherol als die effektivste Form. Wegen der teilweise sehr unterschiedlichen Potenz innerhalb einer Vitaminfamilie sind die Begriffe Äquivalenz und Internationale Einheiten (I. E.), im englischen Sprachgebrauch International Units (IU), eingeführt worden. Mit dieser Bewertung kann man die tatsächlichen Wirkungen besser vergleichen.

In den nachfolgenden Beschreibungen werden unter dem Stichwort „Wirkung" in erster Linie die altbekannten Fakten über die entsprechenden Vitamine und analog für die „Mangelsymptome" beschrieben, wobei nur die kurz- bis mittelfristigen Folgen eines Defizits umrissen werden. Die antioxidative, radikalfangende Wirkung sowie die langfristigen negativen Effekte eines Vitaminmangels sind Inhalt der vorhergehenden Kapitel gewesen: Erhöhung der Oxidationsrate mit allen damit einhergehenden Erkrankungen und vorzeitigen Alterungserscheinungen.

Die allgemein wichtigsten Nährstoffe
Vitamin C
Vitamin E
Beta-Karotin
Selen

Die wichtigsten Nährstoffe für Raucher	
Vitamin C	Vitamin E
Vitamin B_3	Beta-Karotin
Zink	Cystein
Selen	

Die wichtigsten Nährstoffe bei Alkoholkonsum	
Vitamin C	Selen
Vitamin B_1	Magnesium
Vitamin B_6	Zink
Vitamin B_{12}	Beta-Karotin
Folsäure	Vitamin E
Cystein	

VITAMIN A

Bei Vitamin A handelt es sich um eine Gruppe fettlöslicher, ähnlich wirkender Substanzen mit sehr unterschiedlichem Wirkungsgrad. Vitamin A kommt in der Pflanzenwelt nicht vor, es wird vom tierischen Organismus aus bestimmten Vorstufen, den Karotinoiden, hergestellt. Das Karotin hingegen kommt ausschließlich in Pflanzen vor und wird auch als Provitamin A bezeichnet. Die bekannteste und wirksamste Form ist das Beta-Karotin; es fungiert einmal als Vitamin-A-Vorstufe, zum anderen hat es wichtige Eigenwirkungen, die weiter unten beschrieben werden.

Reines Vitamin A können wir nur durch den Verzehr von Fleisch zu uns nehmen. Hier ist die Umwandlung vom Provitamin zum Vitamin bereits im Tier vollzogen worden. Die Substanz mit der größten biologischen Vitamin-A-Wirkung ist das Retinol. Vor allem Leber enthält viel Vitamin A, ferner findet es sich in Fischtran, Milch, Eiern und Butter.

Die unterschiedliche Verarbeitung von Vitamin A und dem Provitamin Beta-Karotin im Körper machen einen Dosis-Wirkungsvergleich problematisch. Während reines Vitamin A überdosiert werden kann, ist dies mit der Vorstufe, dem Karotin, fast unmöglich, weil die Umwandlung von Beta-Karotin zu Vitamin A vom Organismus gesteuert und nur soviel Vitamin A aus Beta-Karotin produziert wird, wie der Körper benötigt. Das für die Vitamin-A-Synthese überschüssige Beta-Karotin wird vom Körper ebenfalls aufgenommen und entfaltet eine Eigenwirkung.

Um diesen Komplex noch ein klein wenig zu komplizieren, hat die Natur es so eingerichtet, daß die Freisetzung von Vitamin A aus der Leber von einer ausreichenden Zinkkonzentration abhängig ist. Folglich sind die Symptome eines Vitamin A - Mangels fast identisch mit denen eines Zinkmangels, und eine erhöhte Vitamin-A-Zufuhr sollte immer mit zusätzlichen Zinkgaben einhergehen.

Wenn man anhand von Vitamintabellen versucht, den Bedarf über die Nahrung zu decken, ist zu beachten, daß ein Vergleich der verschiedenen Vitamin-A-Formen nur über die Internationalen Einheiten oder den sogenannten Retinol-Äquivalenten sinnvoll ist. Hierbei entsprechen 0,3 µg Retinol einer Internationalen Einheit (I. E.). Leider wird dies in Ernährungstabellen unterschiedlich praktiziert, was nicht gerade zur Klarheit beiträgt. Wenn mal von 1,5 mg, mal von 5.000 I. E. Vitamin A die Rede ist, dann entspricht sich dies.

Oft werden Vitamin A und Beta-Karotin in Tabellen in einen Topf geworfen. So kann man einer recht bekannten Liste entnehmen, daß der Mensch täglich 1.000 µg Vitamin A braucht. Ein paar Seiten weiter ist nachzulesen, daß 1.000 µg Vitamin A in 100 g Karotten enthalten sind. Diese Darstellung ist irreführend, da Karotten die Vorstufe, das Karotin, enthalten und die tatsächliche Umwandlung zu Vitamin A nicht abzuschätzen ist. Mit Mathematik allein ist es in diesem Fall nicht getan, weil das verwertbare Provitamin in rohen Karotten unter 10 % liegt. Bei Anwesenheit von Fett und bei geriebenen Karotten ist die Ausbeute höher. Das liegt daran, daß die Zellulose-Zellwände roher Karotten nur schwer verdaut werden können. Es klingt demnach zwar gut, wenn zu lesen ist, daß in 100 g rohen Karotten etwa 1.000 µg „Vitamin A" stecken, aber wenn man dieses Gemüse tatsächlich roh verzehrt, dann strebt die Verwertbarkeit des Karotins auf Null zu und läßt die hübsche Tabelle zur Makulatur werden.

Wirkung

Vitamin A ist notwendig für das Wachstum der Epithelien, unserer Oberflächenzellen, die eine Art Schutzwall gegen äußere (und innere) Einflüsse bilden. Man findet sie an der Hautoberfläche, auf den Schleimhäuten der Atmungsorgane, im Verdauungstrakt, als Auskleidung von Organen, in Nieren, Harnblase usw. Sie schützen die Schleimhäute vor Verhornung und erhöhen deren Infektionsabwehrkräfte.

Die allgemein etwas bekanntere Wirkung von Vitamin A bezieht sich auf die Augen. Es ist Bestandteil der Retina und für die Hell-Dunkel-Adaption notwendig. Ein Mangel führt zu Nachtblindheit.

In Tierexperimenten wurde festgestellt, daß Vitamin A eine krebsverhütende Wirkung auf alle Epithelien hat. Diese Eigenschaft ist z. B. für Schornsteinfeger, Asphaltierer und Raucher wertvoll, denn sie sind überdurchschnittlich für epitheliale Krebsarten anfällig, vor allem, wenn die Schadstoffe direkten Kontakt mit den betreffenden Geweben haben. Durch erhöhte Vitamin A - Gaben kann hier wirkungsvoll gegengesteuert werden.

Mangelsymptome

Über die Epithelien kommt es zu Oberflächenveränderungen wie Verhornungen der Haut und Austrocknung der Augenbindehaut. In manchen Fällen treten durch die herabgesetzte Abwehr der Bindehautzellen Hornhautgeschwüre auf, die sogar zur Erblindung führen können.

Die Schleimhäute der Atmungs-, der Verdauungs-, der Geschlechtsorgane und Harnwege werden bei Vitamin A - Mangel trocken und rissig. Durch das Abschälen der zugrundegegangenen Zellen kommt es zu einem vermehrten Auftreten von Gallen-, Blasen- und/oder Nierensteinen.

Schwerhörigkeit, herabgesetztes Geruchsempfinden, Geschmacksstörungen, brüchige Fingernägel und glanzlose Haare sind ebenfalls Mangelsymptome. Auch Haut-, Bronchial- und Blasenkrebse entstehen durch epitheliale Veränderungen und treten bei niedrigem Vitamin A - Serumspiegel verstärkt auf.

Man hat festgestellt, daß Magengeschwüre besser heilen, wenn mit den gängigen Medikamenten zusätzlich Vitamin A verabreicht wird. Im Gegensatz zu Zwölffingerdarmgeschwüren neigen Magengeschwüre eher zu bösartigen Veränderungen, und die Vitamin A - Zufuhr wird dadurch zu einer vorbeugenden Maßnahme gegen Krebs.

Dosierung

Laut DGE ist der Mensch mit etwa 1 mg (ca. 3.000 I. E.) Vitamin A täglich ausreichend versorgt, wobei man sich auf das Retinol, also die wirksamste Substanz dieser Familie, bezieht. In den USA empfiehlt man offiziell 5.000 I. E. (ca. 1,5 mg) reines Vitamin A und 5.000 I. E. Karotinoide. Neuerdings wird von der DGE die Trennung von Vitamin A und Beta-Karotin ebenfalls vorgenommen. Entschiedene Nährstoff-Verfechter halten 5.000 - 25.000 I. E. reines Vitamin A und 40.000 I. E. Karotinoide für sinnvoll. Ohnehin macht eine zusätzliche Vitamin A - Gabe nur Sinn, wenn gleichzeitig die Zinkzufuhr gesteigert wird, wobei 50 mg pro Tag als angemessen gelten.

Der Grundbedarf erhöht sich bei Erkältungen, bei älteren Menschen und Schwangeren. Senioren und starke Trinker leiden öfter unter einem Mangel an Enzymen der Bauchspeicheldrüse mit der Folge, daß Vitamin A wieder über den Darm ausgeschieden wird und zusätzliche Gaben nutzlos sind. In solchen Fällen müssen gleichzeitig Pankreas-Enzyme eingenommen werden, um die Verwertbarkeit des Vitamins A und aller anderen fettlöslichen Vitamine zu sichern. Auch ein Zinkmangel kann die Ursache für eine schlechte Vitamin A - Verwertung sein.

Überdosierung

Vitamin A gehört zu den Vitaminen, bei denen eine Überdosierung generell möglich, jedoch sehr selten ist. Im Normalfall braucht man sich darüber keine Gedanken zu machen, weil eine akute Überdosierung erst jenseits von 500.000 bis 1 Million I. E. einsetzt, also bei mehr als dem 500- bis 1.000fachen der offiziellen Normaldosis. Eine chronische Überdosierung tritt erst ein, wenn man über Wochen und Monate hinweg ein Vielfaches von 5.000 I. E. pro Tag zu sich nimmt, also beispielsweise ständig in großen Mengen Leber ißt. In 100 g Haifischleber sind etwa 15 Millionen I. E., in 100 g Frischleber 80.000 bis 260.000 I. E. enthalten.

Bei oraler Therapie sind Dosierungen von 150.000 I. E. und mehr keine Seltenheit. Das mag eine Vorstellung von der Größenordnung geben, von der eine Überdosierung zu erwarten ist.

Kinder benötigen weniger Vitamin A als Erwachsene (1.500 bis 3.500 I. E.), und manche wohlmeinende Mutter hat ihrem Nachwuchs zuviel des Guten zukommen lassen. Polarforscher sind nach dem Genuß von Robben- oder Eisbärleber schwer erkrankt. Sogar Todesfälle wurden beschrieben. Dies ist auf den extrem hohen Vitamin A - Gehalt der Leber dieser Tiere zurückzuführen: Es sind regelrechte Vitamin A - Bomben. Hauptsymptome einer Überdosierung sind Übelkeit, Erbrechen, schwere Kopfschmerzen und Verstopfung.

KAROTINOIDE

Im Gegensatz zum reinen Vitamin A ist seine Vorstufe – das Provitamin – ungefährlich. Sie tritt im Pflanzenreich unter dem Überbegriff Karotinoide auf, von denen 200 Arten bekannt sind. Eine Wirkung der Karotinoide kann man im Herbst bewundern, wenn die Blätter ihr Grün verlieren und die flammend gelbrote Färbung des Karotins dem Wald seine leuchtende Pracht verleiht.

Abhängig von der Konzentration in der Pflanze, der Verdaubarkeit der Zellen, der Zusammensetzung und nicht zuletzt von der Zubereitungsart variiert die Karotinaufnahme aus der Nahrung in unserem Körper beträchtlich. Karotin aus rohen Karotten wird ohne gleichzeitige Anwesenheit von Fett praktisch nicht verwertet. Wer seinen Bedarf auf diese Art decken will, ist mit gekochten Karotten, Karottensaft oder Karottensalat mit einer fetthaltigen Soße besser beraten.

Beta-Karotin ist ein starkes Antioxidans und neutralisiert Sauerstoffradikale. Was Cholesterin betrifft, so vermutet man bereits seit geraumer Zeit, daß die Ursache für Arteriosklerose weniger in der LDL-Konzentration, sondern vielmehr in der oxidierten LDL-Konzentration (O-LDL) zu suchen ist. Man hofft, daß das Beta-Karotin schädliche Radikale abfängt und so LDL-Cholesterin vor Oxidation schützt.

Eine Überdosierung von Karotin ist nicht bekannt. Die Umwandlung des Provitamins zum Vitamin A erfolgt über die Darmschleimhaut und wird vom Körper nur in dem Maß vorgenommen, wie er es braucht. Karotin, das vom Körper nicht zu Vitamin A umgewandelt wird, hat allerdings wichtige Eigenwirkungen, die zur Zeit Gegenstand von intensiveren Untersuchungen sind. Es bleibt lange im Körper und wird in den Fettdepots gespeichert, wo es die Fettoxidation verhindert und in hoher Konzentration zu einer (harmlosen) Gelbfärbung der Haut führen kann. Daher ist es in manchen Kosmetika zur Tönung des Teints vorhanden.

In Tierversuchen geht man heute verstärkt der Eigenwirkung des Beta-Karotins nach. Die Ergebnisse lassen hoffen, denn man hat festgestellt, daß Beta-Karotin gegen kanzerogene Substanzen und sogar gegen transplantierte Tumorzellen antikanzerogene Eigenschaften hat. Umgekehrt sprechen viele Hinweise dafür, daß eine niedrige Karotinoid-Konzentration die Anfälligkeit z. B. für Lungenkrebs auf das Zwei- bis Dreifache erhöht. Man knüpft zur Zeit enorme Hoffnungen an diese Substanz, weil es deutliche Anzeichen dafür gibt, das Lungenkrebsrisiko damit signifikant senken zu können.

Obwohl die Karotinoide gegenwärtig im Mittelpunkt des wissenschaftlichen Interesses stehen (Anfang 1992 etwa 20 laufende Studien mit jeweils 90 bis 1000 Versuchspersonen), ist ihre Gesamtwirkungsweise immer noch nicht völlig geklärt. Laut Prof. Dr. med. H. SIES könnte dieses Gebiet auch in Deutschland ein Schwerpunkt der Forschung werden.

Neben der Inaktivierung der Freien Radikalen wurden inzwischen weitere Eigenschaften deutlich:

1. Karotinoide hemmen jene Zellen, die dabei sind, sich bösartig zu verändern (Dysplasie-Progression). Bestimmte Zellveränderungen konnte man sogar rückgängig machen, z. B. sogenannte Leukoplakien der Mundschleimhaut. Weil sie als Vorläufer einer Krebserkrankung gelten, spricht man von einer Präkanzerose.

2. Bösartige Tumore hemmen die körpereigene Interferon-Produktion. Die Karotinoide heben diese gefährliche Entwicklung auf. Interferone sind Substanzen, die in der Immunabwehr eine wichtige Rolle spielen, weil sie die Vermehrung von Viren bremsen. Sie wirken nicht direkt, sondern über Umwege, wobei nach drei Haupttypen unterschieden wird:

a) Eine Abwehrvariante ist die Bildung von bestimmten Proteinen, welche die noch gesunden Zellen gegen Virenangriffe schützen.
b) Ein anderer Weg des Interferons führt über die Erhöhung der Angriffslust der T-Lymphozyten gegenüber zellgiftigen Stoffen.
c) Die bedeutendste Eigenschaft des Interferons liegt in der Hemmung der Zellteilung, auch der Tumorzellen. In diesem Punkt konzentrierte sich lange Zeit viel Hoffnung auf Interferon in der Krebsbekämpfung. Tumore haben nämlich die unangenehme Begleitwirkung, die körpereigene Interferonproduktion zu stören und damit einen Widersacher auszuschalten. Karotinoide wiederum scheinen in der Lage, diese Hemmung aufzuheben, wodurch die körpereigene Interferon-Produktion wieder in Gang kommt. Im Endeffekt wird damit der rücksichtslosen Vermehrung von Tumorzellen wirkungsvoll und auf natürlichem Weg Einhalt geboten. Industriell hergestelltes Interferon ist bis heute fast unbezahlbar, Beta-Karotin dagegen sehr preiswert.

3. In vitro, also bei einem Laborexperiment, wurde festgestellt, daß Beta-Karotin in der Lage ist, die Killerzellen im

menschlichen Immunsystem zu stimulieren und damit die Immunabwehr zu stärken. Ob das auch in vivo, also im lebenden Organismus, gilt, bleibt abzuwarten.

Bei den bisher untersuchten Krebsarten ließ sich für Lungen-, Gebärmutter-, Speiseröhren- und Magenkrebs folgender Zusammenhang mit Karotinoiden feststellen: Je niedriger der Karotinoid-Spiegel im Blut, desto höher das Risiko einer Erkrankung. Bei Brust-, Kolon- und Rektumkrebs war eine Kausalität mit Beta-Karotin nicht nachweisbar. Vitamin C hingegen bietet einen gewissen Schutz gegen Kolon- und Rektumkrebs, weil es im Darm die Umwandlung von Nitraten in kanzerogene Nitrosamine unterbindet.

Wie so oft in der Geschichte der Wissenschaften stieß man durch Zufall auf weitere Wirkungen. In einem Experiment ging man der Hypothese nach, daß Karotinoide Krebs hemmen, und erhielt ein überraschendes Nebenergebnis. Versuchspersonen mit bekannten koronaren Herzkrankheiten, die über sechs Jahre hinweg Beta-Karotin eingenommen hatten, erlitten nur halb so viele koronare, zerebrale und andere Gefäßstörungen wie Teilnehmer, die zur Kontrolle ein Placebo bekommen hatten. Zwar erreicht Beta-Karotin nicht den Wirkungsgrad von Acetylsalicylsäure (Aspirin), es hat jedoch keine Nebenwirkungen.

Das vieldiskutierte Ozonloch dürfte in Zukunft die Bedeutung des Beta-Karotins noch erhöhen. Die zunehmende UV-Strahlung gilt nämlich als Verursacher des gefährlichen Hautkrebses (malignes Melanom). In Neuseeland, das vom Ozonloch besonders betroffen ist, haben Hautkrebserkrankungen in den letzten Jahren stark zugenommen. Die UV-Strahlen bilden in der Haut sehr aggressive Sauerstoffatome (Singulett-Sauerstoff). Bis jetzt ist das Karotin eine der wenigen Substanzen, von denen man mit Sicherheit weiß, daß sie einen Schutz gegen Gewebsschädigungen durch Singulett-Sauerstoff bietet. Das wirkungsvollste Karotin, das Lycopen (in Tomaten), ist in deutschen Vitaminpräparaten nicht anzutreffen, in amerikanischen Nutrientenmischungen jedoch vorhanden.

Karotinoide gelten als wichtige Waffe gegen Alterungsprozesse und sind Hoffnungsträger bei der Vorbeugung gegen verschiedene Krebsarten. Sie sind in gelbem und grünem Obst (Pfirsiche, Tomaten, Aprikosen, Melonen) und Gemüse (Paprika, Karotten, Spinat, Brokkoli) enthalten. Ihre Resorption ist von vielen Faktoren wie Zellstruktur, Fettgehalt, Gallenfluß und der Beschaffenheit der Bauchspeicheldrüse abhängig.

Dosierung

Gängige deutsche Nährwerttabellen tragen der Eigenwirkung des Beta-Karotins selten Rechnung und machen kaum einen Unterschied zwischen dem eigentlichen Vitamin A und den Karotinoiden. Es werden 1.000 µg Vitamin A empfohlen, und damit hat es sich. Neuere Veröffentlichungen der DGE haben inzwischen auf die Sonderstellung der Karotinoide hingewiesen.

Die amerikanischen Nutrientenverbraucher fassen die diversen Vitamin A - Variationen unter dem Begriff Karotinoid-Komplex zusammen und differenzieren schon seit langem zwischen reinem Vitamin A und den Karotinoiden. Das Vitamin A wird dabei mit 5.000 - 25.000 I. E. relativ vorsichtig dosiert. Bei den Karotinoiden sind dafür höhere Dosierungen (40.000 I. E.) angegeben. Letztlich läßt sich nicht beurteilen, wieviel Karotin der Körper zu Vitamin A umwandelt und wieviel er auf andere Weise verwertet. Die Angabe in Internationalen Einheiten (I. E.) für Karotinoide ist deshalb etwas unglücklich gewählt, weil nicht klar ist, wieviel Vitamin A – darauf beziehen sich ja die I. E. – der Organismus aus dem Karotin herstellt.

Eine tägliche Dosis von 15 mg bzw. 50.000 I. E. erscheint durchaus angemessen. Idealerweise sollte man Karotin zweimal täglich zu sich nehmen; einmal nach dem Mittagessen und dann zwischen den Mahlzeiten am Nachmittag. Die erste Dosis wird mit dem im Verdauungstrakt vorhandenen Nahrungsfett über den Darm in den Körper aufgenommen und wirkt hier als Radikalfänger. Die Nachmittagsdosis, vor der Mahlzeit eingenommen, kann wegen des fehlenden Fettes nicht resorbiert werden. Sie schafft Ordnung im Darm, indem sie die hier aktiven Sauerstoffradikale beseitigt. Sonnenhungrigen ist dringend zu empfehlen, die tägliche Dosis vor ausgiebiger UV-Bestrahlung auf 75-100 mg zu erhöhen.

Tägliche Karotin-Mengen über 20 mg (100.000 I. E.) führen zu einer harmlosen Gelbfärbung der Haut, wie sie auch bei Säuglingen, die viel Karottensaft erhalten, zu beobachten ist.

VITAMIN E

Ähnlich wie beim Vitamin A haben wir es hier mit einer ganzen Familie von fettlöslichen Substanzen zu tun, die chemisch verwandt sind: Man unterscheidet vier Tokopherole und vier Tokotrienole. Die bekannteste und wirksamste Form ist das Alpha-Tokopherol. Die Mitglieder der Vitamin E - Sippe sind hitzestabile Öle, die in pflanzlichen Fetten, Nüssen, einigen Gemüsen, Fisch, Eiern usw. vorkommen. Vitamin E ist hitze-, aber nicht kältestabil: In der Tiefkühltruhe verliert es an Wirkung.

Wirkung

Vitamin E unterbindet die oxidative Wirkung der Freien Radikalen auf unsere Körperfette, d. h., es sorgt dafür, daß die für Oxidationen anfälligen Fette nicht ranzig werden. Man verwendet dieses Vitamin daher schon lange in der Margarine- und Fettherstellung. Während Vitamin C als Antioxidans in wäßriger Umgebung zuständig ist, übernimmt Vitamin E die gleiche Aufgabe für fetthaltige Medien, beispielsweise in den Zellmembranen. Darüber hinaus wirkt es ähnlich wie Beta-Karotin und ist in der Lage, Singulett-Sauerstoff abzufangen.

In den Zellmembranen schützt Vitamin E gegen Oxidation und verhindert damit die Bildung von Freien Radikalen. Seine Schutzwirkung richtet sich auch gegen Umweltgifte, die Peroxide und andere Freie Radikale freisetzen, die ihrerseits für die Zelldegeneration und vorzeitiges Altern verantwortlich gemacht werden. Ein Vitamin E - Mangel führt nachgewiesenermaßen zu Membranlecks mit Anhäufung von Lipiden und Cholesterin sowie zu einem Verlust an den mehrfach ungesättigten, essentiellen Linol- und Arachidonsäuren. Letztlich werden hier vermehrt Makromoleküle gebildet, die als „Sondermüll" im Körper liegenbleiben und auf Dauer zu erheblichen Funktionseinbußen der Zellen führen. Die destruktive Wirkung dieser Oxidantien entfaltet sich ganz allmählich, über Jahrzehnte hinweg; und diese schleichende Zerstörung ist einer der Gründe, weshalb man die Zusammenhänge mit Freien Radikalen erst spät erkannt hat.

Bei seiner Tätigkeit als Radikalfänger im lipidhaltigen Medium wird das Vitamin E allerdings selbst zum Freien Radikal und muß schnell regeneriert werden. Das besorgen gleich mehrere Substanzen wie Coenzym Q10, Vitamin C, Glutathion (Grundbaustein: Cystein) und das Enzym Glutathionperoxidase (Grundbausteine: Selen und Cystein). Eine der Hauptaufgaben des Vitamin C besteht in der Regeneration des Vitamin E und anderer Antioxidantien.

Das Interesse an Vitamin E hat in den letzten Jahren stark zugenommen, und in großangelegten Versuchen ist man bemüht, das genaue Wirkungsspektrum im menschlichen Organismus zu verifizieren:

1. Da Vitamin E gegen die innere Oxidation schützt, versucht man, seine Wirkung hinsichtlich der Arteriosklerose zu klären.
2. Man geht der Frage nach, wie das Vitamin in die Prostazyklinsynthese, einen antithrombotischen Vorgang in den Gefäßen, eingreift.

3. Es wird geprüft, inwieweit Zellschäden infolge von Sauerstoffmangel (Herzinfarkt und Gehirnschlag) vom Vitamin E repariert werden.
4. Die reparierende Wirkung des Vitamins auf zerstörte Nervenzellen wird gleichfalls untersucht.
5. Die Kombination von Vitamin E, Beta-Karotin und Selen gewinnt bei der Krebsbekämpfung an Bedeutung.
6. Eine Kombination von Vitamin E und Vitamin C gegen den grauen Star wird getestet.

Bei Rauchern ist eine Beziehung zwischen der Vitamin E - Konzentration und dem Lungenkrebsrisiko nicht mehr von der Hand zu weisen. DUTHIE und Mitarbeiter (Aberdeen) stellten bei Rauchern eine verstärkte Erythrozytenoxidation durch Peroxide fest. Mit täglichen Vitamin E - Gaben von 1.000 I. E. wurde dieser gefährliche Effekt unterdrückt.

Durch Tierversuche konnte nachgewiesen werden, daß Vitamin E die Sauerstoffversorgung der Zellen deutlich verbessert. Diese Wirkung ist bei oxidativem Streß von Bedeutung, wie er z. B. bei Hochleistungssportlern und Rauchern auftritt. Auch mit zunehmendem Alter läßt die Sauerstoffversorgung nach, während der Bedarf größer wird. Herzinsuffizienz, Lungenemphysem, Fernflüge u. v. a. können ebenfalls eine Erhöhung von Sauerstoffradikalen im Körper verursachen.

Vitamin E lindert rheumatische Prozesse, und es wird zusammen mit Vitamin B_6 von manchen Gynäkologen bei Menstruationsbeschwerden eingesetzt.

Mangelerscheinungen

Oxidantien leisten über Jahrzehnte ihre verborgene, destruktive Arbeit. So ist verständlich, daß man bis vor kurzem noch meinte, es gäbe keine Erkrankung, die durch Vitamin E - Mangel verursacht wird. Das schleichende, vorzeitige Altern der Gewebe wurde jahrelang nicht bemerkt und war als krankmachender Faktor dennoch immer vorhanden. Bei einem krassen Vitamin-Mangel kann es zu Muskel- und Nervenzellenabbau kommen. Verdauungsstörungen und Allergien wurden ebenfalls beobachtet.

Dosierung

Im Grunde genommen ist der Vitamin E - Bedarf des Menschen nicht bekannt, und über eine optimale Zufuhr wird daher fleißig gestritten. Die Empfehlungen schwanken weltweit zwischen 6 mg (Kanada) und 20 mg (GUS). Laut DGE benötigt der Mensch 12 mg Alpha-Tokopherol täglich, eine, wie man gleichzeitig betont, relativ unverbindliche Angabe. Die biologische Verwertbarkeit des Vitamins liegt zwischen 25 und 60 %; bei höheren Dosierungen nimmt sie stark ab. Für eine Verdopplung der Konzentration im Plasma ist eine zehnfach höhere Dosis erforderlich. Für Untersuchungszwecke werden Dosierungen zwischen 400 und 1.000 I. E. Alpha-Tokopherol eingesetzt. Unter dem Schutz anderer Antioxidantien empfehlen die meisten Vitaminforscher 400 I. E. täglich. Wegen der langsamen Verarbeitung von Vitamin E im Stoffwechsel genügt es, das Vitamin einmal täglich zu sich zu nehmen.

Vitamin E findet sich hauptsächlich in ölhaltigen Samen; sie schützen sich damit vor eigenem Zerfall. Leider hält die Wirkung nicht allzulange vor. Werden die Samen jedoch unter Ausschluß von Sauerstoff konserviert, behalten sie ihre Keimfähigkeit über Jahre. Vitamin E ist gegen Oxidation sehr empfindlich. Deshalb muß man als Konsument darauf achten, wirklich frisches Vitamin E zu bekommen und es dunkel, verschlossen und kühl, jedoch nicht tiefgekühlt zu lagern.

Bei Personen, die alkoholische Getränke zu sich nehmen, Rauchern, Sportlern und bei einer Nahrung mit einem großen Anteil an mehrfach ungesättigten Fettsäuren ist die Dosierung zu erhöhen. Negative Wirkungen aus Überdosierungen sind nicht bekannt.

VITAMIN C

Fast alle Lebewesen sind in der Lage, aus Glukose das Vitamin C zu synthetisieren, ausgenommen Meerschweinchen, Affen – und der Mensch. Die Fähigkeit, Vitamin C selbst herzustellen, kam uns vor langer Zeit durch eine Genmutation abhanden. Uns fehlt seither ein wichtiges, für die Umwandlung von Glukose (Blutzucker) in Vitamin C nötiges Enzym.

Wirkung

Vitamin C oder Ascorbinsäure ist der Schirmherr vieler Stoffwechselvorgänge und schützt eine ganze Reihe biologischer Wirkstoffe, darunter auch die Vitamine A, E, B_1, B_2. Es wirkt gegen verschiedene Schadstoffbelastungen wie Nitrosamine und Schwermetalle, spielt eine wichtige Rolle bei der Eiweißsynthese, fördert die Eisenaufnahme, unterstützt Zahn-, Knorpel- und Knochenaufbau, sorgt für die Erhaltung der Gefäßwände vor allem in den Kapillaren, ist beim Stoffwechsel der essentiellen Fettsäuren beteiligt, fördert Wachstum und Wundheilung, hilft bei Streß und stimuliert die Produktion von weißen Blutkörperchen, die wiederum für unsere Immunabwehr wichtig sind. Insgesamt ist das Vitamin C ein richtiger „Tausendsassa".

Vitamin C hält die Schwermetalle im Körper in Lösung, damit sie so ausgeschieden werden können, statt in den Geweben gespeichert zu werden. Im Magen-Darm-Kanal beugt es der bakteriellen Umwandlung von Nitriten zu kanzerogenen Nitrosaminen vor, und man sieht Zusammenhänge zwischen einem Vitamin C - Mangel und Darmkrebs.

Experimente belegen, daß Vitamin C als Radikalfänger einen effektiven Schutz gegen toxische Produkte bietet, die beim Rauchen und Alkoholkonsum aufgenommen werden oder entstehen, wie Acetaldehyde, Nitrite, Cadmium und polyzyklische Kohlenwasserstoffe. Dabei wird Vitamin C verbraucht, und der ergänzende Befund, wonach Raucher unter ständigem Vitamin C - Mangel leiden, ist daher nur logisch. Raucher sollten daran denken, daß eine Zigarette etwa 25 mg Vitamin C „kostet".

Mangelsymptome

Bei Vitamin C - Mangel kann es zu verzögerten Wundheilungen, Nasenbluten und geschwollenem Zahnfleisch kommen. Das sind die Merkmale des Skorbuts, die wir heute allenfalls aus alten Seefahrergeschichten kennen. Da bereits kleine Mengen Vitamin C genügen, um diese Symptome abklingen zu lassen, ist diese Krankheit bei uns seit langem kein Thema mehr.

Dosierung

Man geht heute davon aus, daß unsere Vorfahren die gleiche Menge Vitamin C zu sich nahmen wie die Affen, nämlich etwa 4-5 g täglich. Legt man die Vitaminsynthese von Hund, Rind, Schaf etc. zugrunde, dann würde das Äquivalent für einen Menschen etwa 10 g täglich betragen. Der Vitamin C - Verbrauch liegt bei Streß und Infektionskrankheiten erheblich höher.

Laut DGE ist der Mensch mit 75 mg Vitamin C täglich ausreichend versorgt. Berücksichtigt man jedoch die vielen verschiedenen Aufgaben des Vitamin C in unserem Stoffwechsel und seine überaus wichtige Schlüsselrolle, so wird verständlich, warum manche Fachleute über diese Dosierungsempfehlung den Kopf schütteln. Wenn ein Raucher 20 Zigaretten pro Tag konsumiert, braucht er allein deswegen bereits 500 mg zusätzlich zum normalen Tagesbedarf.

Der zweifache Nobelpreisträger Linus PAULING empfahl sogar 10-20 g täglich (10.000 bis 20.000 mg). Manche Experten bezweifeln den Sinn solcher hohen Dosierungen, denn unser Gewebe sei bereits bei 100 mg pro Tag gesättigt, und der Rest werde ausgeschieden. Doch das ist nur die halbe Wahrheit: Wie alle wasserlöslichen Vitamine wird auch Vitamin C schnell verarbeitet, und unser Organismus ist daher auf eine ständige Zufuhr angewiesen.

Die Notwendigkeit einer Vitamin C - Zufuhr mehrmals am Tag läßt sich mit folgenden Graphiken verdeutlichen:

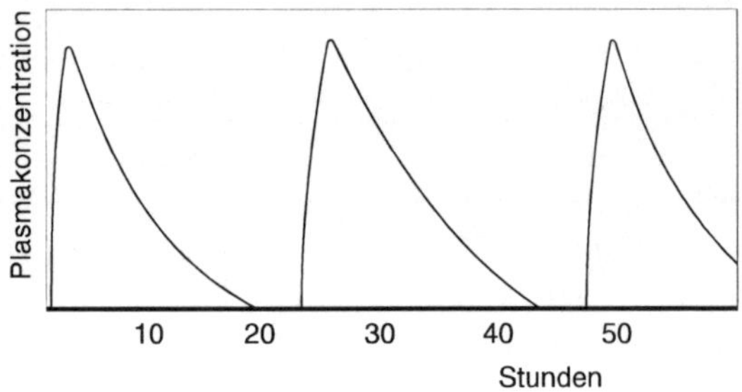

Abb. 13a: Einmal täglich Vitamin C

Jedes wasserlösliche Vitamin hat eine bestimmte Halbwertzeit. Eine Halbwertzeit von z. B. drei Stunden bedeutet, daß nach Ablauf dieser Frist nur noch die Hälfte der ursprünglich eingenommenen Menge im Körper vorhanden ist. Nach weiteren drei Stunden ist davon wieder nur die Hälfte übrig usw. Die erste Graphik geht davon aus, daß Vitamin C einmal täglich eingenommen wird. Wie ersichtlich, ist bereits nach zwölf Stunden die Konzentration im Blut erheblich gesunken und nach 24 Stunden nicht mehr nachweisbar. Der Verlauf bei mehrmaliger täglicher Einnahme wird nachstehend deutlich:

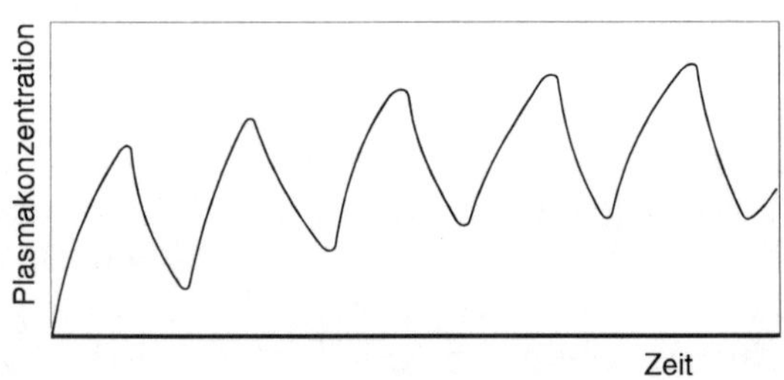

Abb. 13b: Mehrmals täglich Vitamin C

Diese Gegenüberstellung zeigt, daß es tatsächlich wenig sinnvoll ist, z. B. 1.500 mg Vitamin C auf einmal zu nehmen, weil die Konzentration nach 24 Stunden mit 5,8 mg nicht mehr nennenswert ist. Verteilt man die gleiche Menge auf dreimal 500 mg täglich, so fällt die Konzentration nicht unter 70 mg. Bei sechsmal 250 mg täglich verläuft die Kurve noch günstiger, und der Serumspiegel würde sich zwischen 250 mg und 100 mg einpendeln. Diese Bedingungen, unter denen sich ein Gleichgewicht in der Konzentration („steady state“) einstellt, gelten für alle wasserlöslichen Vitamine.

Es stößt auch hier auf Schwierigkeiten, wenn jemand diese Mengen nur über die Nahrung zu sich nehmen wollte. Das wäre mit einer erheblichen Kalorienzufuhr verbunden und würde überdies voraussetzen, daß man die Möglichkeit hat, seine Nahrung frisch vom Feld zu holen. Auch die heutige Nahrungszubereitung ist dem Vitamin C nicht förderlich, denn es verträgt weder Hitze noch Sauerstoff oder Licht. Während des Kochens verschwindet bereits ein großer Teil im Kochwasser, und der Rest läuft Gefahr, die hohe Temperatur nicht unbeschadet zu überstehen.

Man braucht mit der Vitamin C - Zufuhr nicht zimperlich zu sein. Sogar hohe Dosierungen wie 10-12 g täglich werden nachweislich gut vertragen. Amerikanische Nutrienten-Produkte enthalten um die 2-3 g als Tagesdosis. Das Vitamin C, das vom Organismus möglicherweise nicht aufgenommen wird, entfaltet während der Passage durch den Darm seine radikalschützende Wirkung.

Bei höheren Dosierungen – und das gilt für alle Vitamin-Ergänzungen – sollte man dem Organismus Zeit für eine Umstellung geben. In beide Richtungen! Man geht davon aus, daß der Körper etwa sechs Wochen braucht, bis er sich auf den neuen Nährstoffpegel eingestellt hat. Umgekehrt braucht er auch seine Zeit, wenn ihm die Nährstoffe wieder entzogen werden.

Die individuell optimale Dosis läßt sich nur durch Probieren ermitteln: Man erhöht die Zufuhr so lange, bis der Stuhl anfängt, weich zu werden – die sogenannte „Stuhlgangstoleranz“ (bowel tolerance). Nimmt man noch mehr Vitamin C zu sich, bekommt man Durchfall. Eine Stoßtherapie, wie sie von manchen Leuten zur Grippezeit – meist falsch – angewendet wird, scheint ebenfalls Sinn zu machen, allerdings nur bei sehr hoher Dosierung (ab 50 g pro Tag aufwärts) und auch nur, wenn die erhöhte Zufuhr bereits bei den ersten Symptomen erfolgt. Tatsächlich kann die Dosierung in derartigen Krisenfällen erheblich erhöht werden, ohne daß man einen Durchfall riskiert – ein Zeichen dafür, daß der Organismus die Menge verwertet. Ist die Krise überwunden, muß die Dosierung wieder herabgesetzt werden.

Die schützende Wirkung des Vitamin C während einer Grippeperiode beruht eher auf einem vorsorglichen Aufbau des Vitamin C - Blutspiegels als auf einer erhöhten Zufuhr im akuten Fall.

Vitamin C und Krebs

Linus PAULING hat lange Zeit darauf hingewiesen, daß eine hohe Vitamin C - Zufuhr die Entstehung von Krebs verhindern kann. Seine Empfehlungen sahen zwischen 5 und 15 g täglich vor. In diesem Zusammenhang entstand der Begriff „Stuhlgangstoleranz“ (s. o.), um einen Maßstab für die individuelle Dosierung zu erhalten. Nach Auffassung von Vitamin C - Verfechtern ist erst an dieser Toleranzgrenze eine Sättigung im Organismus erreicht.

CATHCART legte eine Studie vor, wonach in gesundheitlichen Krisensituationen die Vitamin C - Dosis um ein Vielfaches (50 - 200 g, verteilt auf 4-25 Einnahmen) gesteigert werden kann und sollte, bis die Stuhlgangstoleranz erneut erreicht ist. Er empfiehlt diese Maßnahme u. a. bei Erkältungen, Grippe, Heuschnupfen, Allergien, Verletzungen, Infektionen, Candidamykose, Streß und Krebs. Beim Abflauen der Krise muß die Dosis wieder herabgesetzt werden, sonst riskiert man Durchfall.

Im Zusammenhang mit Krebs verweist CATHCART auf eine Untersuchung, nach der hohe Vitamin C - Dosierungen (100-200 g pro Tag) einen bemerkenswerten Teil bösartiger Tumore im Wachstum gestoppt haben sollen. In einem Fall sei sogar eine vollständige Heilung gelungen.

Es versteht sich von selbst, daß die Fachwelt auf derartige Erfolgsmeldungen zurückhaltend reagiert. Es wäre für die Betroffenen bitter, wenn Hoffnungen geweckt würden, die sich nicht oder nicht im erhofften Umfang erfüllen. Andere vertreten die – ebenfalls nicht unberechtigte – Auffassung, daß man es Todgeweihten selbst überlassen soll, ob sie einem Hoffnungsträger nachgehen und welchem.

Wenn man hohe Dosierungen zu sich nehmen möchte, sind folgende Hinweise zu berücksichtigen:

- Reines Vitamin C (Ascorbinsäure) ist extrem sauer und bringt in hoher Dosierung nicht nur den Magen empfindlicher Personen in Aufruhr. Auch wenn es etwas teurer ist, sollte man es in gepufferter (entsäuerter) Form einnehmen.
- Aus einigen Studien geht hervor, daß die fettlösliche Form des Vitamin C (Ascorbylpalmitat) besser schützt als die wasserlösliche. Vitaminbefürworter empfehlen daher eine Mischung aus wasserlöslichem Vitamin C für die Versorgung außerhalb und fettlöslichem für die Versorgung innerhalb der Zelle.
- Vitamin C ist nicht gleich Vitamin C. In etlichen billigen Vitamin C - Produkten wurden Blei, Cadmium, Quecksilber u. a. gefunden. Da man von der DGE-Dosierung um 75 mg pro Tag ausgeht und die Verunreinigungen in diesen Mengen noch nicht als bedenklich eingestuft werden (alles ist relativ), sieht man keinen Anlaß, diese Produkte vom Markt zu nehmen. Es kann jedoch kritisch werden, wenn man sie in hohen Dosierungen zu sich nimmt.

Vitamine der B-Gruppe

Auch bei den wasserlöslichen B-Vitaminen handelt es sich um eine größere Familie von Substanzen, bei deren Wirkung Ort und Art unterschiedlich sind. Ihnen allen ist gemeinsam, daß sie unentbehrliche, an grundlegenden Stoffwechselvorgängen beteiligte Coenzyme sind. Sie schützen Zellen und Gewebe gegen viele Umwelt- und Genußgifte. Die Wirkungen von Beta-Karotin, Vitamin A, Vitamin E und Vitamin C werden durch die B-Familie unterstützt.

B-Vitamine werden rasch vom Körper aufgenommen und ebensoschnell wieder ausgeschieden. B_{12} bildet hierbei eine Ausnahme, denn hiervon wird in der Leber eine Speicherform gebildet. Alle übrigen B-Vitamine sollten idealerweise mehrmals täglich zugeführt werden. Sie sind leider sehr instabil und werden durch Hitze, Lagerung oder Konservierung leicht zerstört.

Im Prinzip arbeitet dieses B-Kollektiv gemeinsam, was zur Folge hat, daß das schwächste Glied das Arbeitstempo bestimmt. Mit anderen Worten: Die gesamte Gruppe wird in ihrer Funktion beeinträchtigt, wenn die Blutkonzentration auch nur eines Mitglieds ungenügend ist. Der individuelle Bedarf an den einzelnen B-Vitaminen ist unterschiedlich. Wird viel Eiweiß gegessen, brauchen wir mehr Vitamin B_3; liegt der Schwerpunkt bei Kohlenhydraten, benötigen wir mehr B_1. Alkohol nimmt in dieser Verbrauchstabelle die Spitze ein: Er beansprucht praktisch alle Vitamin-B-Reserven. In Regionen mit huminsäurehaltigem Trinkwasser ist der Bedarf ohnehin größer. Senioren weisen zu 30 % einen B_6-Mangel auf (zur Erinnerung: immer bezogen auf herkömmliche DGE-Vorgaben). Bei Personen, die durch chemische Substanzen belastet sind, ließen sich folgende Defizite nachweisen:

Vitamin	*Anteil der Personen mit Vitaminmangel*
Vitamin B_1	26 %
Vitamin B_2	35 %
Vitamin B_3	20 %
Vitamin B_6	50 %
Folsäure	32 %

Wenn in der Medizin vom Vitamin B - Komplex die Rede ist, sind damit oft nur die drei neurotropen Vitamine B_1, B_6 und B_{12} gemeint. Viele Pharmafirmen bieten deswegen solche Kombinationen an.

VITAMIN B_1 (THIAMIN)

Dieses Vitamin gilt als „Nervennahrung". Vitamin B_1 ist Mitarbeiter von etwa 25 verschiedenen Enzymen und ist an den Prozessen zur Energiegewinnung aus Kohlenhydraten beteiligt. Bei der Aufnahme von viel Zucker oder Produkten aus Weißmehl verbraucht der Organismus u. U. seine gesamten Vitamin B_1 - Reserven, um Fettsäuren daraus herzustellen. Das Gleiche gilt bei Alkoholkonsum.

Vitamin B_1 ist ein Antioxidans, das für die Bildung von Coenzym A benötigt wird, welches wiederum am Zitratzyklus beteiligt ist. Eine nicht unangenehme Nebenerscheinung ist, daß der Körper dieses Vitamin mit dem Schweiß ausscheidet und die gemeine Haus- und Hofmücke den Geruch nicht ausstehen kann. Allerdings setzt dieser Effekt erst bei einer Zufuhr von 1.000 mg Vitamin B_1 pro Tag ein.

Im Rahmen des Alkoholmißbrauchs nimmt Vitamin B_1 eine besondere Stellung ein. Chronisch erhöhter Konsum von geistigen Getränken führt zu einem Vitamin B_1 - Mangel. (siehe Kapitel Alkohol)

Mangelsymptome

Thiamin-Mangelerscheinungen können sich über die Herzkranzgefäße manifestieren und durch Rhythmusstörungen, Atemnot und/oder Beklemmungsgefühle äußern. Der B_1-Spiegel liegt bei vielen Herzpatienten um 50 % niedriger als normal. Ein schweres Defizit kann auch Kribbeln in den Extremitäten (z. B. den Fingern), Muskelschmerzen und Nervenentzündungen zur Folge haben. Man vermutet ferner, daß ein B_1-Mangel auch zu psychischen Störungen wie Depressionen führen kann.

Wegen unserer Vitamin B_1 aufzehrenden Nahrungsmittel, körperlicher Überlastung, des Alkoholkonsums u. a. findet man eine weitverbreitete Unterversorgung. Da die Symptome eines nicht allzu schweren Defizits recht diffus sind (Appetitlosigkeit, Müdigkeit, Gedächtnis- und Verdauungstörungen), wird dieses häufig nicht erkannt. Vitamin C, Vitamin B_1 und Cystein bilden gemeinsam eine antioxidierend wirkende Kombination gegen Acetaldehyd (Dr. Herbert SPRINCE).

Aldehyd entsteht u. a. in der Leber bei der Oxidation von Alkohol, ist aber auch im Zigarettenrauch und Smog enthalten; es gilt als übler Radikalbildner.

Dosierung

Die DGE empfiehlt 1,4 mg Vitamin B_1 täglich. Vitaminforscher dosieren vergleichsweise sehr viel höher, nämlich 250 mg täglich. Da wir über die wirklich notwendige Dosis sehr wenig wissen, mag dies immer noch nicht zuviel sein. Man kann hier jedoch kaum etwas falsch machen, da negative Folgen einer Überdosierung nicht bekannt sind (außer bei Injektionen) und für die Wirkung als Mückenvertreibungsmittel sogar 1.000 mg empfohlen werden. Leistungssport, Schwangerschaft, Stillzeiten, fortgeschrittenes Alter, Tabak- und Alkoholkonsum, unsere oben beschriebene Zivilisationskost, Diabetes u. a. erhöhen jedenfalls den Bedarf.

Vitamin B_2 (Riboflavin)

Vitamin B_2, manchmal noch als Lactoflavin bezeichnet, schützt und heilt die Haut. Es kommt – außer in Pflanzenölen und Früchten – praktisch in allen Nahrungsmitteln vor. Bei der Zellatmung wirkt es als ein wichtiges Coenzym und ist an der Energiegewinnung beteiligt. Gemeinsam mit Vitamin A trägt es zur Gesunderhaltung der Schleimhäute bei. In der Lebensmittelindustrie findet es als natürlicher Farbstoff Verwendung. Ferner ist Riboflavin ein Radikalfänger bei Schadstoffen aus verschmutzter Luft.

Mangelsymptome

Schwere Mangelsymptome sind selten, leichte äußern sich durch Mattigkeit und Antriebsarmut. Bekannt sind auch Veränderungen der Haut und der Schleimhäute, spröde Fingernägel und Hornhauttrübungen.

Dosierung

Die DGE empfiehlt 1,5 mg Riboflavin pro Tag. Erhöhter Eiweißkonsum, Schadstoffe (wie z. B. Nikotin und Alkohol), Schwangerschaft und Stillzeiten erhöhen den Bedarf. Vitamin B_2 - Mangelsymptome in der Schwangerschaft äußern sich oft nicht spezifisch und werden daher schnell übersehen; deshalb ist Vorsorge angebracht. Engagierte Nährstoffanhänger in den USA dosieren mit 50 mg Vitamin B_2 pro Tag erheblich höher. Nebenwirkungen aus einer Überdosierung sind nicht bekannt.

Niacin (Vitamin B_3, Nikotinsäure)

Niacin kommt als Nikotinsäure und Nikotinsäureamid vor. Trotz des Wortbestandteils Nikotin hat es mit Rauchen nichts zu tun. Unter Mitwirkung von Vitamin B_6 wird Niacin vom Organismus selbst synthetisiert, der tägliche Bedarf kann dadurch jedoch nicht gedeckt werden.

Es ist an vielen enzymgesteuerten Prozessen und indirekt an der Energiegewinnung beteiligt. Niacin ist Bestandteil der Coenzyme NADH und NADPH, die in einem Redoxsystem oxidierte Stoffe reduzieren, also wieder funktionsfähig machen. Zum Beispiel wird das für uns so wichtige ATP auf diese Weise wieder regeneriert und antioxidierend wirkende Enzyme nach ihrem Einsatz wieder fitgemacht.

Niacin sichert die Funktion des Nervensystems, repariert geschädigte Erbinformationen und ist an der Erhaltung der Sauerstoffkapazität im Blut beteiligt. Es fördert die Gallentätigkeit und senkt den Cholesterinspiegel. Für Raucher ist die gegenteilige Wirkung zum Nikotin interessant: Es erweitert die durch Nikotin verengten Gefäße und ist beim Abräumen der durch das Rauchen verursachten Fettablagerungen beteiligt. Niacin wird deswegen auch bei Arteriosklerose verordnet.

Während der Durchführung von Diätprogrammen setzt man Niacin ein, weil es gegen die Unterzuckerung, die das nagende Hungergefühl auslöst, wirkt und damit die Gewichtsabnahme unterstützt.

Mangelsymptome

Schwere Niacinmängel führen von Appetitlosigkeit, Erbrechen und Verdauungsstörungen bis zur Pellagra (Hautkrankheit). Ansonsten sind nervöse Störungen wie Schlafschwierigkeiten, Kopfschmerzen u. a. typische Anzeichen einer Unterversorgung mit Niacin. In kritischen Fällen wurden Depressionen beobachtet. Mängel können bei eiweißarmer Ernährung und Alkoholismus auftreten.

Dosierung

Die Empfehlung der DGE beschränkt sich auf etwa 18 mg Niacin täglich. Bei arteriosklerotischen Durchblutungsstörungen und erhöhten Blutfettwerten werden Niacindosierungen von über 3.000 mg pro Tag therapeutisch eingesetzt. (In der Literatur wird nach täglicher Einnahme von 2.000 mg eines Retard-Präparats über Leberzellschädigungen berichtet. Derart hohe Dosen werden aber nur therapeutisch zur Senkung des Cholesterinspiegels gegeben.)

Eine allgemeine Dosierungsempfehlung ist bei Niacin wegen seiner subjektiven Nebenwirkung schwierig. Dosierungen über 100 mg können einen sogenannten „Flush" auslösen, eine vorübergehende Gefäßerweiterung mit all ihren Begleiterscheinungen wie Rötung der Haut, Hitzegefühl und Kribbeln. Dieses Phänomen ist an sich harmlos, kann aber für empfindliche Naturen unangenehm sein. Manche Menschen verspüren unmittelbar nach dem Einnehmen Schläfrigkeit. Es ist letztlich eine rein subjektive Angelegenheit – Anhänger der Vitaminforschung beschreiben die gleichen Phänomene als angenehmen und erotisierenden „Kick". Bei allmählicher Dosissteigerung sind diese Begleiterscheinungen weniger stark und verschwinden bei regelmäßiger Einnahme ganz. Tip: Niacinhaltige Produkte nicht auf nüchternen Magen und nicht mit warmen Getränken einnehmen; beides fördert den Flush. Das Nicotinsäureamid, das nicht die stark cholesterinsenkende Wirkung hat, löst keinen Flush aus.

Bei Diabetes, Herzinsuffizienz, nach Herzinfarkten, bei akuten Blutungen, einer Allergie gegen Niacin und von Trägern von Herzschrittmachern sollte die Niacineinnahme vermieden oder mit dem Arzt abgesprochen werden. Für alle anderen gilt, daß man erst ab 1.500 mg pro Tag in den Bereich einer Überdosierung kommen kann und eine Kontrolle der Leberwerte notwendig wird.

Die Empfehlungen amerikanischer Vitaminforscher haben sich um einen Wert von 800 mg täglich eingependelt. Da Niacin blutdrucksenkend wirkt, sollten Personen mit niedrigem Blutdruck dies beachten. Im übrigen ist es ratsam, die Dosierung wegen der beschriebenen Begleiterscheinungen nur **allmählich** zu steigern.

VITAMIN B_6 (PYRIDOXIN)

Genaugenommen handelt es sich beim Vitamin B_6 um drei gleichwertige Substanzen: Pyridoxol, Pyridoxal und Pyridoxamin, die man unter dem Sammelbegriff Pyridoxin zusammenfaßt und die der Organismus leicht ineinander umwandeln kann. Man sollte sich also nicht irritieren lassen, wenn auf einer Packungsbeilage abweichende Bezeichnungen zu finden sind.

Auch Pyridoxin ist ein wichtiger Bestandteil vieler Enzyme und an so unterschiedlichen Prozessen beteiligt wie der Erhaltung der Myelinscheiden und Membranen der Nervenzellen, an der Herstellung von Neurotransmittern im Gehirn, am Stoffwechsel des Vitamin B_3 und bei der enzymatischen Umwandlung von Methionin zu Cystein, damit das gefürchtete Homocystein nicht gebildet werden kann (siehe Kapitel Arteriosklerose), ferner an der Bildung von Gallensäuren und Hämoglobin. Eine große Rolle spielt das Vitamin B_6 während der Schwangerschaft, weil es in den Wachstumsprozessen die Teilung und Differenzierung der jungen Zellen steuert.

Mangelsymptome

Ein leichter Mangel tritt häufig auf und äußert sich in wunden Mundwinkeln, Niedergeschlagenheit und erhöhter Infektionsanfälligkeit. Einige Medikamente (z. B. Cortison), aber auch die Antibabypille können solche Mängel verursachen. Allgemein leiden etwa 50 % der Schwangeren an einer Unterversorgung, die in schweren Fällen mit einem Eisenmangel einhergehen und zu Leberfunktionsstörungen, Beeinträchtigungen des Nervensystems und Fehlbildungen beim Kind führen kann.

Dosierung

Die DGE liegt mit 1,8 mg Pyridoxin pro Tag am unteren Ende der Empfehlungen. Vitamin B_6 ist das einzige wasserlösliche Vitamin, das man relativ schnell überdosieren kann. Ab 500 mg täglich zeigten sich Überdosierungserscheinungen, bei mehr als 2.000 mg täglich - und über eine längere Zeit hinweg eingenommen – können sogar Nervenschädigungen auftreten. Die amerikanischen Nährstoffverfechter empfehlen 200 mg täglich und damit erheblich mehr als die DGE, bleiben jedoch unter einer möglichen Überdosierungsgrenze.

VITAMIN B_{12} (COBALAMIN)

Beim letzten Vitamin aus der Reihe der neurotropen (nervenwirksamen) Vitamine handelt es sich ebenfalls um eine Gruppe ähnlich wirkender Stoffe, zusammengefaßt unter dem Begriff Cobalamin. Im Vergleich zu den anderen B-Vitaminen fällt das Cobalamin etwas aus dem Rahmen, weil es größtenteils von Mikroorganismen im Darm hergestellt wird und das einzige Vitamin der B-Reihe ist, das über längere Zeit hinweg in der Leber gespeichert werden kann. Leber und Niere von Schaf, Schwein, Rind und Kalb sowie Eigelb, Krebse, Sardinen, Hering u. a. sind reich an Vitamin B_{12}. Innerhalb der B_{12}-Familie gehört das Cyanocobalamin zu den stabilsten Formen und wird daher in handelsüblichen Präparaten verwendet.

Für Raucher ist dieses Vitamin von Bedeutung, weil es bei der Ausscheidung der im Zigarettenrauch enthaltenen Cyanide hilft. Auch Alkoholkonsumenten leiden schnell unter einem Cobalamindefizit, verbunden mit einem Folsäuremangel.

Mangelsymptome

Früher löste ein Vitamin B_{12} - Mangel eine schwere Krankheit aus, die perniziöse Anämie. Damals wußte man noch nicht, daß Cobalamin nur im unteren Dünndarm, zusammen mit einem „intrinsic factor" aufgenommen werden kann. Fehlte dieser intrinsic factor, erkrankten die Menschen und starben.

Leichtere Defizite machen sich über Blutarmut, Störungen an der Magenschleimhaut, Nervenstörungen, Depressionen, Konzentrationsschwierigkeiten, Benommenheit bis hin zu Verwirrtheit u. a. bemerkbar. Vor allem bei älteren Menschen werden diese Symptome oft falsch gedeutet. Von einem Mangel sind auch streng vegetarisch ernährte Kleinkinder betroffen. Während Erwachsene einen Cobalaminmangel über längere Zeit hinweg aus ihren körpereigenen Depots ausgleichen können, kann ein Defizit bei kleinen Kindern schnell zu gefährlichen Erkrankungen führen.

Dosierung

Nach Angaben der DGE reichen 5 µg Vitamin B_{12} pro Tag. Dem steht die Empfehlung von 100 µg täglich seitens der Vitaminforscher gegenüber. Da Vitamin B_{12} ungiftig ist, sind Negativfolgen von Überdosierungen nicht bekannt. In ganz seltenen Fällen wurden bei extremer Überdosierung allergische Reaktionen beobachtet.

Die B-Vitamine sollten immer dann ergänzend zugeführt werden, wenn man Schadstoffen ausgesetzt ist. Vor allem Tabak- und Alkoholkonsumenten sowie Menschen, die in schadstoffreicher Umgebung arbeiten, tun gut daran, ihr Augenmerk auf diesen Vitaminkomplex zu richten.

FOLSÄURE

Auch bei der Folsäure handelt es sich um eine größere Sippe, die in sehr unterschiedlicher Weise zur Verfügung steht. Etwa 25 % der *freien* Folsäure können vollständig verarbeitet werden, von dem größeren Rest der *gebundenen* Folsäure sind es nur 20 %. Aus diesem Grund gibt man bei Mengenangaben gern das Äquivalent der freien Folsäurewirkung, d. h. den Wirkungsgrad an.

Wirkung

Folsäure wird im Eiweißstoffwechsel benötigt und ist an der Synthese der Träger unserer Erbinformationen, der Nukleinsäuren, beteiligt. Gemeinsam mit Vitamin B_{12} sorgt sie für die Reifung der roten Blutkörperchen. Daneben wird sie therapeutisch bei Leberkranken, Blutarmut, Alkoholismus und während einer Schwangerschaft eingesetzt.

Dosierung

Laut DGE reichen 160 µg täglich. Die Empfehlungen von Vitaminforschern decken sich (ausnahmsweise) mit den offiziellen Zahlen des US-Gesundheitswesens und liegen im Normalfall bei 500 µg. Von einer Überdosierung spricht man erst ab 15.000 µg aufwärts; es kommt dann zu Schlaflosigkeit und in seltenen Fällen zu einer Allergie. Therapeutisch werden Dosierungen um die 20.000 µg eingesetzt.

Man vermutet, daß der Körper in der Lage ist, seinen Bedarf an Folsäure selbst zu decken. Lediglich in Ausnahmesituationen wie einer Schwangerschaft sowie beim Gebrauch der Antibabypille ist der Bedarf erhöht. Da Folsäure langes Erhitzen nicht übersteht, ist ein Mangel häufig bei Kantinenessern zu beobachten. Bei chronischem Alkoholmißbrauch, chronischen Darmerkrankungen, Einnahme von Antibiotika, Sulfonamiden und Chemotherapeutika muß unbedingt Folsäure zugeführt werden. Chemikalienbelastungen können die Stoffwechselvorgänge der Folsäure blockieren. Hinweis auf Mangelzustände sind oft Schleimhauterkrankungen und Knochenmarkschäden.

Vitamin B_{12} - und Folsäure-Defizite lösen ein gleichartiges Bild der Blutarmut aus. Beim Vitamin B_{12} - Mangel treten zusätzlich Nervenschädigungen auf. Reichliche Folsäuregaben können daher versehentlich einen B_{12}-Mangel im Blutbild maskieren, jedoch irreversible neurologische Störungen zur Folge haben. Während man Vitamin B_{12} gefahrlos nehmen kann, sollte ausschließlich Folsäure aus dem erwähnten Grund nicht verzehrt werden.

PANTOTHENSÄURE (VITAMIN B_5)

Die biologisch aktive Form der Pantothensäure ist das Coenzym A (CoA), das im Zitratzyklus bei der Energiegewinnung eine Schlüsselrolle spielt. Auch die Neurotransmitter (Botenstoffe der Nerven) Acetylcholin und Dopamin sind pantothensäureabhängig.

Pantothensäure ist im Körper an verschiedenen Entgiftungsprozessen beteiligt und schützt das Immunsystem der Schleimhäute. In Hautsalben wird Pantothensäure gegen kleinere Wunden und Verbrennungen benutzt.

Eine Unterversorgung kann eigentlich nur bei Fehl- und Mangelernährung, bei unsachgemäßer Reduktionskost, Alkoholismus, bei Dialysepatienten und parenteraler Ernährung (künstliche Ernährung unter Umgehung des Magen-Darm-Trakts) eintreten. Eine Überdosierung ist nicht bekannt.

Ein erhöhter Bedarf an Pantothensäure besteht bei körperlichem und seelischem Streß, z. B. Schock nach einer Operation. Diabetiker haben gleichfalls einen Mehrbedarf, denn sie scheiden im Harn erhöhte Mengen Pantothensäure aus. Bei bestimmten Alterserkrankungen (Parkinson-, Alzheimer-Krankheit) läßt die Wirksamkeit der erforderlichen

Medikamente auf die Dauer nach. Hier prüft man zur Zeit, ob hochdosierte Pantothensäure die nachlassende Wirkung der Medikamente verzögern oder verhindern kann.

Dosierung

Die DGE empfiehlt 8 mg Pantothensäure pro Tag, andere Quellen bis zu 20 mg. Zur Optimierung der Energiegewinnung in den Zellen, zum Vorbeugen gegen die erwähnten Alterserkrankungen und vorsorglich gegen mögliche Stressoren empfehlen Vitaminforscher 250 bis 500 mg täglich.

BIOTIN (VITAMIN H)

Biotin ist am Fett- und Kohlenhydratstoffwechsel beteiligt und immer präsent, wenn Nahrungsenergie umgewandelt wird. Da Mangelerscheinungen ebenso wie Überdosierungsfolgen nicht bekannt waren, verzichtete die DGE auf eine Empfehlung. Der Bedarf wird weitestgehend vom Körper selbst produziert und liegt nach offiziellen deutschen Angaben um die 200 µg, nach offiziellen amerikanischen Standards um die 300 µg pro Tag. Über eine zusätzliche Zufuhr werden keine Angaben gemacht. Biotin reagiert jedoch sehr empfindlich auf Radikalbelastungen, insofern ist eine erhöhte Zufuhr bei oxidativem Streß immer angebracht. Erste Hinweise auf ein Defizit sind Veränderungen der Haut, Haarausfall sowie brüchige und splitternde Fingernägel. Vorsorglich empfehlen die amerikanischen Nährstoffprotagonisten eine Ergänzung um die 200 µg täglich.

Coenzyme

COENZYM Q10 (UBICHINON)

Beim Ubichinon handelt es sich um eine Substanz, deren Wirkungsweise mit der von Vitaminen verglichen werden kann. Seine ursprüngliche Zuordnung als Vitamin wird heute von vielen Experten als nicht mehr korrekt angesehen. Q10 (bzw. seine Variationen Q1 bis Q9) kommt in der Natur überall (ubiquitär) vor und spielt eine sehr wichtige Rolle im Energiehaushalt.

In den Mitochondrien wird die Energiegewinnung aus Sauerstoff von Q10 gesteuert, und die Abhängigkeit dieser Leistung von der Q10-Konzentration ist frappierend. Senkt man die Q10-Konzentration, dann läßt die Energieausbeute sofort nach. Deshalb spielt das Ubichinon in allen Organen mit hohen Energieumsätzen eine Schlüsselrolle.

Das Herz ist ein Organ, das pausenlos ein Menschenleben lang arbeitet. Kein anderes Organ wird derart beansprucht, kein anderer Muskel im Organismus ist in der Lage, eine auch nur halbwegs vergleichbare Dauerleistung zu erbringen. Konsequenterweise verfügen die Herzzellen über erheblich mehr Mitochondrien und benötigen mehr Q10 als alle anderen Muskelzellen. In Versuchen konnte nachgewiesen werden, daß ein Q10-Mangel unmittelbar mit einer nachlassenden Herzleistung einhergeht. Umgekehrt konnte die Herzleistung ebenso direkt durch Q10-Gaben verbessert werden.

Ubichinone existieren in Variationen von Q1 bis Q10, wobei höher entwickelte Lebewesen (Säugetiere) auf die höherwertigen Formen angewiesen sind. Der Mensch braucht für seinen Stoffwechsel das Coenzym Q10. Er ist aber in der Lage, niedrigwertige Formen in Q10 umzuwandeln. Diese Fähigkeit läßt jedoch im Lauf der Lebensjahre nach, und der Stoffwechsel ist immer mehr auf ein zusätzliches Angebot von reinem Q10 angewiesen.

	Abnahme der Q10-Konzentration bei	
Organ	*39-43jährigen*	*77-81jährigen*
Herz	32 %	57 %
Lunge	0 %	48 %
Milz	13 %	60 %
Leber	5 %	17 %
Niere	27 %	35 %

Sinkt die Q10-Konzentration im Herzen unter 75% des Normalwerts (Abnahme > 25 %), dann sind hier erste Leistungsstörungen nachzuweisen. Allgemeine Symptome einer Herzschwäche, Ischämie, höheres Infarktrisiko, Bluthochdruck u. a. sind die Folgen. In einem lange Zeit nicht für möglich gehaltenen Maß kann die Herzleistung allein durch Q10-Gaben wieder erhöht werden, und je nach Ausgangslage (Vorschädigungen) vermag Q10 die Leistung sogar wieder völlig zu normalisieren.

Überraschend ist das Ausmaß des Mangels. Praktisch jeder Mensch über 40 leidet an einem Defizit von hochwertigem Q10. Auch wenn die Ursachen noch ungeklärt sind, steht zweifelsfrei fest, daß der Organismus seine Fähigkeit verliert, niedrigwertiges Coenzym Q in höherwertiges umzuwandeln. Auch hier gilt, was für alle Nährstoffe zutrifft: Könnte der Mensch seinen wirklichen Bedarf aus der Nahrung decken, dann wären Defizite und die daraus entstehenden Krankheiten kein Thema. Doch das mit den Jahren abnehmende Umwandlungsvermögen des Körpers kann mit einer „ausgewogenen Ernährung" nicht mehr ausgeglichen werden.

In Japan gehört Q10 schon seit langem zu den gängigen Nahrungsergänzungspräparaten. Dort wird auch das reinste

Ubichinon weltweit hergestellt. In skandinavischen Ländern verwendet man Q10 ebenfalls schon seit Jahren in Kliniken.

In einer neueren Studie von Dr. Luc VAN GAAL (Universität Antwerpen) wurde ferner der schlankmachende Effekt von Q10 nachgewiesen. Man hatte festgestellt, daß viele Übergewichtige einen Mangel an Q10 aufwiesen. Nach neun Wochen täglicher Ubichinon-Einnahme (100 mg) hatten die Patienten durchschnittlich 12 kg abgenommen; bei der Kontrollgruppe nur 5 kg.

Fallstudien weisen darauf hin, daß Q10 auch sehr gut gegen Paradontose wirkt. Vormals lockere Zähne festigten sich wieder, entzündetes Zahnfleisch heilte. In diesen wie auch anderen Fällen ist der Wirkungsmechanismus noch nicht geklärt und Gegenstand weiterer Forschungen.

Mangelsymptome

Die Symptome eines Defizits beruhen immer auf einer nachlassenden Energieausbeute in den Zellen. Die Folgen sind recht unterschiedlich. Herzerkrankungen gehen immer mit verminderter Leistungsfähigkeit und einem Absinken der Q10-Konzentration einher. Angina pectoris (Brustenge), Herzrhythmusstörungen, Ischämien, Herzinfarkte u. a. können gleichfalls das Ergebnis einer Q10-Unterversorgung sein. Entsprechend erfolgreich sind erhöhte Zufuhren bei derartigen Symptomen.

Dosierung

Als tägliche Dosis werden Mengen zwischen 30 und 100 mg Coenzym Q10 empfohlen. Liegen bereits Herzmuskelschwächen (Pumpschwächen) oder andere Schäden am Herzmuskel vor, ist eine Steigerung auf 400 - 600 mg pro Tag bedenkenlos möglich. Man muß jedoch beachten, daß der Organismus – wie bei anderen Nährstoffen auch – Wochen bis Monate braucht, um seine „Depots" wieder aufzufüllen. Q10 muß dem Körper, wie alle essentiellen Substanzen, ständig zugeführt werden. Versuche ergaben, daß die Herzleistung umgehend wieder auf das alte (ungenügende) Leistungsniveau zurückfällt, wenn Q10 abgesetzt wird. Überdosierungen sind nicht bekannt.

ALPHA-LIPONSÄURE (THIOCTSÄURE)

Die Alpha-Liponsäure gehört zu jenen Coenzymen, die man kaum in einem handelsüblichen Nährstoffprodukt finden wird. Im klinischen Einsatz ist sie jedoch von hohem Wert. Diese stark reduzierend wirkende Substanz darf bei keiner Antioxidantien-Therapie fehlen, da sie unter den Mikronährstoffen (mit einem Redoxpotential von -290 mV) die stärkste Wirkung ausübt. Als wasser- und fettlösliche Substanz ist sie in der Medizin bei allen chronischen Umweltintoxikationen, insbesondere bei Nervenschädigungen, eine unentbehrliche Hilfe. Wegen der kurzen biologischen Wirkungsdauer empfiehlt sich zu Behandlungsbeginn die Infusion (Tropfbehandlung) von 600 mg bis 1,2 g/Tag, nach vier Wochen mindestens eine täglich viermalige Einnahme von Dragees zu je 200 mg. Zur Zeit werden Präparate mit konstanter Freisetzung des Wirkstoffs Alpha-Liponsäure entwickelt.

Literaturvorschläge

1. Ruff, G.: Präventiv medizinische Bedeutung von beta-Carotin und der antioxidativen Vitamine E und C. Vita Min Spur 1 (1991) 13 - 22.
2. Heseker, H.: Antioxidative Vitamine und beta-Carotin in der Prävention von Erkrankungen. Ernährungsumschau 12 (1989) 455 - 458.
3. Tolenen, M.: Antioxidantien bei Tumorerkrankungen, Herzkreislauferkrankungen und vorzeitigem Altern. – Ergebnisse von Studien aus Finnland. Vita Min Spur. 4 (1989) 171 - 178.
4. Zänker, K. S.: Karzinogenese und Ernährung: Fakten und Fiktionen zur Tumorprävention und/oder Therapie. Akt. Ernähr.-Med. 15 (1990) 113 - 118.

XI
Mineralstoffe und Spurenelemente

Mineralstoffe und Spurenelemente sind in der Natur vor allem in Salzen gebunden. In unserem Organismus werden sie in aller Regel gelöst und zerfallen dabei zu elektrisch geladenen Teilchen, den Ionen. Diese bezeichnet man je nach Ladung als Anionen oder Kationen. Ihre elektrischen Ladungen bestimmen die Rolle, die sie im Stoffwechsel spielen. Da die benötigten Mengen im Körper sehr unterschiedlich sind, unterscheidet man zwischen Mineralstoffen oder Mengenelementen wie Natrium, Kalium, Calcium usw. und Spurenelementen wie Kupfer, Kobalt, Selen usw. Während sich Mengenelemente in Größenordnungen zwischen 30 und 1.000 g im menschlichen Körper befinden, treten Spurenelemente nur im Bereich von 1 mg bis 5 g auf. Vereinfacht ausgedrückt sind die Mengenelemente für unseren Wasserhaushalt zuständig, während die Spurenelemente am Stoffwechsel mitwirken.

Nachstehend sind von den Mineralien drei Arten näher beschrieben. Vorsorglich sei erwähnt, daß es nur beispielhafte Stellvertreter sind. Es gibt noch weitere Mineralstoffe und Spurenelemente, die wichtig sind, aber hier nicht alle erwähnt werden können.

MAGNESIUM

In unserem Körper sind etwa 30 g des Erdalkalimetalls Magnesium gleichmäßig verteilt. Es ist beteiligt am Aufbau der Knochen, wirkt bei der Informationsübertragung mit, begleitet jede Art der Energieproduktion und erfüllt Aufgaben bei der DNA- und RNA-Synthese. Die Tatsache, daß es an über 300 Steuerungssubstanzen (Enzyme) beteiligt ist, mag den umfangreichen Wirkungskreis dieses Elements vor Augen führen.

Magnesium ist ein natürlicher Calcium-Antagonist (Gegenspieler). Es erweitert die Gefäße, die durch die muskelkontrahierende Wirkung von Calcium verengt wurden, verringert so den Sauerstoffverbrauch und erhöht damit die Fähigkeit des Körpers, Arbeit zu leisten.

Mangel

Ein Magnesiummangel ist weiter verbreitet, als man allgemein annimmt. Ursache ist u. a. eine Magnesiumverarmung der Böden durch Düngemittel. Die wichtige Rolle dieses Elements wird auch im therapeutischen Bereich oft unterbewertet bzw. übersehen. Statt dessen verschreibt man teure synthetische Calcium-Antagonisten – mit entsprechenden Nebenwirkungen. Inzwischen wird der Stellenwert des Magnesiums von immer mehr Praktikern anerkannt.

Durchfälle, schweres Erbrechen, die Einnahme von Diuretika, Diabetes, Schwangerschaft, regelmäßiger Alkoholkonsum sowie Entzündungen der Bauchspeicheldrüse gehen oft mit einer Magnesium-Unterversorgung einher. Bei älteren Menschen verschiebt sich die Relation Calcium : Magnesium zugunsten des Calciums. Die Zufuhr von Magnesium könnte hier eine entscheidende Besserung bringen.

Die Symptome eines Mangels sind wenig typisch. Nervosität, innere Unruhe, Mattigkeit, depressive Stimmungen, zitternde Hände und Verwirrtheit bei älteren Menschen können als Vorboten leicht übersehen werden. Erst bei Wadenkrämpfen, Herzschmerzen, Herzrhythmusstörungen, Neigung zu spontanen Blutungen u. a. wird der Verdacht eines Magnesiummangels in den Vordergrund treten.

Dosierung

Die DGE empfiehlt etwa 300 - 350 mg Magnesium täglich. Vitamin B_6 - Mangel, proteinreiche Nahrung, höheres Alter, Schwangerschaft, Menopause, erhöhte Calciumzufuhr und Alkoholmißbrauch bedingen einen Mehrbedarf. Im letzteren Fall wird die Magnesiumaufnahme im Körper gehemmt und Magnesium vermehrt über die Nieren ausgeschieden.

Reines Magnesium wird vom Darm schlecht aufgenommen. Ein Defizit muß zunächst über Wochen hinweg mit dreimal 300 mg täglich ausgeglichen werden, ehe man zu einer Erhaltungsdosis übergehen kann. Da der genaue Magnesiumbedarf nicht bekannt ist, ist eine Empfehlung so gut wie die andere. Amerikanische Nutrientenanhänger differenzieren nach verschiedenen Magnesiumarten und raten zu einer Gesamtmenge von 800 mg täglich. Da die Resorption des Magnesiums sehr langsam erfolgt, sind Überdosierungen nicht bekannt. Ausnahme: Bei Nierenkranken und bei einer Schilddrüsenüberfunktion können zu hohe Magnesiumwerte im Blut entstehen, die sich durch Benommenheit, nervöse Störungen und Blutdruckabfall manifestieren. Magnesiumsulfat (Bittersalz) hat eine stark abführende Wirkung und ist deshalb nicht geeignet, ein Magnesiumdefizit zu ersetzen.

ZINK

Dieses Spurenelement ist bei der Synthese, Aktivierung oder Hemmung von etwa 200 Enzymen beteiligt. Entsprechend groß ist der Einsatzbereich. Für die Eiweißsynthese, den Fettsäurestoffwechsel, die Freisetzung von Neurotransmittern und die Stabilisierung von Zellmembranen wird Zink benötigt. Wundheilung und Wachstum sind ebenfalls auf dieses Element angewiesen. Der gesamte Zinkbestand im Organismus beträgt 2 - 4 g und liegt damit fast so hoch wie beim Eisen.

Das Enzym Alkoholdehydrogenase benötigt Zink. Dieses Enzym hat zwei wichtige Funktionen. Erstens mobilisiert es das Vitamin A aus dem Leberdepot, zweitens steuert es den Alkoholabbau in der Leber. Dabei wird das Zink verbraucht. Folglich haben Personen, die regelmäßig Alkohol trinken, oft einen Zink- und Vitamin A - Mangel.

Das Enzym Superoxiddismutase (SOD) ist ebenfalls vom Zink abhängig. Dieses Enzym neutralisiert die Wirkung von Peroxiden (Freien Radikalen), die bei der Sauerstoffreduktion entstehen. Viele Formen von Haarausfall reagieren günstig auf Zinksubstitution.

Mangel

Da Vitamin A und Zink eng zusammenarbeiten, ähneln sich die jeweiligen Mangelsymptome: Sehstörungen, Veränderungen im Geschmacks- und Geruchssinn, Innenohr-Schwerhörigkeit, Hodenatrophie, Rückgang der Spermienproduktion, Immun- und Wundheilungsstörungen.

Ein Mangel kann – nicht nur bei Zink – grundsätzlich drei Ursachen haben: Entweder wird zu wenig aufgenommen (Ernährungsfehler), oder der Bedarf ist höher als vermutet, oder es liegt eine Verwertungsstörung vor. Für einen höheren Bedarf sind vor allem toxische Substanzen verantwortlich, die biochemische Prozesse blockieren oder mit essentiellen Spurenelementen konkurrieren, z. B. Quecksilber, Cadmium, Blei und Zinn.

Bei einer Leberzirrhose findet sich u. a. Zink im Urin. Hier liegt eine Verwertungsstörung vor. Auch eine Entzündung der Bauchspeicheldrüse ist mit Zinkverlusten verbunden.

Dosierung

Die DGE geht von einem Bedarf von 15 mg Zink täglich aus, der sich bei älteren Menschen um das Dreifache erhöhen kann. Zinkmangel wird mit einer Dosis von 80 mg pro Tag therapiert. Eine bestimmte Form der Altersdemenz wird mit Vitamin B_{12} und Zink behandelt (Drs. Cees VAN TIGGELEN).

Offizielle amerikanische Stellen empfehlen 30 mg Zink täglich; die Nutrientenanhänger haben sich dieser Dosierung angeschlossen. Zink-Überdosierungen werden lediglich im Zusammenhang mit einer exzessiven Zufuhr beschrieben, z. B. bei Personen, die krankhafterweise Münzen geschluckt hatten, oder wenn säurehaltige Lebensmittel in Gefäßen aus Zink zubereitet bzw. aufbewahrt wurden.

SELEN

Zwar gilt für alle Spurenelemente, daß sie in größeren Mengen giftig sind, aber Selen nimmt hier einen Spitzenplatz ein. Selenige Säure wirkt wie Arsenik. Selen und Cystein sind wichtige Bestandteile des Enzyms Glutathionperoxidase, das die roten Blutkörperchen beim Sauerstofftransport schützt. Es ist auch in den roten Blutkörperchen, in den Freßzellen, den Leberzellen und der Netzhaut des Auges vorhanden. Das selenhaltige Enzym ergänzt die antioxidative Wirkung von Glutathion, Cystein und Vitamin E. Eine bestimmte Form der Leberzellnekrose therapiert man u. a. mit Selen, Cystein und Vitamin B_1 (Dr. Herbert SPRINCE).

Selen begünstigt die Antikörpersynthese, die Neubildung der Lymphozyten, die Makrophagenfunktion (Freßzellen), schützt gegen giftige Schwermetalle, energiereiche Strahlung u. a.

Bei Entgiftungsprozessen mittels Selen wird dieses Element nicht „recyclet", sondern verbraucht und muß daher ständig zugeführt werden. Nach Dr. G. N. SCHAUZER gehört hierzu die Neutralisierung von Schwermetallen, von Freien Radikalen, von alkylierenden Substanzen und halogenierten Kohlenwasserstoffen (z. B. FCKW). Alkylierende Stoffe sind „Laborprodukte" und kommen in der Natur praktisch nicht vor. Sie werden in der Chemotherapie bei Krebskranken verwendet, um Tumore zu bekämpfen. Gleichzeitig werden sie in der Forschung– so paradox dies klingen mag – eingesetzt, um Tumore zu erzeugen. Halogenierte Kohlenwasserstoffe werden z. B. als Lösungsmittel verwendet (Tetrachlorkohlenstoff, Perchloräthylen). Das früher benutzte Chloroform und das noch heute eingesetzte Narkosemittel Halothan gehören auch dazu. Fast alle diese Substanzen bilden bei Erhitzung das schwergiftige Kampfgas Phosgen. Tetrachlorkohlenstoff ist darüber hinaus ein starkes Lebergift, weil es dort mit den ungesättigten Fettsäureresten die gleiche Verbindung wie die Sauerstoffradikalen eingeht und in gleicher Weise die Fette zum Verfall in weitere Radikale anregt.

Es ist die Wirkung gegen Schadstoffe, die Selen in den Mittelpunkt des Interesses rückt. Es kommt in unterschiedlichen Mengen im Boden vor und wird über Agrarprodukte aufgenommen. In Gebieten mit selenarmen Böden stellte man eine Krebszunahme fest. Deutschland gilt als Selen-Mangelgebiet. Die Ursache hierfür sind durch sauren Regen und Überdüngung ausgelaugte Böden sowie eine erhöhte Schadstoffbelastung durch Schwermetalle. Selen bildet mit diesen Schwermetallen wie Blei, Cadmium, Quecksilber sogenannte Metallkomplexe, die vom Körper nicht verwertet werden können. Diese Vorgänge finden auch im Körper statt. Dort sind sie sehr erwünscht, denn Selen wird so zu einem wichtigen Neutralisator schwermetallhaltiger Schadstoffe und Freier Radikale, mit denen vor allem Raucher konfrontiert sind. Auch hierbei wird Selen verbraucht. Es ist ein Musterbeispiel für die Nährstoffschere, in der wir uns befinden: Während der Selenbedarf sich wegen der Schadstoffe erhöht hat, ist das natürliche Angebot aus dem gleichen Grund gesunken.

Dosierung

Der tägliche Bedarf liegt zwischen 100 und 300 µg. Da die Schwermetalle unserer Industrie auch auf Äcker des biologischen Anbaus niederrieseln, ist der Gehalt bei naturbelassenen Nahrungsmitteln ebenso schwer festzulegen wie in „normalen" Lebensmitteln. Damit bleibt unklar, welche Selenmengen man ohnehin schon zu sich nimmt. Die durchschnittliche Aufnahme pro Kopf und Tag beträgt in Venezuela 350 µg, in den USA 250 µg, in Thailand 225 µg, in Dänemark 45 µg, in Finnland 40 µg. In anderen Ländern ist man bezüglich der allgemeinen Selenversorgung weitaus sensibler als in Deutschland. So wurde in Finnland per Gesetz vorgeschrieben, Düngemittel mit Selen anzureichern.

Amerikanische Nutrientenforscher empfehlen 50-200 µg zusätzlich. Rauchern wird eine Dosis von 250 µg und Alkoholkonsumenten 150 µg angeraten.

Literaturvorschläge

1. Hartfiel, W., N. Bahners: Selenmangel in der Bundesrepublik Deutschland. Vita Min Spur 2 (1987) 125 - 131.
2. Spieker, C., W. Siegenthaler: Die Bedeutung von Mineralstoffen und Spurenelementen in der Medizin. Dtsch. Ärztebl. 25/26 (1992) B 1429 - D 1432.
3. Sonderdruck Spurenelemente. Ärztezeitung 46 (1989) 1 - 15.
4. Fuchs, N.: Mineralstoffe, Salze des Lebens. Kneipp-Verlag, Leoben, Österreich 1993.

XII Proteine und Aminosäuren

Kohlenhydrate, Fette und Eiweißstoffe sind die drei Grundnahrungsstoffe. Die Eiweißstoffe bzw. Proteine bestehen aus riesigen Molekülketten, deren einzelne Glieder die Aminosäuren sind. Diese bestehen wiederum aus den Grundbausteinen Kohlenstoff, Sauerstoff, Wasserstoff und Stickstoff. Über hundert Aminosäuren sind inzwischen bekannt, aber nur 25 finden in unserem Organismus Verwendung. Damit lassen sich – wie mit den Buchstaben des Alphabets – Milliarden von Kombinationen, also unterschiedliche Proteine herstellen. Folglich läßt sich nicht absehen, wann die Erforschung dieser Substanzen beendet sein wird.

Unser Organismus kann aus den verschiedenen Aminosäuren alle Proteine selbst herstellen. Dabei ist er sogar in der Lage, vorhandene Aminosäuren umzuwandeln, um damit fehlende Aminosäuretypen zu ersetzen. Daneben gibt es allerdings Aminosäuren, die der Organismus nicht selbst synthetisieren kann, die sog. essentiellen Aminosäuren. Sie müssen von außen zugeführt werden. Für streng vegetarisch lebende Menschen kann dies schwierig werden. Proteine kann man zwar auch über Kartoffeln, Sojabohnen, Hülsenfrüchte und Getreide zu sich nehmen, aber die lebenswichtigen Aminosäuren sind nur in Fleisch oder tierischen Produkten wie Milch, Käse und Eiern reichlich vorhanden.

Proteine sind sehr energie- , also kalorienreich, jedenfalls physikalisch. Dennoch gehören Proteine nicht zu den Dickmachern, weil sehr viel Energie für ihren Stoffwechsel verbraucht wird.

Für eine gesundheitsbewußte Ernährung ist der Gehalt der Nahrungsmittel an essentiellen Aminosäuren maßgeblich. Bei den unten angegebenen Werten für den Tagesbedarf handelt es sich um Mindestmengen, die empfohlene Zufuhr pro Tag ist doppelt so hoch.

Isoleuzin	700 mg
Leuzin	1100 mg
Lysin	800 mg
Methionin	1100 mg
Phenylalanin	1100 mg
Threonin	500 mg
Trypthophan	250 mg
Valin	800 mg

Zum Vergleich: Im Hühnereiweiß sind alle essentiellen Aminosäuren enthalten. In einem Ei von 60 g entfallen etwa 20 g auf den Dotter und 40 g auf das Eiweiß. Drei Eier zu je 50-60 g entsprechen demnach ungefähr 100 g Eiweiß. Darin sind enthalten:

Isoleuzin	600 mg
Leuzin	900 mg
Lysin	750 mg
Methionin/Cystein*	450 mg
Phenylalanin	650 mg
Threonin	500 mg
Tryptophan	250 mg
Valin	800 mg

** Im Organismus wird aus der Aminosäure Methionin das Cystein hergestellt, deswegen werden beide Aminosäuren oft gemeinsam aufgeführt.*

Aminosäuren sind nicht nur für sich wirksam. Ihre Bedeutung liegt darin, daß sie Bausteine von größeren Molekülen wie z. B. Enzymen sind.

GLUTATHION

Beim Glutathion handelt es sich um ein Tripeptid, d. h., es besteht aus drei verschiedenen Aminosäuren, u. a. aus Cystein. Ähnlich wie reines Cystein ist es ein hervorragendes Antioxidans und schützt die Fettsäuren der Zellmembranen. Es ist der wichtigste Zellschutzfaktor. Jede Zelle ist immens belastbar, solange ihr Vorrat an Glutathion überwiegend im reduzierten Zustand vorliegt. Formal wird dieser Zustand durch eine angehängte SH-Gruppe (eine aktivierte reduzierte radikalfangende Schwefelgruppe), abgekürzt GSH, gekennzeichnet.

Das Enzym Glutathionperoxidase kann man nicht zuführen, weil es im Darmtrakt vernichtet wird. Wohl aber kann man dem Körper die Bausteine des Enzyms (Vorstufen) geben: Das sind Glutathion, Methionin, Cystein und Selen.

Bis vor kurzem hat man in deutschen Nahrungsergänzungsprodukten nach Glutathion vergeblich gesucht. Die Amerikaner hingegen haben diesen Stoff bereits in viele ihrer Produkte aufgenommen. Vermutlich kann man einen Engpaß an Glutathion durch die ausreichende Zufuhr von Cystein vermeiden. Alle drei Vorstufen der Glutathionperoxidase (Selen, Cystein und Glutathion) haben eine antioxidative Eigenwirkung

CYSTEIN

Cystein gehört zu den schwefelhaltigen Aminosäuren und gilt ebenfalls als starkes Antioxidans. In der Leber gehört es mit zum Engiftungssystem. Cystein ist das Zentrum vieler

Enzyme und reagiert sehr empfindlich auf Schwermetalle. Dabei werden die Schwermetalle wie gewünscht unschädlich gemacht, gleichzeitig wird jedoch das Enzym inaktiviert. Dieser Vorgang findet innerhalb eines sog. Redoxsystems statt, wobei wasserlösliches *Cystein* zu nicht wasserlöslichem *Cystin* umgewandelt wird. Letzteres wird über die Nieren ausgeschieden, neigt aber dazu, dort Nieren- bzw. Blasensteine zu bilden. Vitamin C kann diesen Redoxvorgang umkehren und läßt Cystin erst gar nicht entstehen.

Cystein ist bei Schadstoffbelastungen ein sehr wertvolles, weil sehr empfindliches Antioxidans. Damit es anschließend nicht selbst zum biologischen Ballast wird, ist die Anwesenheit von Vitamin C wichtig. In Kombination mit den Vitaminen C und B_1 bildet Cystein einen der wichtigsten Schutzfaktoren gegen die Aldehyde in Smog, Tabakrauch und Alkohol (Dr. Herbert SPRINCE).

Prinzipiell ist der Organismus in der Lage, Cystein aus der essentiellen Aminosäure Methionin herzustellen. Es würde demnach theoretisch genügen, wenn ausreichend Methionin zugeführt wird. Nutrientenforscher empfehlen dennoch die Cystein-Reinform und nicht die Vorstufe, weil die Herstellung von Cystein aus Methionin im Wettstreit mit anderen Produktionsvorgängen liegt und so die Gefahr besteht, daß nicht genügend Cystein synthetisiert wird.

Dosierungen

Eine tägliche Dosis von 600 mg Cystein ist empfehlenswert und entspricht in etwa der im Eiweiß von drei Eiern enthaltenen Menge. (Wer – vorsorglich – das Cholesterin im Ei vermeiden möchte, nimmt nur das Eiweiß). Im Medikament Acetylcystein wird es als Gegengift (Antidot) bei Quecksilber- und Paracetamolvergiftungen verwendet. Meist aber wird es als schleimlösendes Präparat bei Husten verschrieben, vor allem bei Raucherhusten wirkt es sehr gut. Acetylcystein hat eine indirekte antioxidierende Wirkung, weil es eine Vorläufersubstanz für die körpereigene Synthese des

Glutathions ist. Einiges deutet darauf hin, daß die schleimlösende Wirkung eine angenehme Nebensache ist und die erhöhte Glutathionkonzentration (cysteinhaltig) auf der Lungenoberfläche die größere Rolle spielt. Denn vielen Lungenerkrankungen liegt eine entgleiste Oxidantien-Antioxidantien-Regulation zugrunde.

Cystein hat noch eine zusätzliche Wirkung auf die Immunzellen. Die Makrophagen (Freßzellen) in der Lungenschleimhaut vernichten Krebszellen sowie eingeatmete Bakterien und Viren. Durch Zigarettenrauch wird die Aktivität der Makrophagen herabgesetzt. Cystein verhindert dies. Theoretisch könnte man das Medikament Acetylcystein als Nährstoff verwenden, wenn man gleichzeitig genügend Vitamin C zu sich nimmt, aber es ist rezeptpflichtig. Trotz der wesentlich wichtigeren antioxidativen Wirkung ist das Präparat nur als Schleimlöser und Gegengift (Antidot) bei Schwermetallvergiftungen zugelassen.

METHIONIN

Die essentielle Aminosäure Methionin spendet einen für Entgiftungsprozesse wichtigen Bestandteil, eine Methylgruppe. Ein Methylmangel behindert u. a. den Abbau von impulsübertragenden Hormonen wie Adrenalin, Noradrenalin und Serotonin. Der Mensch wird dann empfindlicher gegen äußere Giftbelastungen jeglicher Art. Zudem neigt er zu Übererregungszuständen bei Bagatellanlässen, Anfällen von Herzjagen, Herzdruck und -schmerz, Muskelzittern und Schwitzen. Die Symptome ähneln denen einer Schilddrüsenüberfunktion. Jüngere Menschen reagieren überaktiv und aggressiv.

Ärzte diagnostizieren dann oft eine Neurose, eine Neurasthenie oder psycho-vegetative Störungen, behandeln folglich mit Beta-Blockern und Psychopharmaka und „doktern" damit an der Sache vorbei. In der Klinik wird Methionin in einer täglichen Dosis von 1-2 g als Tablette gegeben.

TAURIN

Normalerweise wird das Aminosäurederivat Taurin vom Organismus aus Methionin und Cystein gebildet. Taurin ist als einzige Substanz in der Lage, Hypochlor-Radikale zu neutralisieren. Diese wiederum treten bei chronisch aktivierten weißen Blutkörperchen (Entzündungen) in Erscheinung und können z. B. zu rheumatoider Arthritis führen. Bei einem Taurinmangel vertragen die betroffenen Personen keine Aldehyde, sie reagieren überempfindlich auf z. B. Formaldehyd und vertragen gegenüber früheren Lebensjahren kaum noch Alkohol. Ebenso reagieren sie überempfindlich auf Chlorverbindungen (Freibäder, chloriertes Trinkwasser) sowie Phenole und Amine (Fischgerichte). Cystein und Taurin sollten nicht zusammen mit eiweißreichen Mahlzeiten genommen werden, um die Konkurrenz anderer Aminosäuren zu umgehen.

CARNITIN

Der Eiweißstoff L-Carnitin ist seit langem bekannt und wurde neuerdings für manche Medien deswegen interessant, weil ihm eine schlankmachende Wirkung zugesprochen wird. Diese Eigenschaft ist auf seine Funktion als Fettsäureschlepper zurückzuführen. L-Carnitin ist die einzige Substanz, die für den Transport der Fettsäuren in die Mitochondrien zuständig ist, und nur dort können die Fettsäuren oxidiert werden. Es konnte experimentell nachgewiesen werden, daß eine Erhöhung von Carnitin diesen Vorgang beschleunigen kann.

Relativ neu ist die Entdeckung, daß Carnitin dadurch auch vorteilhaft auf die Herzarbeit wirkt. Es fördert die Fettverbrennung und erhöht damit die Energiebereitstellung. Darüber hinaus stabilisiert Carnitin das Immunsystem, ist ein potenter Radikalfänger und wirkt vermutlich gegen das vorzeitige Altern des Gehirns. Ischämische Herz- und Hirnerkrankungen erfordern eine tägliche Zufuhr zwischen einem und zwei Gramm.

In der AIDS-Therapie gewinnt Carnitin ebenfalls an Bedeutung. Bei diesen Patienten wurde ein Carnitin-Mangel festgestellt, der gleich an mehreren Stellen für eine gestörte Immunfunktion verantwortlich gemacht wird.

Auch die meisten der am chronischen Müdigkeitssyndrom leidenden Menschen weisen einen Mangel an Carnitin auf. Allerdings fehlt diesen Personen nicht das freie L-Carnitin, sondern das Acetylcarnitin.

Im sportlichen Bereich erhofft man sich eine allgemeine Leistungssteigerung. Das Wirkprinzip läßt vermuten, daß mit einer erhöhten Carnitin-Zufuhr eine längere Belastbarkeit in Ausdauersportarten, verbesserte Endspurtkapazität und eine erhöhte muskuläre Leistungsfähigkeit zu erzielen sind.

Der Bedarf an Carnitin läßt sich im wesentlichen nur über tierische Produkte (vor allem Fleisch) decken, denn nur diese enthalten relevante Carnitinmengen. Fleisch enthält zwischen 60 und 90 mg Carnitin pro 100 g. Auf diesem Weg ist die empfohlene Tagesdosis von einem Gramm jedoch kaum realisierbar.

Literaturvorschläge

1. Ohlenschläger, G.: Das Glutathionssystem. Verlag f. Medizin Dr. E. Fischer, Heidelberg, 1991.
2. Carnitin: Z. Kardiol. 76, Suppl. 5 (1987).

XIII
Diverse Substanzen

Wie an anderer Stelle bereits erwähnt, schätzt man die Zahl der gesundheitsfördernden und damit letztlich lebensverlängernden Stoffe auf mindestens 80 bis 100. Hierunter fallen auch die besprochenen Vitamine, Spurenelemente und essentiellen Aminosäuren natürlichen Ursprungs. Daneben gibt es noch synthetische Verbindungen, nicht-essentielle Substanzen, bestimmte Fettsäuren und mehr oder weniger bekannte Pflanzeninhaltsstoffe, deren Wirkungsweise nicht per se antioxidativ ist, sondern über andere, teilweise noch ungeklärte Wege läuft.

Interferon

Zu den natürlichen Substanzen, die man auch im Labor herstellen kann, gehören die Interferone. Das sind sehr effektive Immunstoffe, die vom menschlichen Organismus normalerweise selbst produziert werden. Interferone gehören zu den Proteinen und sind wichtige Bestandteile des menschlichen Abwehrsystems; sie sind gegen Viren und Bakterien wirksam und an der Steuerung von Lymphozyten und Makrophagen beteiligt. Allerdings kann die körpereigene Synthese von Interferonen unter bestimmten Umständen nicht ausreichen. In solchen Fällen vermochte eine zusätzliche Verabreichung von Interferonen kleine Wunder zu vollbringen.

Obwohl die Wirkung von Interferonen unumstritten ist, wurde es um diese Substanzen inzwischen wieder still. Ihre

Herstellung ist nämlich nur in sehr kleinen Mengen möglich und blieb damit sehr teuer, womit sie als Heilmittel für die Allgemeinheit (noch) ungeeignet sind.

Andere Stoffe sind hingegen bezahlbar, und eine kleine Auswahl soll hier kurz beschrieben werden.

FETTE UND FETTSÄUREN

Ein Fett- bzw. Ölmolekül besteht im wesentlichen aus einem Glyzerinbaustein mit drei angehängten Fettsäuren.

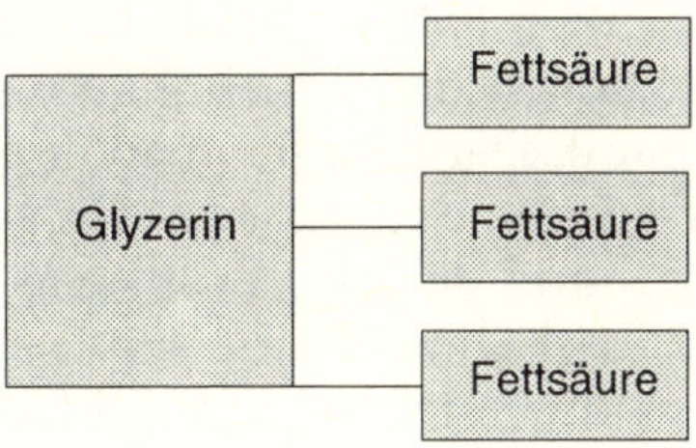

Abb. 14: Schematischer Aufbau der Fettmoleküle

Wesentlich für die Eigenschaften der Fette/Öle, also z. B. auch deren Konsistenz (fest oder flüssig), sind nur die Fettsäuren: Sie können unterschiedlich lang, gesättigt oder ungesättigt sein. Mengenmäßig überwiegen die Fettsäuren Palmitinsäure, Stearinsäure und Ölsäure. Der Organismus verwertet also nicht die Moleküle als Ganzes, sondern lediglich ihre Bausteine. Fette an sich erhält der Mensch mehr als reichlich. Damit ist allerdings seine Versorgung mit ganz bestimmten Fettsäuren noch nicht gewährleistet. Das gilt vor allem für (mehrfach) ungesättigte Fettsäuren wie die essentielle Linol- und die ebenfalls essentielle Arachidonsäure. Beide werden vom Organismus zum Aufbau fettähnlicher

Stoffe wie z. B. der Phospholipide benötigt, die für den Aufbau der Zellstrukturen unentbehrlich sind.

PHOSPHOLIPIDE

Phospholipide (syn. Phosphatide) sind komplexe Fette mit einem Phosphorbaustein. Sie werden für Aufbau, Reparatur und Erneuerung der Zellmembran gebraucht. Wegen ihres hohen Anteils an mehrfach ungesättigten Fettsäuren sind Zellmembranen die Schwachstelle bei Angriffen von Freien Radikalen und neigen darüber hinaus zur Peroxidation. Bei einem Mangel an Phospholipiden stocken die Reparaturen an den Zellwänden. In allen Fällen unklarer Reizungen und wiederkehrender Infektionen der Schleimhautwege (Lunge, Bronchien, Genitalapparat, Darm) sollte man immer auch an eine Phospholipidverarmung denken. Das gilt auch für alle Irritationen des Gehirns und des Nervensystems, weil beide sehr fetthaltig sind. Zumal Umweltgifte sehr häufig neurotoxisch, also nervenschädigend sind. So weiß man z. B., daß Phospholipide gegen das Pestizid Lindan wirksam sind. Auch Lebererkrankungen und hohe Blutfettwerte (Cholesterin) können mit zu geringer Phospholipidsynthese in Zusammenhang stehen.

Der aktuelle Schädigungsgrad im Körper kann durch Analyse des Reaktionsprodukts Malondialdehyd (MDA) gemessen werden. Hohe MDA-Werte zeigen krankhafte Prozesse an; zu niedrige MDA-Werte reflektieren einen Erschöpfungszustand, d. h. einen Mangel an Phosphilipiden und anderen Fettsäuren.

Alle Phospholipide sind aus einem Fettsäureanteil, dem Phosphatidyl und Cholin (Serin oder Inositol) aufgebaut. Die genauen Bezeichnungen lauten daher Phosphatidylcholin, -serin oder -inositol. Das macht den Umgang für den Laien etwas verwirrend. Phospholipide werden üblicherweise als Phosphatidylcholin (Lecithin) angeboten. Diese

Form der Zufuhr ist allerdings relativ teuer und macht wenig Sinn. Denn das Lecithin wird im Magen-Darm-Trakt wieder in seine Einzelbestandteile zerlegt. Die Leber allein bestimmt, wieviel Lecithin produziert wird, und sie greift dabei auf Vorläufersubstanzen bzw. Einzelbestandteile (Fettsäuren, Cholin, Inositol) aus der Nahrung zurück, und die sind preiswerter zu haben als Lecithin.

Reich an benötigten Fettsäuren sind die pflanzlichen Öle von Nachtkerzen, Soja, Borretsch, Sonnenblume und Leinsamen. Aber Vorsicht: Solche empfindlichen Öle sollten nicht älter als 14 Tage seit ihrer Herstellung sein und nur in geringen Mengen verwendet werden, weil sie gleichzeitig den Antioxidantienbedarf steigern.

CHOLIN

Cholin gehört zum Vitamin B - Komplex und ist Bestandteil des Lecithins. Es kommt in allen Zellmembranen vor und ist als Phosphatidylcholin einer der häufigsten Stoffe der Gehirnzellen. Außerdem ist Cholin die Vorstufe des Nervenbotenstoffs (Neurotransmitter) Acetylcholin, welches für wichtige Gedächtnisleistungen zuständig ist. Ferner ermöglicht das Cholin, Fettablagerungen in der Leber zu verarbeiten, die dort sonst abgelagert würden. Damit trägt es zur Erhaltung der Leberfunktion bei.

Cholin kommt in Fisch vor, allerdings selten in Reinform. In der Regel ist es Bestandteil anderer Substanzen wie z. B. von Lecithin. Die Lebensmittelindustrie verwendet Lecithin schon seit langem in der Emulsionstechnik, d. h., um Wasser mit Öl mischen zu können.

Phosphatidylcholin wird bei Parkinson-Krankheit, Diabetes, Arteriosklerose, Senilität, Gedächtnisproblemen u. a. therapeutisch eingesetzt. Das Blut von Neugeborenen enthält extrem hohe Mengen von Cholin – wahrscheinlich ein Zeichen hohen Bedarfs für die Neubildung von Nervenzellen. Vermutlich aus dem gleichen Grund ist auch Muttermilch sehr reich an Lecithin.

Mit fortschreitendem Alter läßt die Produktion von Acetylcholin nach, bzw. erhöht sich der Abbau. Hierfür werden mehrere Ursachen verantwortlich gemacht – u. a. Schädigungen durch Freie Radikale. Die Folgen sind nachlassende Gehirnleistungen und vermindertes Erinnerungsvermögen. Acetylcholin wird ähnlich wie das Lecithin nicht vom Organismus aufgenommen, wohl aber seine Vorstufe Cholin. In einer Untersuchung über das Kurzzeitgedächtnis konnten erheblich verbesserte Leistungen durch Zufuhr von Cholin konstatiert werden. Hierbei geht es um das Filterungsvermögen des Kurzzeitgedächtnisses von wichtigen bzw. unwichtigen Informationen sowie den Übergang von Informationen in das Langzeitgedächtnis. Beide Leistungen lassen im Alter nach oder können sogar völlig verlorengehen (Demenz). Die Leistungserhöhung durch Cholin wurde in weiteren Untersuchungen mehrfach bestätigt.

Lecithin ist u. a. in Sojabohnen, Leber, Erdnüssen, Eigelb und Bohnen enthalten. Eine zielgerichtete Dosierung ist daher mit Lecithin kaum möglich und dazu relativ teuer. Es gibt jedoch eine recht preiswerte Variante, das Cholinbitartrat.

Als Dosierungen kommen in Frage: Lecithin = 1-2 g pro Tag; Cholin = 2 x 100 mg pro Tag; Inositol = 2 x 100 mg pro Tag.

HEILPFLANZEN UND SEKUNDÄRE PFLANZENINHALTSSTOFFE

Von Ginseng über Ginkgo biloba bis hin zu Guarana und den mehr oder weniger wirksamen Aphrodisiaka – es sind in der Regel die sekundären Inhaltsstoffe, denen die Heilpflanzen-Wirkung zugesprochen wird. Bedauerlicherweise wurden viele dieser altbewährten Mittel von der westlichen

Medizin nie besonders ernst genommen. Nur allmählich ändert sich dies, und so ist z. B. Ginkgo biloba inzwischen Gegenstand mannigfaltiger Untersuchungen. Nach wissenschaftlichen Kriterien scheiterte eine sachliche Betrachtung all dieser Mittel vor allem daran, daß man weder einen Wirkstoff nachweisen noch sich die Wirkungsweise erklären konnte. Inzwischen hat man auch hier Fortschritte erzielt. Dennoch gilt für viele Heilpflanzen, daß die Kenntnisse in diesen Punkten sehr bescheiden sind. Man geht heute davon aus, daß in diesen Pflanzen mehrere Substanzen gleichzeitig, also synergetisch, wirken. Diese gesundheitliche Wirkung scheint außerdem nicht an einem bestimmten Punkt lokalisierbar, sondern geht u. a. in die Richtung einer allgemeinen Ausbalancierung und/oder Tonisierung.

Von den Wirkungen der Pflanzeninhaltsstoffe machte man früher erheblich mehr Gebrauch als heute. Die Heilwirkungen von Kräutern, Tees u. a. beruhen darauf. Erst neuerdings rücken die hochwirksamen Substanzen wieder in den Blickpunkt wissenschaftlichen Interesses. In den USA läuft beispielsweise eine 50-Millionen-Dollar-Studie zur Untersuchung von in Lebensmitteln enthaltenen krebshemmenden Substanzen. Zu ihnen gehören die Flavonoide, die Polyphenole, die Isothiocyanate u. v. a. m. Mit einer gemischten Kost werden täglich 5.000 bis 10.000 dieser Stoffe in einer Gesamtmenge von ca. 1,5 g aufgenommen. Obgleich man über die Wirkungsweisen noch nicht sehr viel weiß, sind die gesundheitlichen Auswirkungen als solche durchaus bekannt:

- krebshemmend
- antioxidativ
- antimikrobiell
- antithrombotisch
- entzündungshemmend
- immunstärkend
- schwermetallbindend
- blutgefäßabdichtend
- blutdrucksenkend
- cholesterinsenkend

- blutzuckersenkend
- verdauungsfördernd

Sekundäre Pflanzeninhaltsstoffe – früher Vitamin P genannt – kommen praktisch in allen Pflanzen vor. In tierischen Produkten sind sie jedoch nicht enthalten. Der Bedarf kann also nur über Gemüse, Obst usw. gedeckt werden. Von dem im Knoblauch enthaltenen Allicin ist bekannt, daß es noch in einer Verdünnung von 1:125.000 das Wachstum von Bakterien und Pilzen hemmt. Bereits 10 g Meerrettich oder 40 g Gartenkresse führen zu antibakteriell wirksamen Konzentrationen, welche Infektionen der Harnwegs- und Atemorgane beseitigen können. Die Inhaltsstoffe von Kohl und Brokkoli gelten als stark krebshemmend; Chlorophyll (Blattgrün) soll noch wirksamer gegen Krebs sein als Beta-Karotin. Flavonoide sind zwar in allen Pflanzen, allerdings in recht unterschiedlichen Mengen vorhanden:

Obst/Gemüseart	*Flavonoidgehalt (mg/100 g)*
Hagebutten	2.000-3.000
Johannisbeeren (schwarz)	1.000-2.000
Pflaumen	1.000
Orangen	1.000
Heidelbeeren	540
Birnen	500
Grapefruits	200
Mohrrüben	100
Äpfel	70
Tomaten	70
Kirschen	60
Kartoffeln	35

In den meisten Fällen ist man noch nicht in der Lage, diese Substanzen herzustellen, man kann sie aber extrahieren. Auf dem Markt werden Präparate aus gemischten Flavonoiden von Zitrusfrüchten, Koniferen, Ginkgo biloba u. a. angeboten. Amerikanische Hersteller bieten Extrakte aus Brokkoli, Kohl, Petersilie, Chlorophyll usw. mit dem Vorteil einer hohen Konzentration an. Inwiefern man damit das gesamte Spektrum der Mischkost abdecken kann, muß dahingestellt bleiben. Ob Schwermetall- oder Chemikalienbelastungen im Vordergrund stehen – eine flavonoidreiche Ernährung und ihre Ergänzung (100 - 300 mg täglich) durch entsprechende Präparate ist auf jeden Fall angebracht.

GINKGO BILOBA

Bereits das erdgeschichtliche Bestehen dieses Baumes ist einzigartig: Der Ginkgo- oder Fächerblattbaum existierte bereits vor 300 Millionen Jahren und gehört damit zu den lebenden Fossilien. Seit jeher wurden die Blätter des Ginkgobaums – er gilt in China und Japan als heilig – in der asiatischen Heilkunde verwendet, und zwar bei Hautunreinheiten, Durchblutungsstörungen, Nervosität und Konzentrationschwäche. In Japan gilt Ginkgosamen als wirksames Aphrodisiakum für Männer. Die Mystifizierungen trugen jedoch dazu bei, daß die Wirkungsweisen von der westlich orientierten Medizin lange Zeit nicht ernst genommen wurden. Das hat sich inzwischen grundlegend geändert, zumal sich einige der volkstümlichen Berichte als zutreffend erwiesen haben.

Als wichtigste Wirkstoffe des Ginkgoextrakts gelten die darin enthaltenen Flavonoide; er enthält zudem verschiedene Carotinoide, die eisenabhängige Form der Superoxiddismutase (SOD) und Terpenoide (Ginkgolide), die bisher noch in keiner anderen Spezies gefunden wurden. Da die Inhaltsstoffe einzeln betrachtet die positiven Wirkungen bisher nicht zufriedenstellend erklären können, vermutet man eine ganzheitliche Wirkung.

Die Effekte auf den Organismus hingegen sind Gegenstand vieler Untersuchungen gewesen und daher gut dokumentiert. Ginkgo erhöht sowohl die zerebrale als auch die periphere Durchblutung und sorgt damit für eine bessere Sauerstoffversorgung. Er schützt die Zellmembranen empfindlicher Organe wie Gehirn, Nervensystem und Leber vor Freien Radikalen, und er fördert den Glukose-Umsatz im Gehirn. Hirnleistungsstörungen bessern sich, das Risiko peripherer arterieller Verschlüsse wird gesenkt, Alterserscheinungen wie Schwindel, Tinnitus (Ohrenpfeifen) und Hörsturz konnten gemindert werden.

A. GEBNER stellte fest, daß Ginkgo den Anteil an Alphawellen im Gehirn erhöht und den an Thetawellen senkt. Alphawellen stehen für mentale Wachsamkeit, während Thetawellen mit geschwächter Konzentration assoziiert werden.

Dosierungsangaben für Ginkgo sind kaum exakt anzugeben, da bereits in der Herstellung erhebliche Qualitätsschwankungen bestehen. Pharmazeutisch hochwertiger Ginkgo-Extrakt wird meist als Konzentration von 50:1 angeboten, d. h., der Hersteller verarbeitete 50 kg Ginkgoblätter zu 1 kg Extrakt. Kommerzieller Ginkgo erreicht dagegen gewöhnlich nur eine Konzentration um 8:1. Die Dosierungsangaben schwanken daher zwischen 120 und 1.000 mg Extrakt pro Tag. Da Ginkgo relativ schnell vom Körper verwertet wird, sollte er dreimal täglich genommen werden.

ALGEN

Von Algenpräparaten ist in Zukunft viel zu erwarten. Sie stehen am Anfang der Nahrungskette der Fische. Völker, die reichlich Fisch essen, erkranken nachweislich seltener an Krebs, Arterienverkalkung und Herzinfarkt. Algen sind Sauerstoffbildner, müssen sich deshalb durch Antioxidantien vor toxischen Reaktionen schützen. Ihr Gehalt an Vitaminen, Spurenelementen, Liponsäuren und vor allem sekundären Pflanzeninhaltsstoffen ist beträchtlich, und alle wirken in optimalem Zusammenspiel antioxidativ. Algen produzieren auch zahlreiche mehrfach ungesättigte Fettsäuren, um ihre Beweglichkeit den Wassertemperaturen anpassen zu können.

Der konsequenten Verwendung von Algen zur Nährstoffdeckung steht in Deutschland noch ihr Preis entgegen, so daß sie einstweilen nur als natürliche Ergänzung zu empfehlen sind. Algen sind allenfalls in Reformhäusern, Naturkostläden oder bei Spezialversendern erhältlich. Die bei uns bekanntesten Sorten sind die Spirulina platensis und Chlorella.

Literaturvorschläge

1. Melnik, B.: Essentielle Fettsäuren in Pathogenese, Prophylaxe und Therapie des atopischen Ekzems. Allergologie 1 (1945) 2 - 6.
2. Swobodnik, W., J. G. Wechsler: Omega 3-Fettsäuren. edition medizin, VCH Verlagsgesellschaft, Weinheim, 1989.

XIV Vitamine & Co. im Kreuzfeuer

Als die Deutsche Gesellschaft für Ernährung (DGE) vor etwa 40 Jahren erstmals Bedarfsmengen für Vitamine veröffentlichte, ahnte vermutlich niemand, daß diese Angaben eines Tages amtlichen Charakter haben würden. Das Arzneimittelgesetz (AMG) nutzte diese Daten als Grundlage zur Abgrenzung von Lebensmitteln gegenüber Arzneien. Es legte u. a. fest, daß eine dreifache Menge und mehr der DGE-Empfehlung als Arznei anzusehen ist. Das war eine willkürliche Festlegung, da weder die wirkliche Bedarfsmenge fundiert ermittelt werden konnte noch der Faktor Drei auf irgendwelchen wissenschaftlichen Erkenntnissen beruht. Vereinfacht ausgedrückt multiplizierte man eine ungesicherte Zahl mit einer ebenso ungesicherten weiteren und erklärte das Resultat zur absoluten Größe. Würde dieses Gesetz auf gängige Lebensmittel angewendet werden, dann wären bereits 200 g Paprika (ca. 280 mg Vitamin C) rezeptpflichtig, und bei der Hühnerleber wäre ein rezeptfreier Einkauf nur noch mit der Briefwaage möglich, da bereits 30 g mehr als 3.300 µg Vitamin A enthalten.

Durch die neuen Erkenntnisse in der Vitaminforschung wurde das AMG, was die Mikronährstoffe anbetrifft, überrollt. Praktisch alle in diesem Buch erwähnten Dosierungen fallen unter das AMG. Die derzeitige Situation könnte kaum noch befremdlicher sein: Eine wirklich sinnvolle Nahrungsergänzung ist nur per Rezept möglich. Hoch dosierte Fertigprodukte sind in Deutschland nicht frei verkäuflich; in der eigentlich erforderlichen Vielfalt an Inhaltsstoffen ist deren Herstellung nicht einmal erlaubt.

Das Arzneimittelgesetz erklärt in § 2, daß alle Stoffe rechtlich als Arzneimittel gelten, wenn sie zum Zweck der Heilung, Linderung, Verhütung oder Vorbeugung von Krankheiten, Leiden, krankhaften Beschwerden usw. eingesetzt werden bzw. die Funktion des Körpers beeinflussen. Nach dieser Definition wären bereits Wadenwickel, Hautcremes und Kondome Medikamente, und entsprechend umfangreich sind die Einschränkungen, Ausnahmen, Ergänzungen und Auslegungen. Sofern es sich um Substanzen handelt, die auf Patienten einen gesundheitsschädlichen Einfluß haben könnten, den sie selbst nicht abschätzen können, dienen derartige Gesetze der Gesundheit und sind gerechtfertigt. Das Problem jedoch ist, daß höher dosierte Mikro-Nährstoffe ebenfalls als Medikament angesehen werden und damit unter die Anforderungen für Arzneimittel fallen. Eine heikle Situation, denn Medikamente sollen Krankheiten heilen, Mikro-Nährstoffe sollen sie vor allem verhindern.

Es sind zwei Begriffe, die medizinische Laien in diesem Zusammenhang erfahrungsgemäß irritieren, weil sie üblicherweise als Qualitätsmerkmal verstanden und verwendet werden – es aber nicht sind. Gemeint sind die Schlagwörter „zugelassene Medikamente“ und „anerkannte Therapien“.

ZUGELASSENE MEDIKAMENTE

Damit die Entwicklungskosten für ein neues Medikament sich lohnen, kann der Hersteller sein Produkt patentrechtlich schützen lassen: Für einen befristeten Zeitraum kann er dadurch den Preis seines Präparats weitestgehend unabhängig von Konkurenten festlegen. Mit diesem Patentrecht ist gleichzeitig ein aufwendiges Zulassungsverfahren verknüpft. Im Prinzip muß der Nachweis erbracht werden, daß das Produkt gegen eine *klar definierte* Krankheit wirksam ist und die Nebenwirkungen den Menschen nicht allzusehr schädigen. Natürlich kann ein Hersteller nur neue, also künstlich hergestellte Substanzen bzw. deren Syntheseverfahren schützen lassen. Für natürlich vorkommende Stoffe wie z. B. Vitamine bzw. deren altbekannte Gewinnungsverfahren kann man kein Patent erwerben; hierfür nimmt kein Hersteller ein kostspieliges Zulassungsverfahren auf sich.

Der Begriff „zugelassenes Medikament" bezieht sich demnach nur auf seinen gewerberechtlichen Status – ein Qualitätsmerkmal ist es nicht. Die Folgen daraus sind teilweise recht eigenartig: Ascorbinsäure (Vitamin C) kann in beliebiger Menge frei verkauft werden, vorausgesetzt, das Mittel wird nur genutzt, um allgemeine Mangelzustände zu beheben (wobei eine Dosierung um die 75 mg pro Tag angenommen wird). Bietet ein Gewerbetreibender allerdings auch nur kleinste Mengen mit dem Hinweis auf z. B. Skorbut oder gar Krebsvorsorge an, dann fällt dies unter Vertrieb eines „nicht zugelassenen" Produkts und ist strafbar.

Diese Einschränkung gilt übrigens nicht für Ärzte. Diese haben eine gewisse Therapiefreiheit und können Medikamente auch dann verschreiben, wenn sie für die damit behandelte Krankheit nicht zugelassen sind.

ANERKANNTE THERAPIEN

Es hat zweifelsohne Sinn, daß Krankenkassen nur die Kosten für anerkannte Heilmethoden übernehmen. Der Patient soll vor sinnlosen Behandlungen geschützt werden. Gleichzeitig fehlt es aber an einer klaren Definition bzw. Abgrenzung zwischen „anerkannten" und „nicht anerkannten" Therapien. Vereinfacht ausgedrückt handelt es sich bei anerkannten Methoden um einen – meist national begrenzten – sehr allgemeinen und mit den Jahren gewachsenen Konsens aller Praktiker. Da dieser auch vom Weiterbildungswillen und fachlichen Interesse der Ärzte sowie von der Pharmalobby abhängig ist, können Jahrzehnte vergehen, bis eine effektive Therapie allgemein akzeptiert wird. Mit der tatsächlichen Wirksamkeit als solcher muß das nicht viel zu tun haben. Sogar die Notwendigkeit der Hygiene (Prof. Semmelweis) war zu ihrer Zeit umstritten und „nicht anerkannt" – heute ist das unvorstellbar.

MIKRO-NÄHRSTOFFE

Für den Konsumenten ist die Sachlage und deren Handhabung verwirrend. Niedrig dosierte Miro-Nährstoffe kann er in jedem Supermarkt erwerben. Höher dosierte und erst dadurch überhaupt sinnvolle Präparate dürfen noch nicht mal in der Apotheke frei verkauft werden. Gleichzeitig aber kann er die meisten Vitamine als Rohstoff kiloweise einkaufen. Denn nur als (kontrolliertes) Fertigprodukt unterliegt eine Substanz den Bestimmungen des AMG, als (unkontrollierter) Rohstoff ist sie frei verkäuflich. Der Vertrieb von Rohstoffen wird allerdings kaum überwacht, und die Qualitäten können sehr fragwürdig sein.

Solche begrifflichen Unklarheiten und gesetzlichen Hindernisse gehen mit wirtschaftlichen Verflechtungen und gesellschaftspolitischen Konflikten Hand in Hand. Denn neben spektakulären Erwartungen gibt es nüchterne Erwägungen. Alles deutet darauf hin, daß Schadstoffe und Nahrung in weit größerem Maße als je vermutet Dreh- und Angelpunkt der Gesundheit sind. Die verbreitete Annahme, daß ihr mit einer „ausgewogenen" Ernährung Genüge getan wäre, und die Festlegung angeblich tragbarer Schadstoffbelastungen erweisen sich zunehmend als gesundheitsschädliche, kapitale Irrtümer. Die Beweise, daß die Schulmedizin elementare Mechanismen schlichtweg übersehen hat und sich deswegen vielfach auf sehr teuren Irrwegen befindet, sind denn auch erdrückend.

EIN BLICK ÜBER DIE GRENZEN

Einige Nationen sind in ihrem Gesundheitsbewußtsein erheblich weiter fortgeschritten als Deutschland. Auffällig ist, daß es sich dabei oft um kleinere Länder wie Dänemark, Finnland, die Niederlande u. a. handelt, die allesamt über keine starke Pharmaindustrie(lobby) verfügen. Auch das Gesundheitswesen der ehemaligen DDR setzte – aus Kostengründen – weitaus mehr Akzente auf die Vorsorge. Messungen des oxidativen Stresses gehörten dort seit 15 Jahren zum Diagnosestandard.

Bereits 1989 empfahl die Stiftung Koningin Wilhelmina Fonds, in den Niederlanden bestimmte Mikro-Nährstoffe wie Selen, Beta-Karotin, Vitamin C und andere Antioxidantien der Nahrung beizufügen, um einen gewissen Grundschutz der Bevölkerung vor Krebs zu erreichen. Bemerkenswert ist, daß es sich bei dieser Stiftung eigentlich um eine recht konservative Organisation handelt. Man erwartet, daß es bis zur Realisierung dieser Empfehlungen 5-10 Jahre dauern kann.

In den USA entstanden vor diesem Hintergrund schon vor Jahren Organisationen und Firmen, die den Informationsbedarf über Nähr- bzw. Schadstoffe unabhängig von offiziellen Lesarten und politischen Interessen zu befriedigen versuchten, weil Nährstoffprodukte in hoher Dosierung und mit mannigfaltigen Inhaltsstoffen dort frei verkäuflich sind. Allerdings ist die Informationspolitik der US-Gesundheitsbehörde FDA (Food and Drug Administration) den Vitamin-Anhängern ein Dorn im Auge. Während die FDA diese Freizügigkeit einzuschränken versucht, klagen die verschiedenen Verbrauchervertretungen (Stiftungen, Vereine etc.) ihr Recht auf Gesundheit ein.

• Amerikanische Verbände werfen der US-Regierung eine restriktive Informationspolitik vor. Diese wäre in gewisser Weise sogar verständlich. Wenn nämlich die hohen Erwartungen nur zu einem Bruchteil erfüllt werden – die Krank-

heiten allgemein um „nur" 20% abnehmen, während die durchschnittliche Lebensdauer „nur" um einige Jahre ansteigt – wären die sozialen Konsequenzen immens. Einerseits bedeutet ein zu erwartender Umsatzrückgang in der Gesundheitsbranche Milliardenverluste. Andererseits bringt ein spürbares Ansteigen der Lebenserwartung Milliardenlöcher in der Rentenfinanzierung mit sich.
Die konsequente Reduzierung der Schadstoffemissionen ist ebenfalls ein milliardenschweres Unterfangen, dessen Früchte der Mensch nicht sofort ernten kann. Die politischen Programme der Parteien sind jedoch bestenfalls auf eine Legislaturperiode ausgelegt, längerfristige Vorhaben sind nach Ansicht der Parteien dem Wähler nicht schmackhaft zu machen. Dringend notwendige Investitionen in die Zukunft, verbunden mit einer Einschränkung des materiellen Wachstums, sind politisch nicht populär.

- Die US-Konsumentenorganisationen fordern das Recht auf körperliche Unversehrtheit ein. Wenn die handelsübliche Nahrung nicht mehr genug Nährstoffe aufweise, so ihre Argumentation, dann müsse dem Verbraucher das uneingeschränkte Recht zustehen, diese Defizite in Eigeninitiative zu beheben. Die Behinderung des Vermarktens hochdosierter Nährstoffe komme einem Entzug dieses Rechtes gleich. Wenn die US-Regierung einerseits eine mangelhafte Aufklärung betreibe und andererseits eine konsequente Nahrungsergänzung erschwere, so mache sie sich der fahrlässigen Tötung (durch Unterlassung) schuldig.
- Dagegen konzentrieren sich die Hauptargumente der verschiedenen US-Behörden auf den angeblich unsicheren Wissensstand in Sachen Nährstoffe. Der Tenor: Man wolle erst noch weitere Untersuchungen abwarten, wie es das Medikamentengesetz vorschreibe. Diese Haltung stößt vielerorts auf Unverständnis, weil a) so die Einstufung als Medikament vorweggenommen wird und b) die enorme Vielzahl an international anerkannten Studien mehr als genug Beweise erbracht haben.

Es sei dahingestellt, ob und inwiefern dieser Streit typisch amerikanisch ist. Deutlich wird dabei der Trend, von dem auch wir Deutschen früher oder später betroffen sein werden. Die in den USA stark organisierten Homosexuellenverbände z. B. erzwangen im Zusammenhang mit AIDS zumindest teilweise ein grundsätzliches Umdenken.

Ähnlich wie die Nährstoffbefürworter gründeten auch die AIDS-Vereinigungen sogenannte Buyer Clubs, organisierte Einkaufsgemeinschaften, die die Gesetze umgingen. Ärzte, Wissenschaftler und selbsternannte Experten mixten teilweise abenteuerliche Insider-Rezepturen und importierten illegale Substanzen aus Nachbarländern wie Mexiko – frei nach dem Motto, daß man nichts zu verlieren habe. Anfangs schlug die Gesundheitsbehörde mit Beschlagnahmen und Hausdurchsuchungen zurück. Aber der Leidensdruck der Betroffenen war zu groß, als daß diese Reaktion sie hätte beeindrucken können. Sie gingen jetzt erst recht auf die Barrikaden und verlangten sofortige Gesetzesänderungen. Unter anderem forderten sie das Recht, sich selbst als Versuchspersonen für neue Medikamente zur Verfügung stellen zu dürfen. Schließlich organisierte man eine landesweite Telefon-Aktion und blockierte einen Tag lang alle Leitungen der Gesundheitsbehörde: Jetzt erfolgten Änderungen im Gesetz. Ermutigt vom Erfolg der Homosexuellenverbände, erwägen auch die Krebs- und Nährstofforganisationen ähnliche Aktionen.

Wie immer man zu dieser Entwicklung stehen mag, es zeigt sich, daß man in anderen Ländern auf diesem Gebiet wesentlich weiter ist als in Deutschland. Während die umliegenden europäischen Nationen – mit ähnlicher Gesetzgebung wie in Deutschland – bei Import und Vertrieb hochdosierter Nahrungsergänzungen zunehmend beide Augen zudrücken, beschlagnahmen deutsche Zöllner pflichtbewußt jeden verdächtigen Vitamin-Import aus den USA, und die Gesundheitsämter zitieren jeden Händler vor Gericht, der hochdosierte Nährstoffe anbietet. Solange sich Verbraucher nicht wehren, wird sich daran nichts ändern.

DAS GESUNDHEITSWESEN ALS KRANKMACHER

Genaugenommen ist das sogenannte Gesundheitswesen in Wirklichkeit ein Krankheitswesen. Nicht die Gesunderhaltung ist Ziel und Zweck, sondern die Beseitigung von Krankheiten. Die enormen Interessenverflechtungen im medizinisch-industriellen Bereich bringen darüber hinaus eine nicht zu unterschätzende ökonomische Komponente ins Spiel: Krankheit ist ein florierendes Geschäft. So zynisch es klingen mag, aber rein wirtschaftlich gesehen sind vor allem chronisch Kranke die besten Umsatzträger. Unser System honoriert die Gesunderhaltung in keiner Weise – verdient wird an den Krankheiten und dem gigantisch wachsenden technischen Aufwand zu ihrer Bekämpfung. Obwohl z. B. bereits Milliarden in das Problem Krebs gesteckt wurden, sind letztendlich nur sehr geringe Erfolge zu verzeichnen. Dennoch leben ganze Wirtschaftszweige hervorragend von den relativ sinnlosen Bemühungen, den Krebs zu besiegen. Bis heute liegt in der Früherkennung die einzig wirksame Chance. Jetzt könnte die Vorsorge hinzukommen.

Es würde die wirtschaflichen Fundamente des gesamten medizinisch-industriellen Bereichs erschüttern, wenn eine preiswerte Vorsorge mit Nährstoffen die Bilanzen ins Wanken brächte. Wenn nur ein Teil der Hoffnungen von Vitaminforschern in Erfüllung ginge, dann hätte dies weitreichende finanzielle Folgen. Man denke nur an die Konsequenzen, wenn z. B. Linus PAULING recht gehabt haben sollte, daß Krebs mit der Einnahme hoher Vitamin C - Dosen der Vergangenheit angehören könnte: ein Pfennigprodukt gegen sündhaft teure Chemotherapie und Röntgenkanonen.

Forschung, die Veröffentlichung ihrer Ergebnisse und vor allem die Information der Öffentlichkeit (Werbung) kosten Unsummen, die sich nur finanziell starke Konzerne oder Organisationen leisten können. In den meisten Ländern existiert keine nennenswerte unabhängige medizinische Forschung. In Deutschland investieren die Pharmafirmen etwa 4 Milliarden DM jährlich in die Entwicklung, und das ist in Anbetracht der Aufgaben nicht einmal viel. Für unabhängige Forschung hat die Bundesrepublik etwa 50 Millionen DM jährlich übrig: ein Tropfen auf einen heißen Stein. Es verfügen innerhalb des medizinisch-industriellen Bereichs demnach nur die Pharmaindustrien über die nötigen finanziellen Mittel. Und es liegt auf der Hand, daß bei diesen Firmen kommerzielle Erwägungen an erster Stelle stehen. Dagegen ist an Nährstoffen, also Vitaminen, Spurenelementen, Aminosäuren usw. nur wenig zu verdienen.

Unter diesen Umständen ist der Informationsfluß – und auch die Zielrichtung aller Forschungen – weitestgehend vorgegeben. Er verläuft von der Industrie über die Ärzte zum Kunden (Patienten). Im Interessensdreieck Pharmaindustrie-Ärzte-Kassen wird nicht nur untereinander abgerechnet, sondern auch allein darüber bestimmt, welche Informationen veröffentlicht werden. Unabhängige wissenschaftliche Quellen sind rar, und Geld für eine Informationsverbreitung fehlt dort sowieso.

Auf den Punkt gebracht, kann es nicht das wirtschaftliche Interesse des medizinisch-industriellen Komplexes sein, daß der Mensch eines Tages nicht mehr krank wird. Man würde sich seiner eigenen Existenzgrundlage berauben. Dies ist auch eine der Erklärungen dafür, weshalb für die Erforschung von Gesundheit bzw. gesunderhaltenden Maßnahmen und Substanzen so wenig Geld erübrigt wird. Die derzeit geführten Auseinandersetzungen der einzelnen medizinischen Disziplinen untereinander und zwischen den Interessengruppen sind denn auch von emotionalen, politischen und wirtschaftlichen Motiven durchwoben. Philanthrophen und Idealisten werden zu Außenseitern.

Um dem Informationsdefizit abzuhelfen, trafen sich am 15. Juni 1992 in Saas Fee/Schweiz internationale Experten der Radikalen- und Antioxidantienforschung. Sie verabschiedeten eine Erklärung, die inzwischen von über 200 Kapazitäten unterschrieben wurde. Darin wird betont, daß die natürlichen Antioxidantien die Chance für eine stabilere

Gesundheit des Menschen bieten. Voraussetzung ist die optimale Versorgung mit diesen Mikro-Nährstoffen. Das aber kann nur realisiert werden, wenn ein entsprechendes Wissen in allen Köpfen Fuß faßt und Verhaltensänderungen bewirkt. Dr. med. Kuklinski unterschrieb als einer der ersten diese Erklärung, und dieses Buch soll als ein Beitrag zu der nötigen allgemeinen Informationsverbreitung verstanden werden.

DEKLARATION VON SAAS-FEE

Über die Bedeutung von Nutritiven Antioxidantien in der Präventivmedizin

1

Intensive weltweite Forschungsarbeiten der letzten 15 Jahre zum Thema „Freie Radikale" erlauben jetzt im Jahre 1992 die Feststellung, daß antioxidativen Mikronährstoffen in der Prävention einer Reihe von Krankheiten erhebliche Bedeutung zukommen dürfte. Unter diesen Krankheiten sind so schwere Leiden wie Herz-Kreislaufkrankheiten, cerebrovaskuläre Störungen, verschiedene Formen der Krebskrankheit sowie andere, in höherem Alter gehäuft auftretende Erkrankungen.

2

Es besteht heute generelle Übereinstimmung über die Notwendigkeit weiterer Forschungsarbeiten, sowohl auf der Ebene der Grundlagenforschung und großangelegter epidemiologischer Studien, als auch in der klinischen Medizin, so daß noch umfassendere Information verfügbar wird.

3

Wesentliches Ziel dieser Bemühungen ist die Prävention von Krankheiten. Dieses Ziel ist durch die Anwendung von Antioxidantien erreichbar, die in der Natur vorkommen und physiologische Bedeutung haben. Leitlinie des präventivmedizinischen Vorgehens sollte es sein, eine optimale Versorgung mit diesen antioxidativen Mikronährstoffen sicherzustellen.

4

Luftschadstoffe wie Smog, Ozon, Stäube etc. sowie Sonnenlicht und andere Strahlungsquellen sind als Umweltnoxen hinreichend bekannt. Eine optimale Versorgung mit nutritiven Antioxidantien leistet einen wichtigen Beitrag zum vorbeugenden Schutz vor ihren Schadwirkungen.

5

Der präventive Nutzen einer Einnahme antioxidativer Mikronährstoffe soll im öffentlichen Bewußtsein stärker verankert werden. Für die Anwendungssicherheit antioxidativer Mikronährstoffe, wie Vitamin E, Vitamin C, Carotinoide, alpha-Liponsäure und anderen liegen unumstößliche Erkenntnisse vor, auch bei sehr hoch dosierter Zufuhr.

6

Es besteht nunmehr tiefgreifende Übereinstimmung, daß Regierungsstellen, Angehörige der Gesundheitsberufe und die Medien bei der Verbreitung von Präventionskonzepten in der breiten Öffentlichkeit aktiv mitwirken sollten, speziell vor dem Hintergrund des hohen gesundheitlichen Nutzens und der dramatischen Kostenexplosion im Gesundheitswesen.

Saas-Fee (Schweiz) am 15. Juni 1992
unterzeichnet von

Prof. Dr. Igor Afanas'ev, Moscow
Prof. Dr. Julie E. Buring, Harvard
Prof. Dr. Dr. Anthony T. Diplock, London
Prof. Dr. Dr. Charles H. Hennekens, Harvard
PD Dr. Bodo Kuklinski, Rostock
Dr. Matilde Maiorino, Padova
Prof. Dr. Lester Packer, Berkeley
Prof. Dr. Mulchand S. Patel, Cleveland
Prof. Dr. Dr. Karlheinz Schmidt, Tübingen

XV
Hinweise zur Beschaffung

Die nach heutigem Kenntnisstand erwünschte, ja notwendige Versorgung mit Mikro-Nährstoffen und Antioxidantien ist über eine ausgewogene Ernährung kaum zu realisieren. Der Bedarf ist zu groß geworden. Eine konsequente Nahrungsergänzung stößt jedoch auf formal-juristische Hindernisse des Arzneimittelgesetzes. Herkömmliche, völlig unzureichende Dosierungen bekommt man in jedem Supermarkt. Neue und wirkungsvoll dosierte Präparate sind in Deutschland nicht frei verkäuflich – egal, was Ihnen manche Firmen glauben machen wollen.

Es ist sicherlich nicht zufriedenstellend, daß man heute zwar weiß, wie der Organismus vor frühzeitiger Alterung und mutagenen Prozessen geschützt werden könnte, die Umsetzung jedoch auf Hindernisse stößt.

Arzt

Der naheliegende Weg wäre der zum (Haus)Arzt, um sich ein Privatrezept geben zu lassen. Bedauerlicherweise wird man dort eher auf Unverständnis und kaum auf fundierte Kenntnisse stoßen. Das muß nichts mit den übrigen Qualitäten des Arztes zu tun haben. Das Thema Nährstoffe ist nun einmal in gewisser Weise revolutionär und braucht demzufolge seine Zeit, bis es Allgemeingut geworden ist. Darüber hinaus kann auch der fortschrittlichste Arzt nur sehr begrenzt behilflich sein, weil es in Deutschland keine Produkte gibt, die sowohl in der Vielfalt als auch in der Dosierung an

z. B. marktübliche amerikanische Nährstoffe heranreichen. Man landet zwangsläufig beim Do-it-yourself-Verfahren (siehe dort).

Während die allgemeine Vorsorge Privatsache ist, gehört der therapeutische Einsatz von Vitalstoffen in die Hand von kundigen Ärzten – und wird auch von den Krankenkassen übernommen. Bestimmte krankhafte Mangelzustände lassen sich nämlich nicht ohne weiteres beheben. Nur wenige deutsche Mediziner und Naturheilpraktiker setzen inzwischen Nährstoffe – vor allem in der Krebstherapie – in größerem Umfang therapeutisch ein.

Do-it-yourself

Von einer Beschaffung und Zusammenstellung der benötigten Nährstoffe im Do-it-yourself-Verfahren ist abzuraten. Rein theoretisch kann man zwar die meisten Rohstoffe unproblematisch und in jeder beliebigen Menge einkaufen, allerdings unterliegen bereits die Qualitäten sog. „reiner" Stoffe erheblichen Schwankungen. In Bioläden wird z. B. oftmals Vitamin E in seinem „natürlichen" Zustand, also auf Ölbasis angeboten – ohne Haltbarkeitsdatum und ungekühlt. In dieser Form neigt es sehr schnell zur Oxidation und kann nicht nur wertlos, sondern sogar gesundheitsschädlich sein. Nicht umsonst verwenden sorgfältige Vitaminhersteller das weniger oxidationsanfällige Acetat des Vitamin E und transportieren ihre Rohstoffe in aufwendigen vakuumversiegelten Behältern.

Darüber hinaus ist die Abstimmung der einzelnen Ingredienzen untereinander sogar für Fachleute ein äußerst komplexes Thema. Nährstoffe sind keine Solisten, sie bilden vielmehr gemeinsam ein Orchester und entfalten ihre volle Wirkung nur in sorgfältig abgestimmter Besetzung.

Network-Firmen

Network-Firmen schießen seit einiger Zeit wie Pilze aus dem Boden und versuchen mit mehr oder weniger dubiosen Verkaufsmethoden, den Vitaminmarkt zu erobern. Ihre Vermarktungsformen (Direktvertrieb, Multi-Level, Network) sind sicherlich nicht jedermanns Sache, und der „fähnchenschwenkende“ Enthusiasmus mancher Firmen ist eher verklärend als sachdienlich. Griffige Werbeslogans ersetzen die nüchterne Auseinandersetzung und teilweise geschieht dies – aus Marketinggründen – sogar absichtlich.

Die Produkte orientieren sich zwar an den US-Vorgaben (meistens stammen sie auch von US-Firmen), aber in Dosierung und Inhaltsstoffen müssen sie sich zwangsläufig nach deutschen Gesetzen richten. Die gewünschte Vielfalt erreicht man bestenfalls, indem man mehrere Produkte anbietet, die sich *einzeln* innerhalb des bei uns erlaubten Rahmens bewegen und *zusammen* halbwegs der Zielvorstellung entsprechen. Der Gesamtpreis ist dann allerdings recht happig und bewegt sich schnell um die 500,- DM und höher – pro Monat und Person. Zwar deckt man damit die Bandbreite einigermaßen ab, aber die Dosierung bleibt trotzdem zu gering, und eine ausgewogene Zusammensetzung ist nicht gewährleistet.

Entscheidend ist jedoch, daß diese Art von Vertriebssystemen mit Laienhändlern operiert, die wenig bis gar keine Kenntnis über Nährstoffe haben und munter die unsinnigen Werbeaussagen der Anbieter nachplappern. Allgemeiner Schwerpunkt dieser Firmen sind haltlose Diät-Versprechungen. So wird oft damit geworben, daß die Produkte zu einer mühelosen Gewichtsreduktion führen, aber worauf dieser wundersame Effekt beruhen soll, wird vorsichtshalber nicht erklärt. Den deutschen Behörden sind solche Firmen ein Dorn im Auge, weil ihr dubioser Vertriebsweg jedwede Produkt- und Aussagekontrolle erschwert bzw. unmöglich macht.

Plagiat-Produkte

Wo Nachfrage herrscht, entsteht ein Angebot – und sei es noch so halbseiden. In den USA kann man schon seit Jahren

„Nährstoffspezialitäten" mit so phantasievollen Namen wie FAST BLAST, POWER MAKER, RISE & SHINE kaufen. Sie wurden von den bekannten Vitaminforschern PEARSON und SHAW entwickelt.

Seit einiger Zeit kann man solche Produkte scheinbar auch bei uns erhalten; sie haben eine den amerikanischen Originalen identische Aufmachung, enthalten jedoch in Wahrheit nur einen Bruchteil der ursprünglichen Inhaltsstoffe. Während das US-Erzeugnis von POWER MAKER z. B. 6 g Arginin pro Portion enthält, weist das deutsche Plagiat keine nennenswerten Argininmengen auf: Es wurde für den hiesigen Markt bis zur Wirkungslosigkeit „entschärft".

Supermärkte

Ein immer beliebter werdender Einkaufsort für Nährstoffe sind die Supermärkte. Die Preise scheinen recht attraktiv, Zusammensetzung und Dosierung (gesetzlich) können dagegen nur unzufriedenstellend sein. Man tut gut daran, diesen billigen Produkten auch deshalb mit Skepsis zu begegnen, weil Vitamine/Spurenlemente nicht gleich Vitamine/Spurenelemente sind. Als Beispiel wurde bereits die mögliche Verunreinigung von Vitamin C erwähnt. Und daß das Personal der Supermärkte weder in der Lage ist, die Qualität der Angebote unter solchen Gesichtspunkten zu überprüfen, noch über fundierte Nährstoffkenntnisse verfügt, liegt auf der Hand.

Apotheke

Aus qualitativen Gründen wäre die Bedarfsdeckung aus Apotheken zu erwägen. Jedenfalls darf man hier pharmaziegerechte Reinheit erwarten. Zwangsläufig gelten aber auch hier die gleichen Vorbehalte hinsichtlich Vielfalt und Dosierung – man ist auf „Selbstgestricktes" nach dem Baukastenprinzip angewiesen. Hinsichtlich Aufwand und Kosten gilt die unter dem Stichwort „Do-it-yourself" erwähnte Problematik.

US-Produkte

In den USA gibt es zahlreiche Firmen, Körperschaften und sogar spezielle Zeitschriften, die sich intensiv mit Nährstoffen beschäftigen oder sie vertreiben. Einen privaten Import amerikanischer Produkte als Alternative anzubieten, erwies sich in der Praxis für den Laien als kaum realisierbar. Die notwendigen Einfuhrformalitäten sind allzu aufwendig, zumal sich wegen der damit verbundenen Retouren viel US-Firmen weigern, überhaupt noch nach Deutschland zu liefern.

Vereine

Es gibt in Deutschland etliche Körperschaften, die sich mit Ernährung und Nährstoffen beschäftigen. Ihre Adressen findet man im „Pressetaschenbuch Ernährung“ (siehe „Allgemeines“). Sie vertreten fast ausnahmslos die althergebrachten Dosierungen. Lediglich innerhalb bestimmter Selbsthilfegruppen von Krebskranken hat ein Umdenken begonnen.

Hi-Life e.V.

Dieser Verein dürfte derzeit die einzige Körperschaft in Deutschland sein, die sich intensiv mit hochdosierten Nährstoffen auseinandersetzt und konkrete Hilfestellung bei der Beschaffung leistet. Hi-Life widmet sich auch ausführlich bekannten und weniger bekannten gesundheitlichen Themen. Schwerpunkt sind hochdosierte Nährstoffe und deren Bezug über ausländische Anbieter. Der Verein informiert über neue wissenschaftliche Erkenntnisse, Rezepturen, Dosierungen, Qualitäten, Wirkungsweisen, Preise usw.

Interessenten erhalten einen Informationskatalog, der über die verschiedensten Gesundheits- und Nährstoffprodukte berichtet. In unregelmäßig erscheinenden Blättern, den „Up-Date“s, wird zu neueren Forschungsergebnissen und Trends u. a. in Sachen Nährstoffe Stellung genommen.

HI-LIFE e.V., Bad Homburg
Infoadresse: Hi-Life e.V.
Kuhstr. 45/47
47533 Kleve
Tel. 02821-13676,
Fax 02821-13802.

Allgemeines

Einrichtungen, die sich in Deutschland allgemein mit Ernährung befassen, finden sich im „Pressetaschenbuch Ernährung“, das für 39,80 DM beim Krollverlag, 82229 Seefeld erhältlich ist. Rund 1.000 Unternehmen der Ernährungsindustrie, Forschungsstellen, Lebensmitteluntersuchungsämter, Behörden und Organisationen sind hierin aufgelistet.

XVI Kosten-Nutzen-Vergleiche

Vor dem Entschluß, die tägliche Nahrungsaufnahme mit zusätzlichen Nährstoffen aufzuwerten, sollte eine nüchterne finanzielle Abwägung stehen. Die Ergänzung mit in Deutschland handelsüblichen Multivitamin-Präparaten gilt unter Fachleuten als wenig sinnvolle Investition in die Gesundheit. Dosierung und Vielfalt sind zu gering, um überhaupt einen Effekt erzielen zu können. Nur wirklich hochdosierte und sorgfältig abgestimmte Produkte sind ihr Geld wert.

Hierzu ist es angebracht, den Effekt für die Gesundheit im Sinn einer persönlichen Kosten-Nutzen-Rechnung abzugrenzen. Es sind heutzutage über hundert meist natürliche Substanzen bekannt, die der Gesundheit förderlich sind. In diesem Buch wurden lediglich die sehr wichtigen Antioxidantien behandelt. Finanziell gesehen ist der mögliche Einsatz nach oben offen. Man tut deswegen gut daran, abzuwägen, welche Summe das persönliches Budget für eine *dauerhafte* Supplementierung zuläßt. Ähnlich wie es nutzlos ist, Vitamin C nur einmal am Tag in hoher Dosierung zu konsumieren, ergibt es keinen Sinn, Nährstoffe unregelmäßig oder gar nur kurzfristig zu sich zu nehmen. Vitalstoffe sind das Motorenöl unserer Lebensmaschine – und bei einem Pkw käme man auch nicht auf den Gedanken, von hochwertigem Öl schnelle Effekte zu erwarten oder gar mal mit, mal ohne Schmierstoff zu fahren.

XVII
Nachweismethoden

Um den aktuellen Status der Nährstoffversorgung bzw. Schadstoffbelastung im Körper zu prüfen, gibt es mehrere Methoden. Weniger geeignet sind die in den ärztlichen Praxen gängigen Blut- oder Urinuntersuchungen. Sie zeigen – wenn überhaupt – allenfalls die Konzentrationen außerhalb der Körperzellen auf. Entscheidend ist jedoch die Konzentration innerhalb der Körperzellen.

Haar-Mineralanalyse

Um den Status innerhalb der Zellen untersuchen und bestimmen zu können, müßte man eigentlich Zellen aus den Organen entnehmen. Eine Alternative hierzu ist die Analyse der Kopfhaare. Sie bestehen aus abgestorbenen und quasi versiegelten Körperzellen, die in etwa den Versorgungsstand der lebenden Zellen widerspiegeln. Der Aufwand ist – auch für den Laien – gering. In der Regel werden etwa 2 g Nackenhaare abgeschnitten und an entsprechende Labors geschickt. Die ermittelten Werte sagen zwar etwas über den ungefähren Versorgungsstand mit Mineralien aus, geben jedoch keinerlei Hinweis auf den tatsächlichen oxidativen Streß. Die Analyse unterliegt etlichen Unwägbarkeiten, weil z. B. nicht geklärt ist, welchen Einfluß Blondierungsmittel, Dauerwelle u. a. auf ein eventuelles Auswaschen der Haarinhaltsstoffe haben.

Malondialdehyd-Nachweis

Um oxidativen Streß nachweisen zu können, bedarf es größeren Aufwands. Wissenschaftliche Laboratorien benutzen hierfür aufwendige Verfahren wie Elektronenpararesonanz, die für den Laien kaum praktische Bedeutung haben. Aussagefähiger sind Analysen der Reaktionsprodukte, die zwangsläufig bei Oxidationen entstehen und vom Körper über die Atemluft ausgeschieden werden bzw. im Blut nachweisbar sind. In der Atemluft kann man das Reaktionsprodukt Wasserstoffperoxid messen. Im Blut läßt sich der oxidative Streß anhand des Reaktionsprodukts Malondialdehyd analysieren. Man erhält hiermit eine Aussage über den tatsächlichen Umfang der Belastung; die Ursachen evtl. außergewöhnlicher Werte müssen jedoch noch hinterfragt werden.

Schadstoff-Nachweis

Unser Augenmerk gilt gewöhnlich der allgemeinen Schadstoffbelastung in der Umwelt. Übersehen wird jedoch, daß der Schadstoffanfall im Privatbereich in vielen Fällen erheblich höher ist und vor allem eine ständige Belastung darstellt. Die meiste Zeit verbringen wir in geschlossenen Räumen, und Vergiftungen aus der Wohnsituation kommen fast immer auf leisen Sohlen daher. Die Symptome sind diffus und reichen von Kopfschmerzen, Abgespanntheit, Müdigkeit und Schlafstörungen über Augen- und Hautreizungen bis hin zu Konzentrationsschwächen und Appetitlosigkeit. Ärzte sind mit dieser Problematik häufig überfordert und neigen zu Allerweltsdiagnosen wie „vegetative Dystonie", was alles oder nichts bedeuten kann. Erst wenn Allergien, Veränderungen im Blutbild, Herz-Kreislauf-Erkrankungen, Nervenleiden, allergischer Bronchialasthma u. a. auftreten, wird man hellhörig. Die Spätfolgen können Krebs und Pseudo-Krupp sein.

Auf praktisch alle Schadstoffe reagiert der Organismus mit oxidativem Streß. Es gilt daher, unnötige Schadstoffquellen zum minimieren und unvermeidbaren Belastungen mit einer ausreichenden Nährstoffzufuhr zu begegnen. Für Schadstoffmessungen in Innenräumen kann man sich in manchen Gegenden des TÜV bedienen. Solche Analysen sind recht aufwendig und mit entsprechenden Kosten verbunden. Erheblich preiswerter sind Analysen mittels spezieller Diffusionsröhrchen, die man auch selbst durchführen kann, oder Analysen des Hausstaubs. Sie vermitteln allerdings nur einen groben Überblick.

Firmen, die derartige Messungen vornehmen, sind in den einschlägigen Gesundheitsmagazinen zu finden. Der oben erwähnte Hi-Life e.V. bietet gleich mehrere Nachweisverfahren an, die man in der Regel selbst durchführen kann.

Elektrosmog

Überall, wo Stromleitungen liegen oder elektrische Geräte benutzt werden, entstehen elektrische bzw. magnetische Felder. Gesundheitliche Auswirkungen werden allerdings von vielen Schulmedizinern als Unsinn abgetan. Elektrische/magnetische Felder kann man mit speziellen Meßinstrumenten nachweisen. Vorsorgliche Abhilfe bieten sogenannte Netzfreischalter (NFA): Sie schalten die Elektroleitung automatisch stromlos, wenn kein Verbrauch stattfindet.

XVIII
Schlußbemerkung

An der Grenze zum 3. Jahrtausend ist die Wissenschaft durch einen Wandel ihres geistigen Spannungsfelds gekennzeichnet, der als „neues Denken“ bezeichnet wird. Neue Erkenntnisse in den Naturwissenschaften haben diesen komplizierten Prozeß eingeleitet. In der Medizin ist von einem Wandel jedoch wenig zu spüren.

Außer der Grundlagenforschung kann sich kaum eine wissenschaftliche Disziplin rühmen, nur dem Selbstzweck zu dienen, denn fast überall sind wirtschaftliche, teils politische Einflüsse spürbar. Dennoch ist in den meisten Fällen ausreichend Spielraum vorhanden, um „freie Forschung“ im eigentlichen Sinn des Wortes betreiben zu können. Ganz anders steht es um den gesundheitlichen Bereich. Er ist enormen finanziellen Interessen ausgesetzt und wird von Gesetzen, Vorschriften und Richtlinien strikt reglementiert. Hinzu kommen Standesdenken sowie eine organ- und symptomorientierte Ausbildung. Dynamische Betrachtungsweisen finden kaum Resonanz. Die Medizin von heute beschäftigt sich überwiegend mit den sichtbaren Ergebnissen einer Erkrankung, jedoch kaum mit den Ursachen. Honoriert wird nicht die Gesunderhaltung, sondern die „Reparatur“.

Die Ergebnisflut aus den medizinischen Universitäten und Hochschulen brachte kaum einen adäquaten Zugewinn an Erkenntnissen. Das Anhäufen von Detailwissen und die Konsequenzen daraus folgen vielmehr allzu eindimensionalen Prinzipien, wobei Widersprüchliches eingeebnet wird. So setzt man Cholesterin noch immer mit Herzinfarkt gleich, obwohl drei Viertel aller Herzinfarktpatienten keine erhöhten Cholesterinwerte haben. Meßlatten wurden und werden willkürlich festgelegt, z. B. bei dem Wert 200 mg/dl Cholesterin oder bei den DGE-Empfehlungen für unsere Nährstoffzufuhr. Trotz allem oder gerade deswegen steht die Medizin nach wie vor chronischen Erkrankungen, zunehmenden Allergien, dem chronischen Müdigkeitssyndrom, der Unfruchtbarkeit, dem Krebs u. v. a. m. hilflos gegenüber.

Erst auf der Molekül- und Atomebene verlieren alle Krankheiten ihr typisches Gesicht. Hier lassen sich Störungen auf das Ja-Nein-Prinzip reduzieren, und aus chronischen Störungen entwickelt sich die Vielfalt von Erkrankungen. Seit einem Jahrhundert ist bekannt, daß Oxidationen die Energie für das Leben liefern. Für die Energiespeicherung, also die Integritätssicherung, sind Reduktionen notwendig. Angewandt aber wird dieses Wissen kaum. Die Erkenntnisse über Freie Radikale offenbaren die engen Wechselwirkungen zwischen Mensch und Natur, sind das Bindeglied zwischen Biochemie und Physik und erweitern das Verständnis über Gesundheit und Krankheit. Freie Radikale stellen das frühestmögliche Ereignis aller Schädigungen bzw. Erkrankungen dar, reagieren auf Magnetfelder und beeinflussen sich in sehr fein aufeinander abgestimmten Wechselwirkungen. Hier öffnen sich die Grenzen eines unbekannten Gebiets und belegen, wie weit die Medizin vom Verständnis des Lebens entfernt ist. Nach wie vor werden eindimensionale Kausalketten auf das komplex vernetzte, deterministische System Mensch angewandt.

Erst jetzt beginnen Ärzte sich mit einem Gedankengut auseinanderzusetzen, mit dem Dr. G. OHLENSCHLÄGER sich schon vor langer Zeit beschäftigt hatte. Seine zahlreichen Veröffentlichungen wiesen schon längst auf die Bedeutung von Redoxprozessen für Alterungserscheinungen, die Arteriosklerose und andere Erkrankungen hin. Inzwischen ist die deutsche Medizin auf dem Gebiet der Antioxidantienforschung ins Hintertreffen geraten. Nicht zuletzt wegen der strikten Befolgung überholter Richtlinien könnten um Gesundheit besorgte Menschen in Deutschland, was Nahrungsergänzung betrifft, bald das Schlußlicht bilden, denn Skandinavien, Österreich, die USA, Rußland u. a. sind uns hier weit voraus. In den USA sind hochdosierte Antioxidantien und Mikronährstoffe in jedem Supermarkt erhältlich. Die deutsche Medizin konzentriert sich dagegen auch weiterhin auf die „Schlachtrösser" der Pharmakologie und Apparatemedizin. Der Kunde Patient quittiert dies mit wachsendem Mißtrauen.

Die Radikalforschung ist überdies auch ein Politikum, denn sie macht deutlich, wie fatal und teils unumkehrbar langfristige Umweltveränderungen sind. Sie demaskiert alle Bagatellisierer, indem sie die schleichend akkumulierten Schädigungen im Menschen eindeutig beweist. Wenn heute Gentechnologie, -diagnostik und -therapie als Stein der Weisen hingestellt werden, ist dies lediglich ein Zeugnis dafür, daß wir den Ereignissen nach wie vor hinterherlaufen, also reagieren statt zu agieren.

Die Schadstoffbilanzen in Umwelt und Nahrung haben einen Punkt erreicht, bei dem die geringste zusätzliche Belastung vielleicht nicht mehr verkraftet werden kann. Das Ökosystem Mensch ist am Ende seiner Pufferkapazitäten und droht zu kollabieren. Obwohl Mikro-Nährstoffe das derzeit einzig bekannte natürliche, preiswerte Mittel gegen Schadstoffe sind, werden sie dem Verbraucher nicht nur vorenthalten, sondern teilweise sogar ausgeredet. Gleichzeitig führt das materielle Wohlstandsdenken zu weiterhin steigenden Umweltbelastungen. Informationen über toxische Schädigungen sowohl im Menschen als auch in seinem Lebensraum werden ignoriert, verdrängt und bagatellisiert.

Daß der Mensch seine Nahrung mit Mikro-Nährstoffen ergänzen muß, war evolutionär sicherlich nicht vorgesehen, aber die derzeitige Schadstoffbelastung sicher ebensowenig.

XIX
Dosierungen/Rezepturen

Der Vergleich unterschiedlicher Dosierungsempfehlungen gibt eine Vorstellung von der Bandbreite an Möglichkeiten. Zugleich verdeutlicht er die Kluft zwischen den alten DGE-Empfehlungen und den auf neueren Erkenntnissen beruhenden Angaben.

Täglicher Vitaminbedarf laut DGE	
Vitamin A	1.000 µg
Vitamin D	5 µg
Vitamin E	12 mg
Vitamin K	1.500 µg
Vitamin B_1	1,4 mg
Vitamin B_2	1,5 mg
Niacin	18 mg
Vitamin B_6	1,8 mg
Folsäure	160 µg
Pantothensäure	8 mg
Biotin	130 µg
Vitamin B_{12}	5 µg
Vitamin C	75 mg

Dosierungsempfehlung von PEARSON/SHAW (in Klammern DGE-Dosierung)		
Vitamin C	3.000-10.000 mg	(75 mg)
Vitamin A	10.000-20.000 I.E	(1.000 I.E.)
Beta-Karotin	25-100 mg	
Vitamin E	500-2.000 I.E	(12 mg)
Vitamin B_1	250-500 mg	(1,4 mg)
Vitamin B_2	100-200 mg	(1,5 mg)
Niacin	3.000 mg	(18 mg)
Vitamin B_5	1.000-2.000 mg	
Vitamin B_6	250-500 mg	(1,8 mg)
Vitamin B_{12}	500 µg	(5 µg)
Selen	250 µg	(20-100 µg)
Zink	50 mg	(12-15 mg)
Arginin	3.000 mg	
Tryptophan	2.000 mg	
L-Dopa	250-500 mg	
Cholin	1.000-3.000 mg	
RNA	2.000 mg	
Rutin	500-2.000 mg	
Hesperidin	500-2.000 mg	
PABA	1.000-2.000 mg	
Cystein	1.000-2.000 mg	
Phospholipide	1.000-3.000 mg	

Die Wissenschafler weisen darauf hin, daß diese Dosierung nicht für Kinder gedacht ist. Wenn keine Angaben in Klammern gemacht wurden, dann existiert keine DGE-Empfehlung, oder die Substanz ist in Deutschland nicht zulässig.

EXPERIMENTELLE DOSIERUNG VON PEARSON/SHAW

Obgleich obige Dosierungen teilweise hundertfach und höher über den DGE-Empfehlungen liegen, ist die obere Grenze damit keineswegs erreicht. Nachstehende Aufstellung dokumentiert eine experimentelle Dosierung, die PEARSON/SHAW zu Versuchszwecken einnahmen, teils um die Unbenklichkeit zu demonstrieren, teils um eine Maximalwirkung zu testen.

Vitamin E	6.000 mg	(12 mg)
Vitamin C	20.000 mg	(75 mg)
Ascorbylpalmitat	3.000 mg	
Vitamin A	15.000-20.000 I.E.	(1.000 I.E.)
Beta-Karotin	100 mg	
Vitamin B_1	2.000 mg	(1,4 mg)
Vitamin B_2	200 mg	(1,5 mg)
Niacin	11.000 mg	(1,8 mg)
Vitamin B_5	3.000 mg	
Vitamin B_6	1.750 mg	(1,8 mg)
Vitamin B_{12}	500 µg	(5 µg)
PABA	2.000 mg	
Arginin	3.000 mg	
Cystein	2.000 mg	
Hesperidin	500 mg	
Rutin	500 mg	
Zink	60 mg	(15 mg)
Selen	1.000 µg	(20-100 µg)
Dilauril Thiodip.	200 mg	
Thiodiproprions.	200 mg	
u. v. a. m.		

EXPERIMENTELLE DOSIERUNG BEI KINDERN VON D. BENTON

In den Jahren 1986/87 wurde von Dr. David BENTON an englischen Schulkindern ein Doppelblindversuch mit Mikro-Nährstoffen gemacht. Der Versuch lief über acht Monate mit drei Gruppen (zwei Kontrollgruppen). Untersucht wurde u. a. die non-verbale Intelligenz, d. h. jene Intelligenz, die nicht durch Schulbildung oder ähnliches beeinflußt wird. Die Kinder erhielten eine Kombination, die nach deutschen Richtlinien rezeptpflichtig und in ihrer Vielfalt ohnehin unzulässig gewesen wäre.

Im Vergleich zu neueren Dosierungsempfehlungen oder handelsüblichen amerikanischen Produkten ist folgende Dosierung nicht als besonders hoch anzusehen. Damit wurde sicherlich auch dem geringeren Bedarf bei Kindern Rechnung getragen. Aus den Voruntersuchungen war hervorgegangen, daß die Kinder eine Nahrungszusammenstellung (Schulessen) zu sich nahmen, die als allgemein üblich galt. Berücksichtigt man ferner, daß der Zeitraum vergleichsweise gering war und die Organe bei Kindern als in sehr guter Verfassung gelten, dann wird verständlich, warum auch der Versuchsleiter von dem Ergebnis überrascht war: Der Intelligenzquotient der mit zusätzlichen Mikro-Nährstoffen versorgten Gruppe war binnen acht Monaten um 10 % gestiegen. Aus dem Ergebnis zog man die Schußfolgerung, daß die Kinder – entgegen allen Erwartungen – letztendlich mangelernährt gewesen waren. Die Vermutung, daß dies für die gesamte Bevölkerung gilt, scheint gerechtfertigt.

Flavonoide	50 mg
Biotin	100 µg
Cholin	70 mg
Folsäure	100 µg
Inositol (Phosphol.)	30 mg
Niacin	50 mg
Pantothensäure	50 mg
PABA	10 mg
Vitamin B_6	12 mg
Vitamin B_1	3,9 mg
Riboflavin	5 mg
Vitamin A	375 mg
Vitamin B_{12}	10 µg
Vitamin C	100 mg
Vitamin D	3 µg
Vitamin E	70 I.E.
Vitamin K	100 µg
Calciumgluconat	100 mg
Chrom	0,2 mg
Magnesium	7,6 mg
Mangan	1,5 mg
Molybdän	0,1 mg
Jod	50 µg
Eisen	1,3 mg
Zink	10 mg

INHALT EINES HANDELSÜBLICHEN US-PRODUKTS

Einen recht aktuellen Wissenstand (10/94) gibt nachstehende Inhaltsdeklaration aus einem in den USA erhältlichen Produkt wieder.

Die tägliche Dosis enthält:

Pflanzlicher Komplex	
Beta-Karotin	25.000 I.E
Xantophyll	17.500 I.E
Lycopen (Tomaten)	10.000 I.E
Brokkoli-Konzentrat	500 mg
Kohl-Konzentrat	500 mg
Vitamin A	5.000 I.E

Diese Kombination zielt auf Krebsverhütung. Die Karotinoide (Beta-Karotin, Xantophyll, Lycophen) sind potente Antioxidantien; ihre krebsverhindernde Wirkung wird auch vom Heidelberger Krebsforschungsinstitut bestätigt. Xantophyll und Lycophen gelten als noch wirkungsvoller als Beta-Karotin. Kohl und Brokkoli haben ebenfalls bekannte krebshemmende Eigenschaften. Die Wirkstoffe konnte man bisher nicht isolieren; deswegen Verabreichung als Konzentrat.

Vitamin-B-Komplex	
Vitamin B_1	250 mg
Vitamin B_2	50 mg
Niacin	850 mg
Vitamin B_5	750 mg
Vitamin B_6	200 mg
Vitamin B_{12}	100 µg
PABA	50 mg
Folsäure	800 µg
Biotin	200 µg

B-Vitamine gelten als „Nervennahrung". Sie bieten Schutz vor Umwelt- und Genußgiften und unterstützen andere Vitamine. Folsäure liegt hier in seiner sichersten und effektivsten Form (Triglutamat) vor. Vitamin B_{12} hat krebsverhütende Wirkung. Vitamin B_3 (Niacin) ist übrigens für den sog. „Flush" (Prickeln, Rötung, Wärmegefühl) verantwortlich.

Vitamin-C-Komplex	
Vitamin C, wasserlösl.	2.500 mg
Vitamin C, fettlösl.	500 mg
Acerola	300 mg

Mindestens genauso wichtig wie die pharmazeutische Reinheit ist der Anteil von fettlöslichem Vitamin C (Ascorbylpalmitat), im vorliegenden Fall ergänzt mit einer natürlichen Vitamin-C-Variante, der Acerola.

Tokopherol-Komplex (Vitamin E)	
D-L-Alpha-Tokopheryl-Acetat	300 I.E
D-Alpha-Tokopheryl-Succinat	300 I.E

Vitamin E ist ein hochwirksames Antioxidans und verbessert die Sauerstoffversorgung, oxidiert jedoch leicht von selbst – vor allem in Öl. Von angeblich „biologischem" (ölhaltigem) Vitamin E kann daher nur abgeraten werden, wenn es überlagert ist oder die schützenden Lagerbedingungen nicht eingehalten werden. Bei erhöhtem Vitamin E-Bedarf ist dessen Einnahme in Kapselform vorzuziehen. Sie ist sicherer als die Bedarfsdeckung durch Vitamin E-reiche Pflanzenöle. Hier liegt die sichere Acetatform vor, ergänzt mit Succinat.

Mineral-Komplex	
Magnesium-Chlorid	800 mg
Magnesium-Aspartat	100 mg
Magnesium-Succinat	100 mg
Kalium-Aspartat	50 mg
Kalium-Chlorid	49 mg
Calcium-Zitrat	500 mg
Calcium-Stearat	250 mg
Vitamin D_3	200 I.E
Selen Sodium	50 µg
Selen Nutr. 21	50 µg

Die Phalanx für das Herz. Magnesium gilt schon lange als eines der wichtigsten Elemente im Herz-Kreislauf-Geschehen. Es verbessert die Sauerstoffversorgung und reguliert den Blutdruck. Selen gilt als sehr potenter Krebsverhüter und Schwermetallfänger, ist jedoch in der Nahrung allmählich kaum noch vorhanden.

Aminosäuren	
L-Taurin	500 mg
N-Acetyl-Cystein	200 mg
L-Glutathion	15 mg

Allesamt hervorragende Antioxidantien. Acetyl-Cystein wird therapeutisch als Schleimlöser bei Husten verwendet und hat sehr gute antioxidative Wirkung auf der Lungenoberfläche (Raucher!).

Cholinerger Komplex	
Cholin Bitartrat	500 mg
Phosphatidyl-Cholin	150 mg
Inositol	250 mg

Hirnnahrung. Cholin ist Bestandteil des Hirnbotenstoffs Acetylcholin und steigert die Leistungsfähigkeit des Gehirns. Cholin und Insotol sind zudem Bestandteile der Phospholipide. Phosphatidyl-Cholin (Lezithin) ist ein Phospholipid.

Flavonoid-Komplex	
Luteolin	50 mg
Robinetin	100 mg
Myricetin	100 mg
Hesperidin	250 mg

Die bekannte Wirkung von Ginseng wird auf seinen hohen Anteil an Flavonoiden zurückgeführt. Sie verhindern mutagene Prozesse in den Zellen und unterstützen die Blutgefäße. Flavonoide steigern die Wirksamkeit anderer Vitamine um das 30- bis 50fache.

Zusätzliche Nährstoffe	
Dilaurylthiodipropionat	25 mg
Thiodipropionsäure	25 mg
Bromelain	15 mg

Hierbei handelt es sich um wichtige Komponenten zur Schutz der Erbmasse (DNA) in den Zellen.

Zusätzliche Mineralien	
OptiZinc	20 mg
Zink	15 mg
Chromat	50 µg
Chrom	50 µg
Molybdän	125 µg
Mangan	5 mg
Jod	10 mcg

Die zusätzlichen Mineralien haben einerseits synergetische Wirkungen, z. B. braucht Vitamin C Zink, andererseits runden sie die komplette Versorgung ab, wie z. B. Jod, das allgemein als Mangelelement gilt.

Erklärung der Fachausdrücke

(* = siehe unter)

A

Acetaldehyd:
*Aldehyde.

Adenosintriphosphat (ATP):
Lieferant und Speicher der Zellenergie, wird für energiebedürftige Prozesse in der Zelle verbraucht und in den *Mitochondrien wieder aufgebaut.

Adrenalin:
als *Neurotransmitter fungierendes, gefäßverengend wirkendes Hormon, das die Pulsfrequenz und den Blutdruck ansteigen läßt.

Aflatoxine:
durch spezifische Pilzgattungen (Schimmelbefall auf Nüssen, Getreiden usw.) gebildete Giftstoffe (Mykotoxine), wirken häufig krebserzeugend (karzinogen).

Aldehyde:
chemische Verbindungen, die durch *Oxidation von Alkoholen entstehen. Sie sind reaktionsfreudig und führen zu Quervernetzungen (*Crosslinking) zwischen Eiweißen, Fetten und Kohlenhydraten. Wichtige Vertreter sind das krebserregende Formaldehyd, das beim Abbau des Äthanols (Trinkalkohol) entstehende Acetaldehyd und Malondialdehyd (MDA), das bei einer durch *Freie Radikale verursachten Oxidation mehrfach ungesättigter Fettsäuren entsteht. Hohe MDA-Werte im Blut signalisieren Radikalbelastungen sowie Zell- und Gewebszerstörungen.

aliphatische Verbindungen:
chemische Verbindungen, die sich von Kohlenwasserstoffen mit kettenförmigem Gerüst ableiten.

Alpha-Liponsäure:
ein stark reduzierend wirkendes *Coenzym, wichtig bei der Bekämpfung *Freier Radikale.

Alpha-Tokopherol:
bekannteste und wirksamste Form des Vitamin E.

Alzheimer-Krankheit:
eine fortschreitende, mit zunehmendem Alter gehäuft auftretende Hirnerkrankung, die mit Bewegungs- und Gedächtnisstörungen einhergeht.

Amine:
*Derivate des Ammoniaks, die zum Teil im Verdacht stehen, Krebs auszulösen.

Aminosäuren:
Aminosäuren sind die einfachsten Bausteine der Proteine (Eiweiße). Neben den Aminosäuren, die der menschliche Körper synthetisieren kann, gibt es die essentiellen Aminosäuren, die mit der Nahrung aufgenommen werden müssen.

Anabolika:
Hormone, die Wachstumsprozesse beschleunigen.

anaerob:
ohne Sauerstoff auskommend.

Angina pectoris:
Engegefühl in der Brust (Brustenge), meistens als Folge von Verengung und Verkalkung der Herzkranzgefäße, Herzrhythmusstörungen oder durch Reizung der das Herz versorgenden Nerven.

antikanzerogen:
gegen *kanzerogene Faktoren wirksam.

Antikörper:
Schutzstoffe des Körpers, deren Bildung durch Antigene (z. B. fremde Eiweißstoffe von Krankheitserregern oder Giftstoffe) angeregt wird. Antikörper lagern sich an Antigene an, um diese unschädlich oder für Freßzellen (*Makrophagen) kenntlich zu machen.

Antioxidantien (Einz.: Antioxidans; Adj.: antioxidativ):
Substanzen, die eine *Oxidation verhindern und so die Bestandteile der Zellen vor *Freien Radikalen schützen.

antioxidativ:
*Antioxidantien.

Arachidonsäure:
*Fettsäuren.

aromatische Verbindungen:
ringförmige chemische Verbindungen, die sich vom *Benzol ableiten und häufig krebserzeugende Wirkung haben. Zu den aromatischen Verbindungen zählen Xylol, ein in Farben, Lacken und Klebstoffen verwendetes Lösungsmittel, und das im Straßenteer und Tabakrauch enthaltene, sehr gefährliche Benzpyren.

Arterien:
pulsierende, vom Herzen wegführende Blutgefäße.

Arteriosklerose (Arterienverkalkung):
Verengung der *Arterien durch Einwachsen von glatten Muskelzellen, Bindegewebszellen und durch Ablagerung von oxidiertem *Cholesterin. Folge: Der Blutfluß wird behindert, das Risiko eines Herzinfarkts oder Schlaganfalls nimmt zu.

Ascorbinsäure:
wissenschaftliche Bezeichnung für Vitamin C.

ATP:
Abk. für *Adenosintriphosphat.

Atrophie:
Rückbildung von Geweben oder Organen.

Autoimmunerkrankungen:
Krankheiten, bei denen gehäuft *Antikörper auftreten, die sich gegen eigene, gesunde Organ- und Zellbestandteile richten, welche vom Immunsystem als „fremd" eingestuft werden.

B

Benzol:
ringförmiger Kohlenwasserstoff (C_6H_6) mit stark krebserzeugender Wirkung (Leukämie), Grundbaustein der *aromatischen Verbindungen.

Benzpyren:
*aromatische Verbindungen.

Beta-Karotin:
auch Provitamin A genannt, Vorstufe des fettlöslichen Vitamin A.

Biokatalysatoren:
Sammelbegriff für Enzyme, Hormone und Vitamine.

Bronchospasmus:
Krampf der Brochialmuskeln, z. B. bei Asthma.

C

Candidamykosen:
durch eine spezifische Pilzgattung (Candida) verursachte Infektionen, vor allem der Haut und Schleimhäute.

Carbolineum:
als Holzschutzmittel verwendetes, wasserunlösliches Gemisch aus Steinkohlenteerprodukten.

Cardiolipin:
phosphathaltige Fettsubstanz (*Phospholipid), Bestandteil der *Membranen von Zellen und *Zellorganellen.

Carnitin:
*L-Carnitin.

cerebrovaskulär:
Die Hirngefäße betreffend.

Chloroform:
ein *halogenierter Kohlenwasserstoff, früher als Narkosemittel verwendet.

Cholesterin:
fettähnlicher Stoff, wichtiger Bestandteil der Zellmembranen, Grundbaustein vieler Hormone und der Gallensäuren und als *Antioxidans wirksam. Cholesterin ist im LDL- und im HDL-Cholesterin enthalten (LDL = low density lipoproteins = Lipoproteine mit niedriger Dichte; HDL = high density lipoproteins = Lipoproteine mit hoher Dichte). HDL-Cholesterin transportiert LDL-Cholestrin aus den Gefäßwänden ab. LDL-Cholesterin kann sich, wenn es oxidiert wird, in den Gefäßwänden ablagern (Arteriosklerose-Risiko). In den LDL-Partikeln schützen u. a. Vitamin E, Coenzym Q10 und Beta-Karotin das Cholesterin vor Oxidation.

Cobalamin:
wissenschaftliche Bezeichnung für Vitamin B_{12}.

Coenzyme:
vitaminähnliche Stoffe, die durch ihre bloße Anwesenheit eine biochemische Reaktion in Gang setzen, beschleunigen und in eine bestimmte Richtung lenken. Im Gegensatz zu *Enzymen werden Coenzyme jedoch verbraucht und müssen daher ständig erneuert werden.

Coenzym A (CoA):
*Coenzym mit Schlüsselstellung in den Stoffwechselprozessen, CoA ist die biologisch aktive Form des Vitamins Pantothensäure.

Coenzym Q10:
Dieses *Coenzym, kurz Q10 genannt, wird auch als Ubichinon bezeichnet, weil es überall im Körper vorkommt.

Crosslinking:
Querverbindungen zwischen Molekülen, die zu komplexen Vernetzungen führen und betroffene Substanzen in ihrer Funktion beeinträchtigen können.

Cyanide:
Salze der Blausäure.

D

DDT:
Abk. für Dichlor-diphenyl-trichloräthan, ein Insektizid, dessen Anwendung in Deutschland verboten ist.

Demenz:
Rückschritt zu einem früheren Niveau der intellektuellen Entwicklung infolge einer Hirnschädigung.

Derivat:
Ein Derivat ist ein Abkömmling einer chemischen Grundsubstanz.

Dioxine:
hochgiftige, mehrfach chlorierte Substanzen (darunter der bisher giftigste von der Chemie synthetisierte Stoff TCCD, das Seveso-Gift). Dioxine sind Nebenprodukte bei der Herstellung chlorierter Verbindungen (z. B. Herbizide) und entstehen auch bei der Verbrennung chlorhaltiger Stoffe.

diradikal:
Ein Atom, z. B. ein einzelnes Sauerstoffatom, oder ein Molekül wirkt diradikal, also zweifach als *Freies Radikal, wenn es zwei ungepaarte Elektronen besitzt.

Diuretika:
harntreibende Arzneimittel.

DNA:
Abk. für Desoxiribonukleinsäuren (engl. *desoxyribonucleid acids*), die Trägermoleküle der Erbsubstanz.

Dysplasie:
bösartige Zellveränderungen, die in schweren Fällen zu Krebserkrankungen führen können.

Dystonie:
allgemeiner Begriff für einen fehlerhaften Spannungszustand von Muskeln. Unter vegetativer Dystonie versteht man Krankheitsbilder mit unterschiedlichen Symptomen (Kopf-, Magen- Rückenschmerz, Schwindel, Müdigkeit, Herzrasen usw.) ohne feststellbare organische Ursache.

E

Edelgaskonfiguration:
besonders stabile Struktur in chemischen Verbindungen, bei der (wie in Edelgasatomen) keine ungepaarten Elektronen auftreten.

Eikosapentaensäure:
*Fettsäuren.

Elektrolyte:
chemische Verbindungen, die in wäßriger Lösung in Ionen aufgespalten werden.

Elektronenpararesonanz (EPR) oder Elektronenspinresonanz (ESR):
Mit Hilfe der Elektronenpara- oder -spinresonanz, eines bestimmten Verhaltens der Elektronen auf unterschiedlichen Energieniveaus in Atomen, Molekülen oder Radikalen kann die Feinstruktur dieser Substanzen bestimmt und z. B. die Existenz von *Freien Radikalen nachgewiesen werden (ESR-Spektroskopie).

Emphysem:
Luft- oder Gasansammlung in Geweben und Organen.

Endoplasmatisches Retikulum:
System aus Röhren und Bläschen im Innern der Zelle, an das z. T. *Ribosomen gebunden sind und das damit der Ort der Eiweißsynthese ist.

Enzyme:
Biokatalysatoren; Eiweißkörper, die durch ihre Anwesenheit biochemische Reaktionen auslösen, beschleunigen und in eine bestimmte Richtung lenken. Enzyme werden bei ihrer Tätigkeit nicht verbraucht.

epidemiologisch:
die Epidemiologie betreffend, die Lehre von der Verteilung der Krankheiten und ihren bestimmenden Faktoren und Folgen in der Bevölkerung.

EPR:
Abk. für *Elektronenpararesonanz.

Erythrozyten:
die sog. roten Blutkörperchen, enthalten den Blutfarbstoff Hämoglobin.

ESR:
Abk. für Elektronenspinresonanz, *Elektronenpararesonanz.

F

Fettsäuren:
Grundbausteine der Fette. Man unterscheidet gesättigte von ungesättigten Fettsäuren, bei denen eine oder mehrere Doppelbindungen innerhalb der Kohlenstoffkette der Fettsäure vorkommen (einfach bzw. mehrfach ungesättigte Fettsäuren). Essentielle Fettsäuren sind mehrfach ungesättigte Fettsäuren, die vom Körper selbst nicht synthetisiert werden können. Beispiele: Butter-, Palmitin- und Stearinsäure sind gesättigte Fettsäuren; die Ölsäure ist einfach ungesättigt; die Linol-, Linolen-, Arachidon- und Eikosapentaensäure sind essentielle, mehrfach ungesättigte Fettsäuren.

Fibrin:
Eiweißstoff, der bei der Blutgerinnung auftritt.

fibrös:
aus Bindegewebe bestehend.

Flush:
Erröten der Haut, begleitet von Hitzegefühl, Hautkribbeln.

Formaldehyd:
*Aldehyde

Freie Radikale:
Atome, Moleküle oder Molekülbruchstücke, die ein freies, ungepaartes Elektron besitzen und deshalb besonders reaktionsfähig sind. Sie wirken stark reduzierend und heißen deshalb auch Oxidantien. Ihrer schädigenden Wirkung auf Stoffwechselvorgänge wirken *Antioxidantien entgegen.

Freßzellen:
*Makrophagen

Furan:
farblose, chloroformartig riechende Flüssigkeit; ringförmige chemische Verbindung mit ähnlichen physikalischen Eigenschaften wie *Benzol.

G

Glukose:
Traubenzucker, ein in der Natur sehr weit verbreitetes, einfaches Kohlenhydrat, das im Körper direkt verwertet werden kann.

Glutathionperoxidase:
ist ein *Enzym, das sich in den roten Blutkörperchen befindet und das *Wasserstoffsuperoxid und *Freie Radikale abbaut.

Glykolipide:
Fettstoffe (*Lipide) mit einem Kohlenhydratanteil, wichtige Bestandteile von *Membranen.

H

halogenierte Kohlenwasserstoffe:
Kohlenwasserstoffe, die Fluor-, Chlor- oder Bromatome enthalten. Solche Verbindungen finden breite Anwendung in der Chemieindustrie, als Lösungs-, Reinigungs-, Feuerlöschmittel; darunter sind äußerst giftige Stoffe, die das Nerven- und Immunsystem sowie Organe schädigen. Zu den Halogenkohlenwasserstoffen gehören u. a. Chloroform, Tetrachlorkohlenstoff, Trichloräthylen und Perchloräthylen (Per, Tetrachloräthylen).

Halothan:
als Narkosemittel genutzter *halogenierter Kohlenwasserstoff.

Hämoglobin:
in den roten Blutkörperchen enthaltener roter Blutfarbstoff, u. a. für Transport und Bindung des Sauerstoffs im Organismus zuständig.

HDL-Cholesterin:
*Cholesterin.

Herzinsuffizienz:
Minderleistung des Herzens durch Nachlassen seiner Pumpkraft, führt zu Blutstauungen, Atemnot und Auftreten von Schwellungen in

den Beinen. Verursacht wird sie durch Herzklappenfehler, Herzmuskelschädigungen, Durchblutungsstörungen und Bluthochdruck.

Hexachlorophen:
als Desinfektionsmittel, aber auch in Seifen und Kosmetika verwendetes *Derivat des *Phenols mit Bakterien abtötender Wirkung.

Histamin:
ein Gewebshormon, das bei Überempfindlichkeitsreaktionen (Allergien) verstärkt auftritt und Schmerzen und Juckreiz auslöst.

Hormone:
Wirkstoffe, die schon in sehr kleinen Konzentrationen Stoffwechselvorgänge im Organismus steuern. Hormone werden entweder in Drüsen gebildet und erreichen über die Blutbahn ihren Einsatzort, oder sie entstehen in bestimmten Geweben (Gewebshormone).

Huminsäuren:
im Humus enthaltene, stickstoffreiche Säuren; Huminsäuregehalte im Trinkwasser können Vitamine in Lebensmitteln zerstören.

Hyalin:
Eiweißstoff, der bei alters- oder krankheitsbedingten Zelldegenerationen entsteht.

Hydroxylradikal:
sehr aggressives *Freies Radikal, das aus einem Wasserstoff- und einem Sauerstoffatom besteht ($OH^{\bullet}$-Gruppe).

Hypertonie:
Bluthochdruck.

Hypochlor-Radikale:
aus einem Chlor- und einem Sauerstoffatom bestehende *Freie Radikale ($ClO^{\bullet}$-Gruppe).

I

Inositol:
Substanz mit der gleichen chemischen Zusammensetzung wie *Glukose, am Fettstoffwechsel beteiligt, u. a. in Fleisch und verschiedenen Obst- und Gemüsesorten enthalten.

Insuffizienz:
ungenügende, schwache Leistung eines Organs.

Insulin:
Hormon mit blutzuckersenkender Wirkung, wird in der Bauchspeicheldrüse (Langerhans-Inseln) gebildet.

Interferone:
Gruppe von Eiweißstoffen im Immunsystem, sind gegen Viren und Bakterien wirksam und an der Steuerung der *Lymphozyten und *Makrophagen beteiligt.

Internationale Einheit (I.E.):
Vergleichsgröße (Äquivalent) für die Wirkung verwandter Substanzen. Beispiel: 1 I.E. Vitamin E entspricht 1 mg dl-α-Tocopherol-Acetat oder 7 mg d-τ-Tocopherol. Ähnliches gilt für andere Vitamine wie z.B. Vitamin C. 1 I.E. Vitamin C entspricht 50 µg reiner kristalliner L-Ascorbinsäure. Allerdings ist die Verwendung von Internationalen Einheiten bei Vitamin C nicht gebräuchlich; man gibt vielmehr die Gewichtseinheiten von reiner kristalliner L-Ascorbinsäure an.

Verschiedene Maßeinheiten werden zudem noch nebeneinander verwendet. So wird bei Beta-Karotin oft noch die Internationale Einheit benutzt (USA). Dabei bezieht man sich auf die generelle Umwandlung(smöglichkeit) von Beta-Karotin zu Vitamin A. Da dieser Faktor jedoch vom Organismus selbst bestimmt wird, entspricht die Angabe in I.E. für Beta-Karotin (bezogen auf Vitamin A) nicht den tatsächlichen Gegebenheiten. In Deutschland hat sich bei Beta-Karotin die Verwendung von mg weitestgehend durchgesetzt.

Ischämie:
Blutleere in Organteilen oder Organen bei zeitweiliger oder andauernder Unterbrechung der Blutzufuhr durch die *Arterien.

Isothiocyanate:
Salze der Thiocyansäure, enthalten eine Schwefel-Kohlenstoff-Stickstoff-Gruppe (SCN^--Gruppe), kommen als Pflanzeninhaltsstoffe vor.

K

Kanzerogene (Adj.: kanzerogen):
krebsverursachende Substanzen oder Faktoren.

Kapillaren:
die auch als Haargefäße (lat. capillus = Haar) bezeichneten kleinsten Blutgefäße, in denen der Stoffaustausch zwischen dem Blut und den Geweben stattfindet.

Karzinogene (Adj.: karzinogen):
*Kanzerogene

Katalasen:
sind *Enzyme, die die Spaltung von *Wasserstoffperoxid in Wasser und Sauerstoff in Gang setzen (katalysieren).

Katarakt:
grauer Star, Trübung der Augenlinse, gilt als durch *Freie Radikale verursacht.

Katecholamine:
Gruppe von im Körper produzierten *Aminen, zu denen die Hormone *Adrenalin und Noradrenalin gehören.

Kolon:
auch Grimmdarm genannter Hauptteil des Dickdarms.

kolorimetrisch:
die Kolorimetrie betreffend, d. i. ein Verfahren zur Messung von Stoffkonzentrationen durch Farbvergleich bestimmter Lösungen.

koronar:
die Herzkranzgefäße betreffend.

L

L-Carnitin:
ein Eiweißstoff, der in der Säugetiermuskulatur enthalten ist (lat. caro = Fleisch); das „L" ist eine Angabe zur räumlichen Struktur eines Carnitin-Moleküls.

LDL-Cholesterin:
*Cholesterin.

Lecithin:
fettähnliche Substanz (*Lipide), oft in Verbindung mit Eiweißen am Aufbau der Zellmembranen beteiligt (Lipoproteine).

Leukoplakie:
krankhafte Veränderungen der Schleimhäute, die in Krebserkrankungen übergehen können.

Leukozyten:
Sammelbezeichnung für die weißen Blutkörperchen. Sie sind die wichtigsten Akteure im Immunsystem und zur *Phagozytose fähig. Zu den Leukozyten zählen neben den *Makrophagen die verschiedenen Typen der *Lymphozyten.

Lindan:
ringförmiger, *halogenierter Kohlenwasserstoff (Hexachlorcyclohexan), als Desinfektionsmittel und Insektizid verwendet, verursacht bei unsachgemäßem Gebrauch toxische Schädigungen.

Linolensäure:
*Fettsäuren.

Linolsäure:
*Fettsäuren.

Lipide:
natürliche, fettähnliche Substanzen mit unterschiedlichen chemischen Strukturen; zu den Lipiden gehören die Fette, Wachse und Öle.

Lipidperoxidation:
mehrstufige chemische Reaktion zwischen ungesättigten *Fettsäuren, Sauerstoff und Wasserstoff, an deren Ende ein *Peroxid gebildet wird (*Peroxidation). Fettsäuremoleküle werden auf diese Weise in ihrer Funktion behindert und zerstört. Ein wichtiges Endprodukt dieser Zerstörung ist das *Malondialdehyd.

Lymphozyten:
gehören zu den weißen Blutkörperchen (Leukozyten). Je nach ihrer Funktion im Immunsystem werden verschiedene Typen von Lymphozyten unterschieden. Die sog. T-Lymphozyten oder T-Zellen (Thymusabhängige Lymphozyten) sind in ihrer Entwicklung und Differenzierung von der Brustdrüse (Thymus) abhängig.

Lysosomen:
*Zellorganellen, die vor allem für den Abbau organischer Substanzen (z. B. *Lipide) zuständig sind.

M

Makrophagen:
zu den weißen Blutkörperchen gehörende Zellen, reifen im Knochenmark als Monozyten heran, die dann in die Gewebe wandern und dort als besonders wirksame Freßzellen aktiv werden, wo Fremdkörper, Zelltrümmer oder Mikroorganismen wie z. B. Bakterien eliminiert werden müssen (*Phagozytose). Im Immunsystem arbeiten Makrophagen eng mit *Lymphozyten zusammen.

Malondialdehyd (MDA):
*Aldehyde

Maßeinheiten:
Dezi... – ein Zehntel einer Einheit, Abk.: d
Zenti... – ein Hundertstel einer Einheit, Abk.: c
Milli... – ein Tausendstel einer Einheit, Abk.: m
Mikro... – ein Millionstel einer Einheit, Abk.: µ
Nano... – ein Milliardstel einer Einheit, Abk.: n
Piko... – ein Billionstel einer Einheit, Abk.: p

1 g (Gramm) = 1000 mg
1 mg (Milligramm) = 1000 µg
1 µg (Mikrogramm) = 1000 ng
1 ng (Nanogramm) = 1000 pg
1 pg (Pikogramm)

1 l (Liter) = 10 dl = 1000 ml
1 dl (Deziliter) = 100 ml
1 ml (Milliliter)

rad, rd – ältere Einheit der Energiedosis, heute:
Gray (Gy) - 1 rad = 0,01 Gy

Tesla – Einheit der magnetischen Induktion

I. E. – Abk. für *Internationale Einheit, Vergleichsgröße (Äquivalent) für die Wirkung verwandter Substanzen.

MDA:
Abk. für Malondialdehyd, *Aldehyde.

Melanin:
braune, hauptsächlich in der Haut gebildete Pigmente. Melanin kann je nach energetischer Anregung als Radikal oder als Radikalfänger wirken.

Melanom:
bösartiger (maligner) Tumor der Haut, Hautkrebs.

Membran:
Grenzflächen in der Form sehr dünner Häutchen, bilden den Abschluß der Zelle (Zellwand) und der *Zellorganellen im Innern der Zelle; *Mitochondrien sind von einer Doppelmembran umgeben.

Mitochondrien:
Mitochondrien sind faden- oder körnchenförmige Bestandteile der Zelle (*Zellorganellen); sie sind die Zentralen der Energiegewinnung und enthalten die dafür notwendigen *Enzyme.

Mucosa:
Schleimhaut im Innern von Organen.

Myelinscheide:
auch Markscheide genannte Umhüllung der Nervenzelle.

Myoglobin:
roter Muskelfarbstoff, dient als Sauerstoffspeicher im Muskelgewebe.

N

NADH:
reduzierte Form des *Coenzyms NAD (Nicotinamid-adenin-dinucleotid), wichtig für die Energiegewinnung in der Atmungskette.

NADPH:
reduzierte Form des *Coenzyms NADP (Nicotinamid-adenin-dinucleotid-phosphat), wichtig als Wasserstoffspeicher und -lieferant für Biosynthesen.

Nekrose:
Ausfall der Zellfunktionen, sog. Zelltod.

Neurasthenie:
eigentlich „nervlich bedingte Schwäche, Kraftlosigkeit", andere Bezeichnung für vegetative *Dystonie.

Neurodermitis:
zu den Ekzemen zählende Hauterkrankung, die mit Hautjucken, Rötung, Nässen und Krustenbildung einhergeht, häufig in den Gelenkbeugen und im Gesicht lokalisiert. Die Disposition für Neurodermitis wird vermutlich vererbt, die Krankheit selbst ist Ausdruck von Ungleichgewichten in der Immunregulation und wird durch psychische und Umweltfaktoren beeinflußt.

Neurotransmitter:
chemische Substanzen, die Erregungen an den Nervenendigungen (Synapsen) weiterleiten.

neurotrop:
auf die Nerven wirkend.

Niacin:
auch Nicotinsäure genanntes Vitamin der B-Gruppe.

Nicotinsäure:
*Niacin.

Nitrate:
Salze der Salpetersäure, kommen in pflanzlichen Nahrungsmitteln und in stickstoffhaltigen Düngemitteln vor, können sich z. B. beim Aufwärmen von Speisen oder bei der Verdauung in *Nitrite umwandeln.

Nitrite:
Salze der salpetrigen Säure, können sich im Magen-Darm-Trakt unter Bakterieneinwirkung mit *Aminen zu stark krebserregenden *Nitrosaminen umwandeln.

Nitrosamine:
stark krebserzeugende Stoffe, entstehen bei der Reaktion von Nitriten bzw. salpetriger Säure mit organischen Stickstoffverbindungen (*Aminen), z. B. im Tabakrauch und in geräucherten und gepökelten Fleischwaren enthalten.

Nucleus:
Zellkern, enthält die Chromosomen, auf denen die Erbanlagen (Gene) angeordnet sind.

Nukleinsäuren:
vor allem in den Zellkernen enthaltene Substanzen. Die Desoxiribonukleinsäuren (DNA – engl. *desoxyribonucleic acids*) sind die Träger der genetischen Informationen. Ribonukleinsäuren (RNA – engl. *ribonucleic acids*) bewerkstelligen z. B. die Informationsübertragung bei der Eiweißsynthese.

Nutrienten:
Nährstoffe.

O

Ödem:
Gewebewassersucht, krankhafte Flüssigkeitsansammlung in Geweben bzw. Gewebsspalten.

Oxidantien:
*Freie Radikale

Oxidasen:
*Enzyme, die Sauerstoff übertragen bzw. oxidierende Wirkung im Stoffwechsel haben.

Oxidation:
chemische Reaktion mit Elektronenübergängen zwischen den Reaktionspartnern (Atome, Ionen): Dabei wird ein Reaktionspartner durch

Elektronenabgabe oxidiert, der andere durch Elektronenaufnahme reduziert (Redoxreaktion). Unter direkter Oxidation wird die Verbindung eines chemischen Elements oder einer Verbindung mit Sauerstoff verstanden.

oxidativer Streß:
besondere Belastung der Zellen und ihrer Bestandteile durch gehäuftes Auftreten sehr reaktionsfreudiger Stoffe, z. B. *Freier Radikale.

Ozon:
Molekül aus drei Sauerstoffatomen (O_3). Ozon wirkt stark oxidierend und reagiert sehr schnell, z. B. mit ungesättigten Fettsäuren.

P

PABA:
Abk. für *Paraaminobenzoesäure

Pankreatitis:
Entzündung der Bauchspeicheldrüse (Pankreas).

Pantothensäure:
Vitamin, das in fast allen pflanzlichen und tierischen Geweben enthalten ist. Pantothensäure ist Bestandteil des *Coenzyms A.

Paraaminobenzoesäure (PABA):
als *Antioxidans wirkende Testsubstanz, eigentlich ein für das Wachstum bestimmter Bakterien nötiger Stoff.

Paracetamol:
als Schmerz- und fiebersenkendes Mittel verwendete Substanz, die in extrem hoher Dosierung stark *toxisch wirkt.

Parkinson-Krankheit:
Erkrankung des Nervensystems als Folge einer Degeneration bestimmter Nervenzellen, vor allem im fortgeschrittenen Lebensalter auftretend, äußert sich in Verlangsamung der Bewegungen, Starre der Körpermuskulatur und Schüttellähmung.

Parodontose:
Erkrankung des Zahnbetts, führt zur Lockerung der Zähne.

Pektine:
kohlenhydratähnliche Verbindungen mit weiter Verbreitung im Pflanzenreich.

Perborate:

Verbindungen aus Salzen der Borsäure und *Wasserstoffsuperoxid, finden in Wasch- und Bleichmitteln Verwendung.

Perchloräthylen:

*halogenierte Kohlenwasserstoffe.

perniziöse Anämie:

früher zum Tode führende Blutkrankheit (Blutarmut) infolge Vitamin-B_{12}-Mangels.

Peroxidasen:

Enzyme, die *Peroxide spalten und dabei molekularen Sauerstoff freisetzen.

Peroxidation:

chemische Reaktion zwischen einem *Freien Radikal mit einer Sauerstoffkette (aus zwei Sauerstoffatomen), dem sog. Peroxid- oder Superoxidradikal, und einem Wasserstoffatom und damit Bildung eines *Peroxids. Peroxidationen laufen häufig als Kettenreaktionen mit immer wieder neuer Bildung *Freier Radikale ab.

Peroxide:

chemische Verbindungen, die eine Sauerstoffkette, d. h. eine Verbindung zweier Sauerstoffatome enthalten. Sie sind sehr instabil, beim Zerfall entstehen *Freie Radikale.

Phagozytose:

die Aufnahme fester Partikel (z. B. Fremdkörper, Bakterien) in das Zellinnere von sog. Freßzellen (Phagozyten) und ihr darauf folgender Abbau. Die wichtigsten zur Phagozytose fähigen Zellen sind die Leukozyten, die weißen Blutkörperchen.

Phenol:

In höherer Dosierung *toxisch wirkendes *Derivat des *Benzols, gleichzeitig Stammsubstanz der gleichnamigen ganzen Stoffgruppe der Phenole, die vielfache Verwendung in der Chemie- und Pharmaindustrie finden.

Phosphate:

Salze der Phosphorsäure, werden Waschmitteln zugesetzt und als Düngemittel verwendet.

Phospholipide:

Fettsubstanzen (*Lipide), die Phosphorsäure enthalten. Phospholipide sind wichtige Bausteine der Membranen und aufgrund ihrer chemischen Struktur Angriffsziele der *Freien Radikalen.

Photosynthese:
von grünen Pflanzen geleistete Umwandlung von Lichtenergie in chemische Energie, die genutzt wird, um in einem komplexen Reaktionsablauf aus Kohlendioxid und Wasser Kohlenhydrate aufzubauen. Dabei werden Sauerstoffmoleküle an die Umwelt abgegeben.

Placebo:
Scheinmedikament, das äußerlich und geschmacklich dem echten Medikament gleicht und in Studien zu pharmakologischen Wirkungen eingesetzt wird.

Polymerisation:
Prozeß, bei dem sich mehrere einzelne Moleküle zu einem großen Molekül verbinden, wird in der Kunststoffherstellung genutzt.

Polyphenole:
Durch mehrfachen Ersatz (Substitution) von Wasserstoffatomen im *Benzol entstandene *Phenole, kommen z. T. als Pflanzeninhaltsstoffe (Blütenfarbstoffe, Aroma-, Riech- Gerbstoffe) vor, manche davon mit krebshemmender Wirkung.

polyzyklische Kohlenwasserstoffe:
Moleküle aus Kohlenstoff- und Wasserstoffatomen mit mehrfacher Ringstruktur, die z. T. krebsverursachend sind.

Präkanzerose:
potentielles Vorstadium einer Krebserkrankung.

Prophylaxe:
Verhütung von Krankheiten, Vorbeugung.

Prostazyklin:
hormonähnliche Substanz, verhindert u. a. die Thrombosebildung (*Thrombozyten).

Proteine:
Sammelbezeichnung für die verschiedenen Eiweißkörper, die für sämtliche Lebensprozesse unentbehrlich sind; die Bausteine der Proteine sind die *Aminosäuren.

Protozoen:
tierische Einzeller, vielfach Krankheitserreger.

psychosomatisch:
betrifft psychische Einflüsse auf körperliche (= somatische) Vorgänge, v. a. auf Entstehung und Verlauf körperlicher Krankheiten.

Pyrethroide:
einem aus Chrysanthemen gewonnenen, natürlichen Insektizid (Pyrethrum) ähnliche Substanzen. Werden als Pestizide verwendet.

Pyridoxin:
wissenschaftliche Bezeichnung für Vitamin B_6.

R

Redoxpotential:
ein Maß dafür, ob eine Substanz oxidierend oder reduzierend wirkt, also eher Elektronen aufnimmt bzw. abgibt. Das Redoxpotential wird als elektrische Spannung in Volt angegeben; die Substanz mit dem positiveren (bzw. negativeren) Potential ist eher in der Lage, die mit dem negativeren (bzw. positiveren) Potential zu oxidieren (bzw. reduzieren).

Reduktion:
chemische Reaktion mit Elektronenübergängen zwischen den Reaktionspartnern (Atome, Ionen): Dabei wird ein Reaktionspartner durch Elektronenaufnahme reduziert, der andere durch Elektronenabgabe oxidiert (Redoxreaktion).

Rektum:
Mastdarm

Retard-Präparat:
Arznei mit verzögerter und deshalb über einen längeren Zeitraum andauernder Freisetzung der Wirkstoffe.

Rezeptoren:
spezifische Aufnahmeeinrichtungen für bestimmte Signale in den *Membranen der Zellen. Die Signale werden durch Wirksubstanzen in den Körperflüssigkeiten übermittelt.

Riboflavin:
wissenschaftliche Bezeichnung für Vitamin B_2.

Ribosomen:
sind *Zellorganellen, an denen die Eiweißsynthese stattfindet.

RNA:
Abk. für Ribonukleinsäuren (engl. *ribonucleid acids*), *Nukleinsäuren.

S

Selen:
wichtiges Spurenelement, wirkt als Bestandteil von *Enzymen zellschützend, wichtig bei der Bekämpfung *Freier Radikaler.

Sulfonamide:
chemische Verbindungen, die vielfach als Arzneimittel verwendet werden, u. a. bei Diabetes, als *Diuretika und als antibakterielle Chemotherapeutika.

Superoxiddismutase (SOD):
ein für die Bekämpfung freier Sauerstoffradikaler (*Freie Radikale) wichtiges *Enzym, wird auch Orgotein genannt.

Superoxidradikal:
*Peroxidation.

Symptom:
Krankheitszeichen. Die Identifikation der Symptome führt zur Diagnose.

Syndrom:
Krankheitsbild, das durch bestimmte *Symptome gekennzeichnet, dessen Ursache jedoch bisher nicht oder nur teilweise bekannt ist.

Synthese:
Aufbau einer chemischen Verbindung aus Elementen oder einfacheren Verbindungen.

T

T-Lymphozyten, T-Zellen:
*Lymphozyten.

Tenside:
in Wasch- und Reinigungsmitteln enthaltene waschaktive, seifenähnliche Substanzen.

Tetrachloräthylen:
*halogenierte Kohlenwasserstoffe.

Tetrachlorkohlenstoff:
*halogenierte Kohlenwasserstoffe.

Thiamin:
wissenschaftlicher Name für Vitamin B_1.

Thrombose:
*Thrombozyten.

Thrombozyten:
Blutplättchen, die Enzyme enthalten und die Blutgerinnung gewährleisten; bestimmte Substanzen bewirken eine Zusammenballung von

Thrombozyten mit der Gefahr einer Bildung von Blutgerinnseln (Thromben) und damit einer Thrombose.

Tokopherol:
wissenschaftliche Bezeichnung für Vitamin E.

toxisch:
giftig.

Trichloräthylen:
*halogenierte Kohlenwasserstoffe.

Triglyzeride:
auch Neutralfette genannte Moleküle aus Glyzerin, einem dreiwertigen Alkohol und drei Fettsäuren. Natürliche Fette sind Gemische verschiedener Triglyzeride.

Tyramin:
gefäßverengendes und blutdrucksteigerndes Gewebehormon, in Käse und Wein enthalten.

U

Ubichinon:
überall (ubiqitär = allgegenwärtig) im Körper vorkommende Substanz, anderer Name für Coenzym Q10.

V

vegetativ:
die Funktion des vegetativen, d. h. dem Einfluß des Bewußtseins entzogenen Nervensystems betreffend.

Vitamine:
lebenswichtige Wirkstoffe, die durch körpereigene *Synthese nicht hergestellt werden können, die also mit der Nahrung oder als Nahrungsergänzung aufgenommen werden müssen.

W

Wasserstoffsuperoxid, Wasserstoffperoxid:
stark oxidierend wirkende und damit potentiell *Freie Radikale erzeugende chemische Verbindung aus Wasserstoff und Sauerstoff (H_2O_2), wird als Desinfektions- und Bleichmittel verwendet. Wasserstoffsu-

peroxid wird im Körper vom *Enzym Katalase zu Wasser und Sauerstoff abgebaut und damit unschädlich gemacht.

X

Xylol:
*aromatische Verbindungen.

Z

Zellmembran:
*Membran.

Zellorganellen:
Darunter werden die feinen Strukturen der Körperzellen verstanden, denen verschiedene Stoffwechselleistungen zugeordnet werden können. Zu den Zellorganellen zählen z. B. die *Mitochondrien, die Kraftwerke der Zellen.

zerebral:
das Gehirn betreffend.

Zitratzyklus:
auch Zitronensäurezyklus genannter, komplexer Ablauf chemischer Reaktionen im Kohlenhydratstoffwechsel: Dabei werden Kohlenhydrate letztlich zu Kohlendioxid und Wasser abgebaut, die dabei frei werdende Energie wird zur Bildung des Energielieferanten *ATP eingesetzt.

Zytoplasma:
das von der Zellmembran umschlossene, flüssige Zellinnere.

Register

A

AIDS • 132; 134; 135; 159; 161; 227; 244

Alkohol • 63; 68; 69; 70; 71; 72; 73; 74; 75; 76; 102; 106; 127; 151; 153; 170; 171; 198; 200; 201; 217; 224; 226; 292

Altern • 32; 43; 119; 141; 189; 213; 227

Amalgam • 82; 83; 84

Aminosäuren • 22; 25; 27; 42; 43; 133; 164; 165; 221; 222; 223; 226; 228; 246; 269; 273; 289

Antioxidantien • 11; 29; 39; 41; 42; 45; 46; 49; 51; 52; 66; 77; 85; 95; 96; 99; 107; 109; 113; 115; 117; 118; 120; 122; 125; 127; 129; 130; 131; 132; 133; 135; 138; 140; 141; 142; 143; 144; 145; 147; 148; 152; 161; 163; 164; 168; 171; 174; 175; 189; 191; 213; 236; 242; 246; 247; 248; 249; 255; 261; 267; 269; 273

Arteriosklerose • 15; 34; 48; 114; 115; 117; 118; 119; 120; 123; 145; 147; 168; 184; 189; 202; 204; 231; 260; 274; 275

Arthrose • 121

Autoimmunerkrankungen • 97; 145; 274

B

Ballaststoffe • 14; 103; 104; 154; 155

Bewegung • 14; 15; 16; 41; 44; 156

Biotin • 209; 266; 267

C

Cholesterin • 47; 115; 116; 117; 118; 119; 120; 184; 189; 224; 259; 274; 275; 279; 282

Coenzym Q10 • 28; 109; 132; 141; 189; 210; 212; 275; 276

Coenzyme • 25; 164; 198; 202; 210; 275

D

Darm • 71; 83; 85; 86; 100; 102; 103; 155; 165; 182; 186; 187; 192; 195; 205; 208; 216; 230; 231; 286

Diät • 49; 117; 118; 119; 147; 148; 150; 156; 251

E

Eiweiße, Proteine • 14; 22; 23; 24; 25; 33; 35; 42; 46; 72; 79; 90; 114; 118; 119; 123; 153;

154; 192; 198; 207; 216; 221; 222; 224; 273; 277; 286; 289; 290
Elektrosmog • 88; 258
Enzyme • 25; 26; 27; 36; 38; 39; 40; 41; 43; 45; 60; 70; 110; 119; 120; 140; 144; 182; 202; 204; 215; 224; 274; 277; 282; 284; 286; 288; 291
Erbsubstanz • 22; 43; 66; 123; 128; 276
Ernährung • 14; 26; 30; 42; 47; 67; 73; 74; 82; 100; 106; 107; 112; 127; 145; 147; 151; 152; 165; 166; 168; 171; 175; 202; 208; 211; 213; 222; 235; 238; 241; 249; 253; 254

F

Fette, Fettsäuren • 14; 22; 33; 35; 43; 44; 45; 47; 48; 49; 50; 52; 60; 90; 96; 98; 105; 115; 119; 138; 140; 144; 146; 147; 148; 154; 188; 191; 192; 199; 219; 221; 223; 226; 228; 229; 230; 231; 237; 272; 274; 277; 278; 283; 287; 292
Folsäure • 120; 121; 199; 207; 208; 266; 267
Formaldehyd • 71; 76; 77; 78; 79; 226; 272; 278
Freie Radikale • 10; 19; 22; 26; 27; 28; 29; 31; 32; 34; 37; 46; 66; 74; 87; 90; 91; 92; 93; 104; 105; 110; 115; 117; 127; 146; 155; 156; 189; 232; 247; 260; 272; 278; 279; 280; 282; 286; 288; 291; 292

H

Heilpflanzen • 232

I

Immunsystem • 41; 60; 84; 97; 108; 111; 113; 128; 135; 140; 159; 186; 208; 227; 274; 279; 281; 282; 283
Interferon • 135; 185; 228

K

Karotinoide • 182; 183; 184; 185; 186; 187; 267
Katarakt • 282
Kohlenhydrate • 14; 33; 35; 152; 153; 221; 289
Kohlenmonoxid • 63; 64; 77
Körpergewicht • 69; 71; 166
Krebs • 9; 16; 32; 34; 66; 77; 81; 91; 98; 99; 112; 123; 124; 126; 127; 132; 133; 135; 143; 160; 186; 196; 197; 234; 236; 242; 244; 245; 257; 260; 273

L

Lebenserwartung • 110; 142; 143; 243

M

Magnesium • 55; 60; 140; 141; 144; 155; 215; 216; 266; 269
Medikamente • 30; 41; 99; 114; 121; 204; 209; 239; 240; 244
Mineralstoffe • 176; 214; 220

N

Nährstoffbedarf • 26

Nährstoffpräparate • 144; 171; 174
Nahrungszubereitung • 58; 170; 195
Nährwerttabellen • 55; 187
Niacin • 67; 201; 202; 203; 262; 263; 264; 266; 267; 268; 285
Nikotin • 63; 107; 201; 202

O

oxidativer Streß • 108; 112; 114; 126; 287

P

Pantothensäure • 208; 209; 266; 276; 287
Pflanzeninhaltsstoffe • 228; 232; 233; 234; 289

R

Radikalfänger • 27; 28; 29; 30; 31; 39; 40; 45; 59; 60; 92; 98; 101; 109; 130; 144; 148; 188; 189; 192; 201; 227; 284
Rauchen • 51; 63; 65; 74; 115; 117; 124; 127; 192; 202

S

Sauerstoff • 19; 24; 33; 34; 35; 36; 37; 38; 39; 40; 45; 47; 64; 92; 95; 97; 114; 126; 139; 186; 188; 191; 195; 210; 221; 273; 282; 283; 286; 287; 288; 292; 298
Schadstoffe • 9; 16; 17; 22; 27; 54; 61; 63; 66; 73; 74; 76; 78; 101; 102; 109; 110; 111; 113; 114; 136; 138; 147; 148; 157; 158; 162; 181; 201; 219; 241; 242; 257; 261
Schwermetalle • 57; 62; 63; 75; 80; 82; 84; 87; 138; 192; 218; 219; 220; 224
Selen • 28; 43; 51; 55; 57; 66; 67; 78; 80; 82; 83; 85; 109; 117; 129; 130; 131; 132; 133; 140; 141; 178; 189; 190; 214; 218; 219; 220; 223; 242; 263; 269; 290
Sonnenbad • 30; 107; 108
Sport • 60; 139
Spurenelemente • 11; 15; 26; 27; 55; 82; 99; 111; 112; 141; 144; 164; 165; 175; 176; 214; 218; 220; 228; 252
Stoffwechsel • 16; 34; 59; 106; 107; 119; 139; 148; 150; 191; 192; 193; 198; 204; 210; 214; 222; 286
Strahlung • 34; 86; 87; 89; 95; 96; 167; 186; 218
Streß • 16; 17; 30; 31; 32; 41; 53; 59; 67; 80; 84; 95; 98; 99; 104; 105; 108; 112; 114; 121; 123; 126; 145; 149; 166; 167; 168; 190; 192; 193; 196; 208; 209; 256; 257; 287

U

Umwelterkrankungen • 135
Umweltgifte • 63; 75; 189; 230
Umweltverschmutzung • 167

V

Verdauung • 23; 154; 155; 286
Vitamin A • 66; 67; 77; 122; 177; 179; 180; 181; 182; 183; 184; 187; 188; 198; 201; 217; 238;

262; 263; 264; 266; 267; 274; 281
Vitamin C • 27; 28; 56; 58; 59; 67; 73; 78; 82; 85; 86; 101; 109; 121; 129; 130; 131; 132; 133; 135; 137; 141; 142; 144; 157; 163; 165; 166; 172; 173; 174; 177; 178; 186; 188; 189; 190; 192; 193; 194; 195; 196; 197; 198; 200; 224; 225; 238; 240; 242; 245; 248; 252; 255; 263; 264; 266; 268; 271; 274; 281
Vitamin E • 28; 43; 51; 52; 67; 77; 78; 85; 88; 109; 117; 122; 129; 130; 131; 132; 133; 135; 141; 144; 146; 157; 163; 172; 174; 177; 178; 188; 189; 190; 191; 198; 218; 248; 250; 262; 263; 264; 266; 268; 273; 275; 281; 292
Vitaminbedarf • 262
Vitamine allgemein • 15; 26; 27; 28; 39; 43; 50; 51; 52; 55; 56; 58; 59; 62; 65; 66; 67; 73; 77; 78; 82; 85; 86; 88; 99; 101; 104; 109; 111; 116; 117; 120; 121; 122; 129; 130; 131; 132; 133; 135; 137; 141; 142; 144; 146; 157; 163; 164; 165; 166; 171; 172; 173; 174; 175; 177; 178; 179; 180; 181; 182; 183; 184; 186; 187; 188; 189; 190; 191; 192; 193; 194; 195; 196; 197; 198; 199; 200; 201; 202; 204; 205; 206; 207; 208; 209; 210; 213; 216; 217; 218; 224; 225; 228; 231; 234; 238; 240; 241; 242; 244; 245; 248; 250; 252; 255; 262; 263; 264; 266; 267; 268; 269; 270; 271; 273; 274; 275; 280; 281; 285; 287; 288; 290; 291; 292
Vitamine der B-Gruppe • 67; 73; 120; 121; 122; 177; 178; 190; 199; 200; 201; 202; 203; 204; 205; 206; 207; 208; 209; 216; 218; 262; 263; 264; 266; 267; 276; 285; 287; 290; 291

W

Wasser • 35; 36; 37; 38; 53; 58; 61; 62; 77; 85; 151; 154; 155; 169; 231; 282; 289; 293

Z

Zelle • 17; 18; 23; 24; 25; 28; 29; 32; 35; 39; 40; 42; 43; 44; 45; 46; 60; 65; 66; 81; 91; 95; 96; 97; 103; 114; 116; 122; 128; 134; 140; 149; 181; 183; 185; 189; 190; 197; 198; 204; 209; 212; 223; 256; 270; 272; 273; 275; 277; 283; 284; 287; 288; 290; 291; 293
Zink • 55; 60; 67; 80; 83; 85; 131; 140; 141; 178; 216; 217; 218; 263; 266; 270; 271

Anhang

Abbildung I

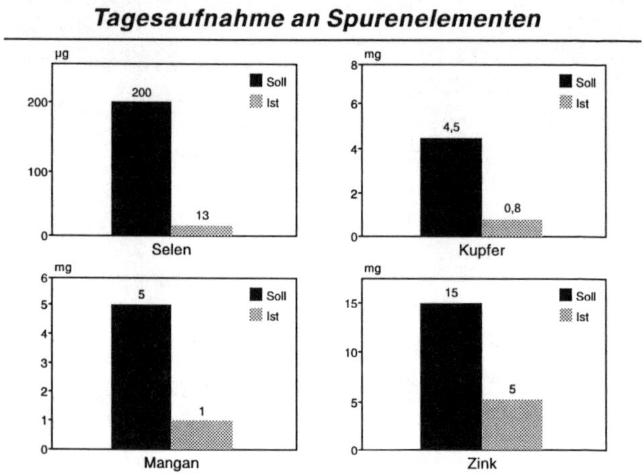

Abbildung II

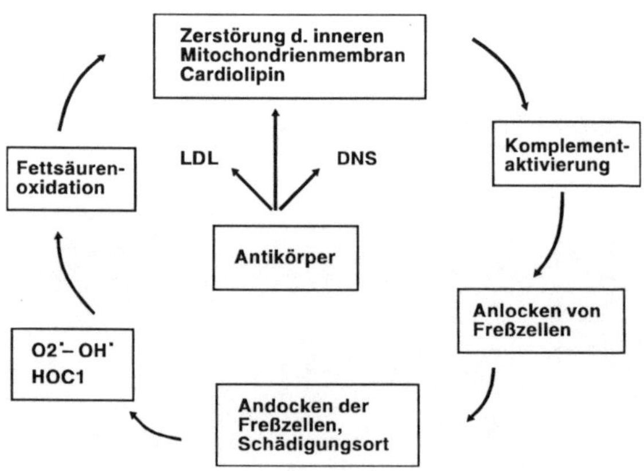

Abbildung III

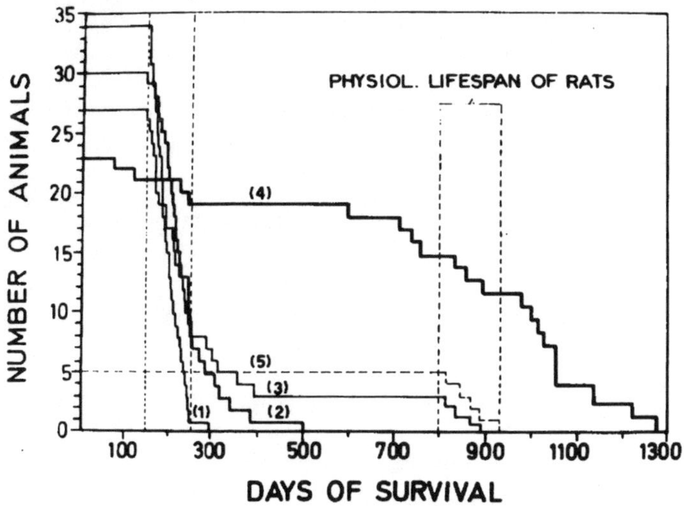

Abbildung IV

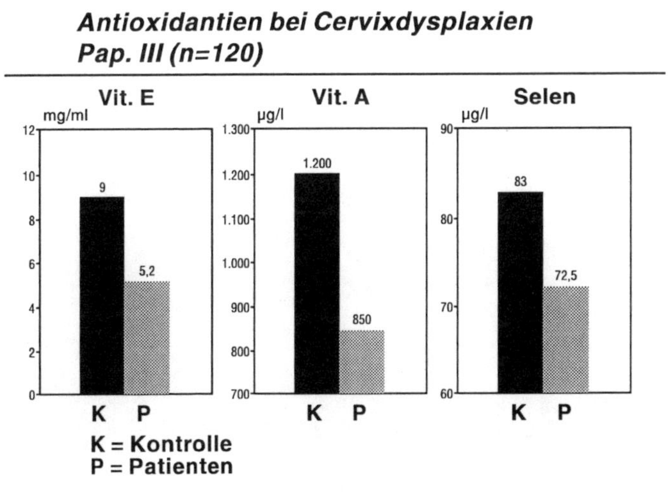